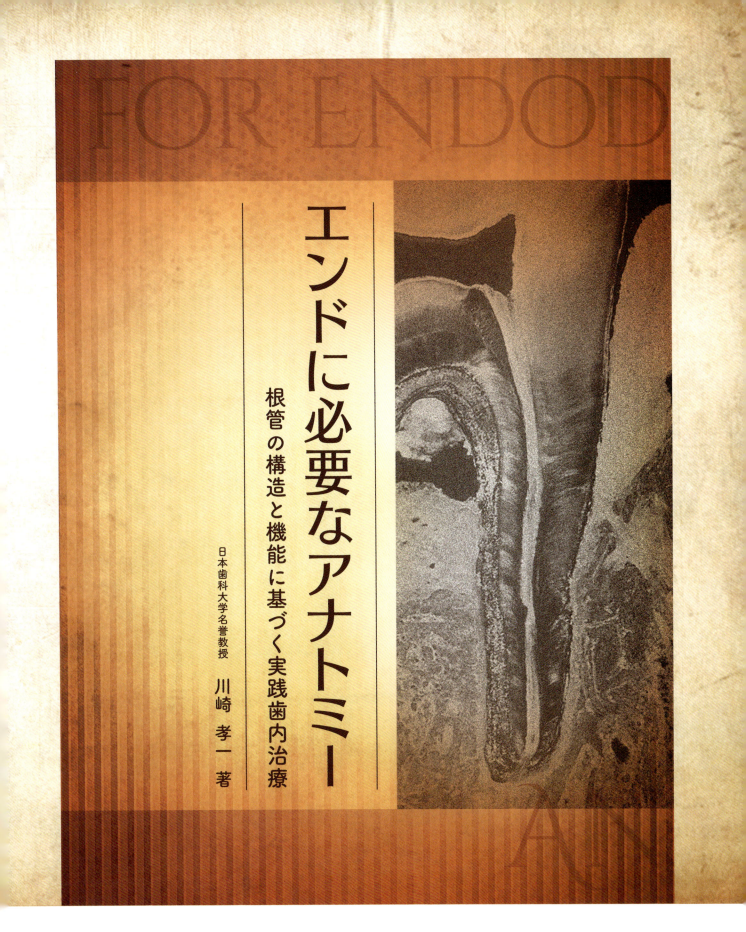

エンドに必要なアナトミー

根管の構造と機能に基づく実践歯内治療

日本歯科大学名誉教授
川崎 孝一 著

クインテッセンス出版株式会社　2018

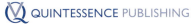

Berlin, Barcelona, Chicago, Istanbul, London, Milan, Moscow, New Delhi, Paris, Prague, São Paulo, Seoul, Singapore, Tokyo, Warsaw

序文

　歯髄・根尖歯周組織病変の保存治療を主目的とする歯内治療（endodontics，略称エンド）では，臨床実地の基盤をなす歯の解剖学・組織構造，なかでも象牙質／歯髄複合体，根管の構造と機能について広く理解しておくことは大切である．

　本書では，まずエンドに必要な歯と根管の解剖・組織学，組織形態発生の基本的事項を記した．大臼歯の多根歯髄室床の象牙質構造，形態，発生様式はきわめて複雑で未だ解明が不十分の領域にある．同部を走る副根管の髄管 furcation canal は根分岐部病変とも深く関わるものと考えている．18歳以降に生理的反応として現れる石灰化物によって象牙細管が閉塞された硬化象牙質 sclerotic dentin は歯冠部のエナメル象牙境や根尖 1/3 部の象牙質に認められる．硬化は象牙質の浸透性を減ずる手助けをしているのであろうか．またエナメル象牙境とエナメル紡錘 enamel spindles の構造と発生は象牙質の細管領域の機能を考えると興味深く臨床的意義や論点も多く残されている．

　本書の目標は，あくまでも歯の構造と機能，そしてエンドの臨床との連繋を十分に考えるように努めたが，二つが必ずしも相容れない面も多分にあるようにも思われた．臨床編では，エンドの範囲，理論と実際をできるだけわかりやすく（シンプル）なるようにした．

　本邦ではグローバル化とともに世界基準化したエンドが強調されている．手指に頼らない根管治療システムとして超弾性 Ni-Ti ファイルを推奨する考えも一部にあるが，刃部の損傷，変形，破折などを起こす危険性も指摘されている．本器材の変遷と活用法は他書をお読みいただきたい．

　エンド治療を奏効させるにはラバーダム防湿下で無菌的に行う感染制御が絶対条件であることを忘れてはならない．歯髄の感染は歯の周囲骨組織を明らかに破壊することが知られている．

　ここ10年間でエンドの進歩は著しくマイクロスコープ下の外科的エンド，歯科用コンビーム CT の応用も最新のトレンドとされる．直視のできない歯髄腔（根管）を対象とする難しい狭窄湾曲根管を根尖まで確実に拡大形成する方法も歯科医には多くのオプションが提唱されており応用できるようになった．しかし，その選択に迷うこともあろう．治療の効率化と時間の省略化が望めても，医療の原点は"確実性と効果の永続性"にある．

　私が日本歯科大学卒業後お世話になった，東京医科歯科大学，新潟大学，日本歯科大学新潟歯学部は決して忘れることのできない学び舎であった．小林幸男教授からは根管拡大法の奥義を学ぶことができたが，その教えは，"手用のリーマーとファイルの上下運動を主体とする拡大法"であった．常に注意深くリーマー，ファイルの指頭感覚を大切にし，適宜根管清掃を行うのである．幸いに根管の拡大形成は，それほど難しいものではない事実を知った．爾来，拡大の化学的補助法のキレート剤を使用することはほとんどなくなったのである．先生は常々，医療で大切なことは，独語で sicher ズィッヒャアと確実性を強調されていた．

　根管由来の化学的，細菌的刺激から生じる多くの根尖歯周組織病変（歯根嚢胞を除く）は徹底した根管の清掃拡大，根管の無菌化・無毒化と気密な根管充填ができれば自然治癒し健常組織に戻るのである．この事実は正統派（オーソドックス）のエンドを施す歯科医の強みでもある．この理論と技法はすでに確立している．根尖歯周組織は歯髄組織とは異なり種々の有害刺激に対し強い抵抗性を示すが，その理由としては，細網内皮系（reticuloendothelial system：RES，単核食細胞系）に富んでいるためで他の組織，臓器よりも自然治癒傾向に優れているのである．歯科医に求められるのは，歯を保存しよ

うとする診療姿勢と強い意欲が鍵となろう．歯科医は二度と再治療することのない抜髄や感染根管治療を施し経過，予後を保証してあげたいものである．

この小著の内容は必ずしも up-to-date でないとのお叱りを受けるかもしれないが，読者諸賢のご批判は覚悟している．エンド分野では，global standard 世界基準の名のもとにわが国では多くの偉大な先輩が研究開発した技法や治療機器，概念も検証することもなく out-of-date の流行遅れとして流されてしまった．感染根管のイオン導入法 iontophoresis などはまさにその最たるものである．誠に懐疑の念を覚えるが，日本独自のエンドが存在してもよいのではなかろうか．わが国のエンドは国際レベルを上回るともいわれた時代にエンドの教育や臨床に携わることが許された私は今も心から感謝している．

さて，再根管治療を行う頻度は依然として高い．私は再治療のないエンドを目標としていることを強調したい．そこで最新トレンドの一つとして，根管洗浄法において EDTA 液を用いる技法は根管の構造を考えると本当に正しいのであろうか．スミヤー層を除去し根管の封鎖を強固にするためというが，様々な論議がある．本法は生物学的論拠に基づく科学的治療法とは考えられない．根尖の硬化象牙質をあえて脱灰させることは非生物学的であり，根管充填後の根尖創傷治癒機構も解明されていない．EDTA の脱灰清掃効果については否定的な考えも多い．実際の臨床では根尖組織の治癒を妨げる可能性も生じる．歯質の脱灰の影響は，歯質のヌープ硬度の低下，再感染，漏洩，死腔の発現と細菌の局在化などを招く危険性もあろう．治療の予後調査では，"遅発性の失敗"も報告されており，長期経過成績などの研究も今後重要となる．

解剖学を学び歯内治療へ身を転じた私の半生の知識と研究，臨床記録でもある．保存治療の困難とされる大きな歯根嚢胞例に対し非外科的歯内治療を試み奏功させることもできた．この拙書がわが国のエンドの発展に少しでも役立つことを願う次第である．

最後にヒトへの橋渡し的役割 extrapolation を果たすサルの貴重なデータも多くの重要な示唆を与えてくれるものと自負している．また，歯科界への期待と今後の展望として，"歯の保存"の要として位置付けられているエンドの現状を踏まえてラバーダム，歯髄電気診などの診療報酬の原点と推移を検証しながら"このままでよいのか日本の歯内治療"の診療報酬評価と併せて問題を提起している．

〔謝意〕

大変未熟な私をお導き下さった解剖学の桐野忠大教授と一條 尚教授，日本の近代歯内治療学の開祖ともいわれる鈴木賢策教授と砂田今男教授，歯周病の原 耕二教授はすでに他界されている．そのご高恩に深く感謝の意を捧げます．

本書の出版の機会を与えて下さったクインテッセンス出版社ならびに本の完成に直接お骨折り下さった同社の小野克弘氏に厚くお礼申し上げます．

平成30年7月

川崎孝一

CONTENTS

PART 1　解剖編

SECTION 1　歯とその周囲の臨床解剖 ……………………………………………12

1-1　頭蓋と歯の植立状態 ……………………………………………………………13

1-2　鼻腔と副鼻腔 ……………………………………………………………………14

1-3　上顎洞 ……………………………………………………………………………16

　上顎洞炎とその治療法／上顎洞のエックス線診査 ………………………………18

1-4　下顎骨と下顎管，下顎孔，オトガイ孔 ………………………………………20

　下顎孔とオトガイ孔の麻酔 …………………………………………………………21

　下顎管と歯根尖との関係／下顎管領域とエックス線診査 ………………………22

SECTION 2　象牙質／歯髄複合体 ………………………………………………24

2-1　象牙質／歯髄複合体の生理学的機能 …………………………………………25

　1）生理学的石灰化と異栄養性石灰化による硬組織形成能 ………………………25

　2）象牙質／歯髄複合体の免疫学的防御機構 ………………………………………25

　3）象牙質／歯髄複合体の神経支配と機能 …………………………………………26

2-2　象牙質 ……………………………………………………………………………28

　1）象牙芽細胞とその突起 ……………………………………………………………28

　2）コルフの線維 ………………………………………………………………………28

　3）象牙細管の走向，太さ，数 ………………………………………………………28

　4）管周（内）象牙質 …………………………………………………………………30

　5）管間象牙質 …………………………………………………………………………30

　6）球間象牙質 …………………………………………………………………………30

　7）トームスの顆粒層 …………………………………………………………………30

　8）ホープウェル・スミスの透明層 …………………………………………………30

2-3　象牙質の加齢変化 ………………………………………………………………31

　1）原生象牙質と第二象牙質 …………………………………………………………31

　2）修復象牙質（第三象牙質）………………………………………………………31

　3）透明象牙質（硬化象牙質）………………………………………………………31

　4）デッドトラクト ……………………………………………………………………32

　5）髄石 …………………………………………………………………………………32

2-4　歯髄 ………………………………………………………………………………33

　1）歯冠部成熟歯髄表層の構造 ………………………………………………………33

　　（1）象牙芽細胞層 …………………………………………………………………33

　　（2）細胞稀薄層 ……………………………………………………………………33

（3）細胞稠密層 ··· 33

2）歯髄の細胞 ··· 34

（1）象牙芽細胞 ··· 34

（2）線維芽細胞（歯髄細胞） ··· 34

（3）未分化間葉細胞 ··· 34

（4）マクロファージ ··· 34

（5）形質細胞 ··· 35

（6）リンパ球 ··· 35

（7）樹状細胞 ··· 36

3）歯髄の基質 ··· 36

4）歯髄の血管とリンパ管 ··· 36

5）歯髄の化生 ··· 36

SECTION 3　歯の支持組織（歯周組織） ································· 38

3-1　セメント質 ··· 39

1）セメント－エナメル境の接合形態 ··· 39

2）セメント象牙境 ··· 39

3）中間セメント質層 ··· 40

4）無細胞セメント質 ··· 40

5）有細胞セメント質 ··· 40

3-2　歯根膜 ··· 41

1）歯根膜の生理的機能 ··· 41

2）歯根膜の細胞 ··· 41

（1）線維芽細胞 ··· 41

（2）セメント芽細胞 ··· 41

（3）破骨細胞 ··· 41

（4）破歯細胞 ··· 42

（5）骨芽細胞 ··· 42

（6）マラッセの上皮遺残 ··· 43

（7）その他の細胞 ··· 43

3）歯根膜の線維成分 ··· 45

（1）コラーゲン（膠原）線維 ··· 45

（2）オキシタラン線維 ··· 45

4）歯根膜の基質 ··· 45

5）歯根膜の血管，リンパ管と神経 ··· 46

3-3　骨と歯槽骨 ··· 47

1）固有歯槽骨 ··· 47

2）支持歯槽骨 ··· 47

3）エックス線写真からみた骨梁の配列方向 ···48

4）エックス線写真で現れる栄養管 ···48

5）骨組織の細胞 ···48

（1）骨芽細胞 ···48

（2）骨細胞 ···48

（3）破骨細胞 ···48

6）歯槽（骨壁）の厚さ ···49

7）歯槽骨の裂開と開窓 ···49

8）歯槽骨にみられる形態変化 ···50

（1）エナメル突起 ···50

（2）歯根の根面溝 ···52

SECTION 4　エナメル質にみられる構造 ·······································54

4-1　周波条 ··55

4-2　エナメル象牙境 ··55

4-3　エナメル紡錘と単純突起 ··56

SECTION 5　頭頸部のリンパ節の解剖と機能 ·································58

5-1　頭頸部のリンパ節 ··59

1）頭部にあるリンパ節 ···59

2）頸部にあるリンパ節 ···59

3）顎下リンパ節とオトガイ下リンパ節 ···59

4）リンパ節の組織構造 ···59

5）リンパ節の主要な機能 ···59

6）歯・口腔疾患とリンパ節の診査 ···59

SECTION 6　歯根と根管の解剖 ···60

6-1　根管の分類 ··61

1）主根管 ···61

（1）単純根管 ···61

（2）完全分岐根管 ···61

（3）不完全分岐根管 ···61

（4）網状根管 ···61

2）副根管 ···61

（1）根管側枝 ···61

（2）根尖分岐 ···62

（3）髄管 ···63

6-2　髄管の発生と組織構造 ··64

6 - 3	髄管の臨床的意義と対応	67
6 - 4	根管イスムス	68
6 - 5	大臼歯の髄室床に現れる黒い線状構造	69
6 - 6	根尖孔の形態，区別，開口位置	70

1）根尖孔の形態と開口位置 70

2）根尖孔の区別と大きさ 71

3）根尖孔の外形 72

4）根管最狭窄部の位置 72

| 6 - 7 | 歯根の湾屈曲 | 73 |
| 6 - 8 | 歯別の根管解剖：上顎切歯 | 74 |

1）上顎中切歯 74

2）上顎側切歯 75

| 6 - 9 | 歯別の根管解剖：下顎切歯 | 77 |

1）下顎中切歯 77

2）下顎側切歯 78

| 6 -10 | 歯別の根管解剖：犬歯 | 79 |

1）上顎犬歯 79

2）下顎犬歯 79

| 6 -11 | 歯別の根管解剖：上顎小臼歯 | 80 |

1）上顎第一小臼歯 80

2）上顎第二小臼歯 80

| 6 -12 | 歯別の根管解剖：下顎小臼歯 | 84 |

1）下顎第一小臼歯 84

2）下顎第二小臼歯 84

| 6 -13 | 歯別の根管解剖：上顎大臼歯 | 88 |

1）上顎第一大臼歯 88

2）上顎第二大臼歯 92

| 6 -14 | 歯別の根管解剖：下顎大臼歯 | 93 |

1）下顎第一大臼歯 93

2）下顎第二大臼歯 96

PART 2　治療編

POINT 1	歯の非感染性硬組織疾患	100
1 - 1	歯の構造異常を伴う形成不全	101

1）エナメル質形成不全 101

2）象牙質形成不全症 101

3）テトラサイクリン着色歯 102

1-2	歯の外傷	103
1-3	歯の慢性損傷	106

1）物理的損傷 106

2）化学的損傷 106

POINT 2　歯の感染性硬組織疾患（う蝕）の臨床像 108

2-1　象牙質う蝕の臨床像 109

1）う蝕円錐 109

2）急性う蝕と慢性う蝕の特徴と罹患歯質 110

3）う蝕による象牙質と歯髄の反応（変化） 110

4）髄室床象牙質のう蝕病変の病態像 110

POINT 3　象牙質知覚過敏症 112

3-1　象牙質知覚過敏症の臨床症状 113

3-2　象牙質知覚受容機構の4つの学説 114

3-3　過敏部と歯髄にみられる変化 115

3-4　診断・治療法 115

1）診断・検査法の基本 115

2）治療法 115

POINT 4　歯髄・歯周組織の疾患の痛みと関連痛，歯痛錯誤 116

4-1　歯髄に関する一般的知識 117

4-2　歯痛錯誤はどのようなときに起こるか 119

1）定位の悪い象牙質・歯髄の痛み 119

2）放散性の痛み 119

3）関連痛（連関痛，異所痛と同義） 120

4）関連痛の原因となりうる口腔内疾患 121

POINT 5　歯内疾患の病態像と診断・処置の原則 122

5-1　歯髄疾患の分類と歯髄の処置法 123

5-2　歯髄と根尖歯周組織の急性炎／慢性炎の特徴と処置法 123

1）可逆性歯髄炎 123

2）不可逆性歯髄炎 123

3）歯髄の急性炎症症状（急性型） 123

4）化膿性炎 123

5）根尖歯周組織に発現する急性炎と慢性炎の臨床症状 123

6）自覚症状の把握（問診） 123

7）他覚症状の診査と歯髄保存療法の適応 126

POINT 6　歯科診療における歯髄電気診の活用 ······· 128

6-1　歯髄電気診とは ······· 129

6-2　EPT の応用範囲と有用性 ······· 130

　1）外傷（打撲）歯の歯髄の生死判定 ······· 130

　2）う蝕歯歯髄の生死判定 ······· 130

　3）レジンや歯冠修復歯などの歯髄の生死判定 ······· 130

　4）変色歯の歯髄の生死判定 ······· 130

　5）瘻孔や根尖病巣の原因歯と隣接歯の生死判定 ······· 131

　6）歯根嚢胞と隣在歯への影響 ······· 132

　7）歯周疾患と根尖性歯周組織疾患との鑑別と生死判定 ······· 133

　8）歯髄温存療法，覆髄法や生活歯髄切断法の予後診査 ······· 133

　9）麻酔効果の判定 ······· 133

POINT 7　ラバーダム防湿下の無菌的歯内治療の実践 ······· 134

7-1　ラバーダム防湿法の励行 ······· 135

7-2　ラバーダム防湿法の重要性 ······· 136

　1）無菌法の重要性とその根拠 ······· 136

　2）根管に細菌感染を起こす潜在的原因 ······· 137

　3）ラバーダムの使用経験，患者の希望と不快感 ······· 137

POINT 8　歯内 – 歯周病変（歯周疾患）の治療 ······· 138

8-1　歯内 – 歯周病変の分類と臨床 ······· 139

8-2　歯内 – 歯周病変の診査，診断と治療 ······· 142

　1）歯内 – 歯周病変の診査・検査法 ······· 142

　2）歯内 – 歯周病変の治療手順と原則 ······· 142

　3）高度の歯周疾患罹患歯歯髄にみられる病態像 ······· 142

POINT 9　抜髄・感染根管における狭小湾曲根管の拡大形成 ······· 144

9-1　根管の拡大形成法 ······· 145

9-2　髄室開拡 ······· 147

9-3　根管口拡大 ······· 148

9-4　根管の機械的清掃拡大に用いる器具 ······· 149

　1）リーマー ······· 149

　2）K ファイル ······· 149

　3）H ファイル ······· 149

　4）ピーソーリーマー ······· 150

　5）ゲーツグリデンドリル（バー） ······· 150

9-5　根管の拡大操作のポイント ······· 151

9-6　抜髄根管と感染根管との拡大形成の違い……………………………………153

POINT 10　効果的な根管清掃法とは何か……………………………………154

10-1　EDTA の脱灰清掃法の是非…………………………………………………155

10-2　効果的な根管清掃と根管洗浄法……………………………………………156

POINT 11　根管死腔の生体に及ぼす影響……………………………………158

11-1　動物実験による考察…………………………………………………………159

11-2　臨床例による考察……………………………………………………………162

POINT 12　抜髄および根管治療後の治癒形態を知る………………………164

12-1　象牙質削片の生物学的有用性………………………………………………165

　1）根管充填後に起こる治癒形態………………………………………………165

　2）江口らの実験…………………………………………………………………165

　3）田久の実験……………………………………………………………………168

　4）溢出根充材の異物反応………………………………………………………170

　5）硬組織形成の誘導能と伝導能………………………………………………170

　6）治癒形態の把握………………………………………………………………171

POINT 13　大きな歯根嚢胞の非外科的根管治療の試み……………………172

13-1　歯根嚢胞の病態と臨床症状…………………………………………………173

　1）臨床病理……………………………………………………………………173

　2）発生機序……………………………………………………………………173

　3）臨床症状……………………………………………………………………173

13-2　歯根嚢胞の非外科的根管治療法……………………………………………174

　1）筆者の新術式………………………………………………………………174

13-3　麻酔抜髄後にみられる歯根嚢胞化の病因…………………………………177

POINT 14　日本の歯内治療はこのままでよいのか…………………………178

14-1　歯内治療の見直しと改善点…………………………………………………179

　1）治療技術評価の妥当性に関する見直し……………………………………179

　2）ラバーダム防湿法の再導入…………………………………………………179

　3）歯髄電気診（EPT）の再導入………………………………………………179

14-2　薬事法改正と歯内治療関連の医療機器・器材の製造・販売中止………180

参考文献…………………………………………………………………………182

索　　引…………………………………………………………………………189

PART
1

解剖編

- SECTION 1　歯とその周囲の臨床解剖
- SECTION 2　象牙質／歯髄複合体
- SECTION 3　歯の支持組織(歯周組織)
- SECTION 4　エナメル質にみられる構造
- SECTION 5　頭頸部のリンパ節の解剖と機能
- SECTION 6　歯根と根管の解剖

SECTION 1

SECTION 2

SECTION 3

SECTION 4

SECTION 5

SECTION 6

SECTION 1

歯とその周囲の臨床解剖

　歯科臨床に携わるものは，歯とその周囲の解剖や構造について精通していなければならない．組織構造と機能とは密接な関係にあり，切り離すことはできない．とくに歯根や根管では，歯根(尖)とその周囲組織の解剖に十分注意する．つねに解剖学的背景を考えながら治療を行う姿こそが歯科医に求められる．

SECTION 1 歯とその周囲の臨床解剖

1-1 頭蓋と歯の植立状態

　頭部を構成する頭蓋は15種23個の骨からなる．その上半部は頭蓋骨，下半部は顔面骨よりなる．前面観では前頭部，頬骨部，眼窩部，梨状口部，上顎部と下顎部に区別される．

　顔面骨は有対性の上顎骨，涙骨，口蓋骨，下鼻甲介，鼻骨，頬骨と不対性の下顎骨，鋤骨の8種14個からなる．

　下顎骨は，その関節突起と側頭骨の下顎窩との間に関節をつくる．歯は歯根膜によって上顎骨と下顎骨の歯槽部に植立・固定されている．隣接歯間の骨の隔壁は槽間中隔，各分岐根間の隔壁は根間中隔と呼ぶ（図1）．

頭蓋の前面観からみた歯の植立状態

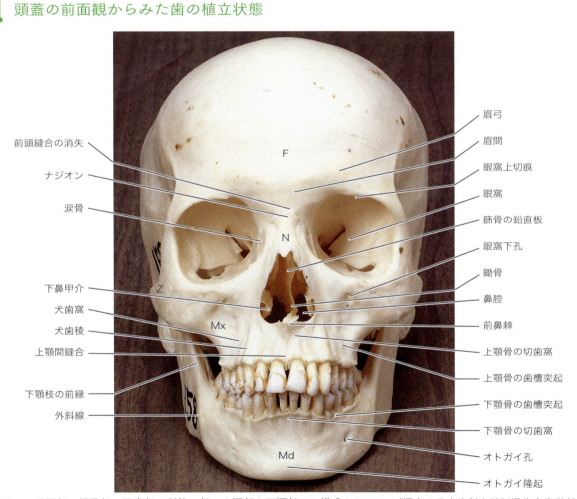

図1　前頭部，頬骨部，眼窩部，梨状口部，上顎部と下顎部から構成されている（標本は日本歯科大学新潟生命歯学部解剖学第1講座のご厚意による）．
F：前頭骨，N：鼻骨，Z：頬骨，Mx：上顎骨，Md：下顎骨

1-2 鼻腔と副鼻腔

鼻腔は前後径 6〜7 cm，幅径は下部で 2 cm，上部は0.5cm くらいで，多列線毛上皮で覆われている．頭蓋前面のほぼ正中線上で骨鼻中隔により左右2つの空洞に分けられ，上壁，下壁，内側壁，外側壁を有する．鼻腔の上壁は鼻骨，前頭骨，内側壁は篩骨，鋤骨からなる骨鼻中隔，外側壁は上顎骨，3つの貝殻状の上・中・下鼻甲介により構成されている（図2）．

一方，鼻腔の下壁（鼻腔底）の前部は上顎骨の口蓋突起，後部は口蓋骨の水平板，正中部は骨鼻中隔とつながり，また前端近くには，切歯管 incisive canal が開口するが，上顎中切歯の舌側，正中部の切歯乳頭の真上にある切歯孔 incisive foramen に一致し上顎神経の後鼻枝の鼻口蓋神経 nasopalatine nerve と顎動脈の枝の中隔後鼻動脈 posterior septal artery of nose が通る（図3）．この切歯乳頭部は知覚が過敏であるために麻酔の刺入点としては避けるが，鼻粘膜の麻痺などの不快症状が起こる（図4）．

鼻腔の後部は後鼻孔により咽頭鼻部に通じている．一方，蝶形骨，前頭骨，篩骨と上顎骨は含気骨で骨体内に空洞を有し，これらの空洞を副鼻腔 paranasal sinus と呼ぶ．上気道 upper respiratory tract は鼻腔，副鼻腔洞と鼻咽頭が連結したもので，吸気の粒状物濾過，加湿，湿度調節を行う．鼻腔は嗅覚の受容器を有し，副鼻腔は発声の共鳴箱の働き，顔面骨の軽量化の役割を果たすという．上気道は円柱線毛呼吸性上皮で覆われ，上皮下には結合組織の層からなる（図6，7）．

鼻腔粘膜は副鼻腔粘膜とつながり副鼻腔からの分泌物は鼻腔外側壁の小孔から鼻腔に排出する．急性鼻炎から副鼻腔炎 sinusitis が発症することもある．

鼻腔と下鼻甲介

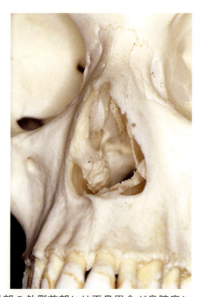

図2　鼻腔下半部の外側前部には下鼻甲介が鼻腔底に向かって垂れ下がっている．歯根尖が鼻腔底に近接し，前歯部で歯槽隆起が発達している．

骨口蓋

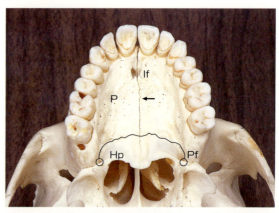

図3　骨口蓋下面からみた上顎骨の口蓋突起（前方2/3：P）と口蓋骨の水平板（後方1/3：Hp）は，口腔頂部と鼻腔底部をなす．骨口蓋の前端内側に切歯孔（管）（If）が開き鼻腔と交通し，口蓋骨の水平板の両端には大・小口蓋孔（Pf）が開き翼口蓋窩と交通している．

（図2，3の標本は日本歯科大学新潟生命歯学部解剖学第1講座のご厚意による）

SECTION 1 歯とその周囲の臨床解剖

開口時の硬口蓋・軟口蓋と口腔前庭所見

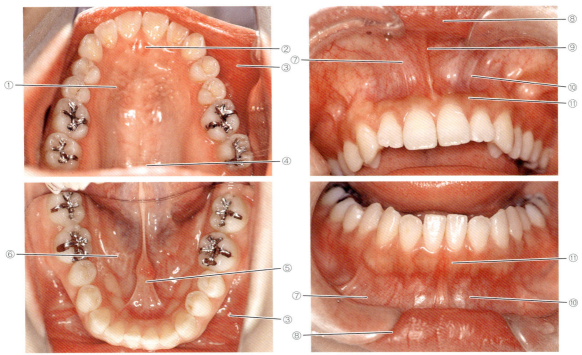

図4 切歯乳頭の真下には切歯孔が開口する．7 の舌側歯槽突起底部に沿って上顎骨・口蓋骨移行部にある溝の遠位部（歯槽縁より0.8〜1.5cmほど正中寄り）に大口蓋孔が開口し，その粘膜部は他よりも柔軟で触知できる．麻酔時は神経・血管の損傷に十分注意する．
①硬口蓋，②切歯乳頭，③口腔前庭，④軟口蓋，⑤舌小帯，⑥口腔底，⑦口腔前庭ヒダ（歯肉唇頬移行部），⑧口唇粘膜，⑨上唇小帯，⑩歯槽粘膜，⑪付着歯肉

副鼻腔の上顎洞底を覆う円柱線毛呼吸性上皮

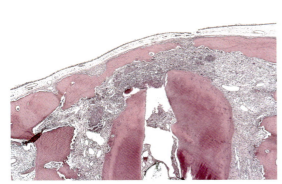

図6 カニクイザルの上顎洞底粘膜を覆う多列円柱線毛上皮（7 舌側根に麻酔抜髄7日後，HE染色）

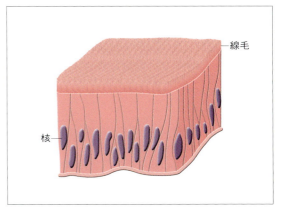

図7 多列円柱線毛上皮の模式図
各細胞は極性を示し，核は上皮の基底側2/3に存在する．線毛は周期的に一定方向に波状に動き，付着した粘液やほこり粒子などを運ぶ役割を果たす．

015

PART 1　解剖編

1-3 上顎洞

　上顎洞 maxillary sinus は，左右側の上顎骨体内部にある空洞で，副鼻腔のなかでもっとも大きく，多く罹患する．形は外上方の頬骨突起のほうに尖端を向け鼻腔側を底部にした錐体状を呈し，2〜3個の隔壁をもつこともある（図7,8）．前壁は薄く小大臼歯部で1〜2mmを示すが（表1），上顎骨の頬部の前壁は外鼻に接し，上顎前歯根尖域に広がるところは厚い（図9）．眼窩下孔の直下の小指頭大の浅い凹み（犬歯窩 canine fossa）は 5 の歯根尖上部に相当し，0.3mm と薄い．

　上顎骨側頭下部の後壁，上顎骨の眼窩板の上壁は薄くなり，鼻腔壁（内壁）はもっとも薄く中鼻道の半月裂孔 hiatus semilunaris を通して鼻腔へ開く．下壁の上顎洞底部は歯槽突起の中まで広がる凹凸を示すが（図9），歯根尖との距離は，7 で2mm前後，6 で4mmほど，4 と 5 では 8mm，5mm ほどある（表2）．

　上顎洞内には歯根露出もみられる．6 と 7 の頬側根では8.0%，その舌側根で24.0%，12.0% と頻発する．5 では8.0%，4 と 3 では4.0% と低い（表3）．上顎洞底部の位置は鼻腔の高さよりも下方にあることが多い（60〜68%）．

　上顎洞には上歯槽神経（上顎神経の枝）と顎動脈の上歯槽動脈が分布し，大口蓋動脈の枝が洞底部に分布する．

上顎洞の解剖

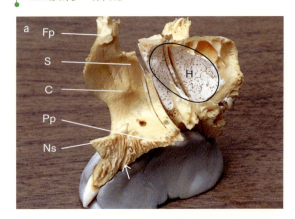
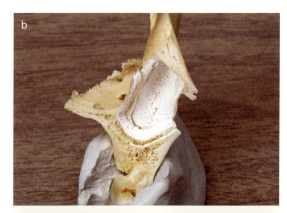
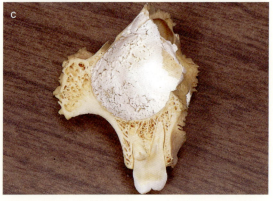

図7　鼻腔側からみた上顎骨の内側面と上顎洞の大きな広がり（右側臼歯部の一部矢状断面）
a：上顎洞は 4 から 8 に広がるが，歯根尖は洞内に露出していない．洞底は鼻腔の高さよりも低い．
矢印部：切歯管（孔），S：鼻涙溝，C：鼻甲介稜，Ns：前鼻棘，Pp：口蓋突起（鼻腔面，口腔面），Fp：前頭突起，H：上顎洞裂孔，
b：6 近心頬側根部からみた上顎洞の前壁
c：7 遠心頬側根部からみた上顎洞の後壁

SECTION 1 歯とその周囲の臨床解剖

上顎洞の構造

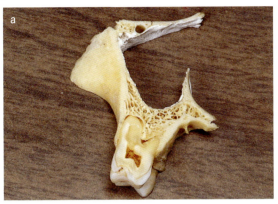
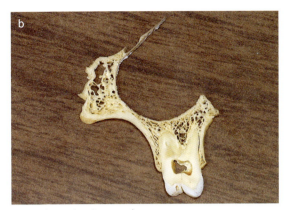

図8　上顎洞底（下壁）と歯根尖との関係（図7，8の標本は川崎堅三教授のご厚意による）
a：6̲｜近心頬側根部
b：7̲｜歯冠中央部
いずれも矢状断面で歯根尖とは 2～3mm の距離がある．

表1　上顎洞前壁の厚さ（岡嶋，1960）

歯種	平均	最大～最小※
4̲	1.25mm	2.5～0.5mm
5̲	1.05	3.5～0.3
6̲	1.54	3.9～0.4
7̲	1.35	3.7～0.3
8̲	1.23	3.7～0.2

※最小値に注意する．

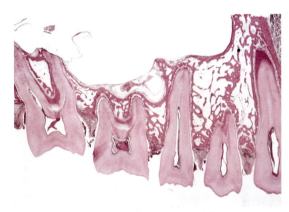

図9　上顎洞の組織標本（ヒト，HE染色）
犬歯，小・大臼歯部の根尖に近接する上顎洞底の洞壁は薄く，凹凸があり平坦ではない．

表2　上顎洞底と歯根尖の距離（城山，1955）

歯種	距離
4̲	8.5mm
5̲	5.3
6̲	
近心頬側根	4.3
遠心頬側根	4.1
舌側根	3.3
7̲	
近心頬側根	2.5
遠心頬側根	1.9
舌側根	2.9
8̲	
近心頬側根	3.9
遠心頬側根	6.6
舌側根	5.3

表3　上顎洞内の露出歯根の出現率（岡嶋，1960）

歯種	出現率
3̲	4.0%
4̲	4.0%
5̲	8.0%
6̲	
近心頬側根	8.0%
遠心頬側根	8.0%
舌側根	24.0%
7̲	
近心頬側根	8.0%
遠心頬側根	8.0%
舌側根	12.0%

PART 1 解剖編

● 上顎洞炎とその治療法

　上顎洞炎 maxillary sinusitis は，感冒，鼻腔あるいは歯などに起因して炎症が波及し誘発することが多い．症状としては，鼻閉，粘膿性鼻漏，中鼻道の膿汁，頬部の充満感，上顎臼歯の頬側歯肉移行部の腫脹，疼痛や咬合痛が起こることもある．歯性上顎洞炎は，6，7，5などを原因歯とすることが多い．上顎洞内の炎症が逆に歯に波及することもあるが，上顎洞内の炎症，囊胞や腫瘍は菲薄な骨壁を圧迫して鼻腔，眼窩，口腔，頬部の症状を伴うこともある．洞内の膿汁など貯留液は中鼻道の三角形状細隙の半月裂孔から排出する．その位置は上顎洞の上壁の高さに近く内壁の中央で高位にあるので，頭を傾け患側を上にするとよい．

　根管治療時のリーマーの突き出しや抜歯時の洞底穿孔（perforation of sinus）には十分注意したい．穿孔によって，口腔との間に通路が生じ，呼気，吸気において鼻腔と口腔間の密閉性が損なわれる．

　洞内穿孔の診断法の一つは，鼻をつまみ呼気を充満させて内圧を高めたとき，穿孔部から空気や排液が出ないかを調べることが考えられる．2洞あるいは3洞が感染・罹患する副鼻腔炎を誘発させないように努める．

　上顎洞の外科手術では，

①抜歯窩から入る．

②内壁の鼻腔壁から入る．前方に過ぎると鼻涙管 nasolacrimal duct を損傷させるので，注意する．

③5の根尖部直上付近で眼窩下孔直下の浅い凹み（犬歯窩）下方で口腔粘膜を切開し上顎洞の前壁から入る．

などがある．

　解剖学的には，眼窩下神経 infraorbital nerve や上顎洞前壁を走る前上歯槽枝（上歯槽神経 superior alveolar nerve の枝）の損傷による顔面皮膚や上顎前歯と唇側歯肉の麻痺などを起こさないように注意する．

● 上顎洞のエックス線診査

　とくに上顎洞に歯根尖が近接しているときは，リーマーの突き出し，抜歯やインプラント時に洞内との交通，歯根尖の洞内迷入などが起因して上顎洞炎も発症する．

　歯科用エックス線写真やパノラマエックス線写真では，歯根尖の位置や洞内への突出状態，上顎洞の炎症病態，洞の上壁，外壁などの観察を行う（**図10, 11, 12a**）．

　後頭→オトガイ方向のウォーターズ法や後頭→前頭方向のP→A法（正面像）の口外法も活用される（**図12b, c**）．

　コンピュータ断層撮影法（computed tomography；CT）は歯根尖の位置と方向，洞粘膜の肥厚，分泌物の貯留の判定に役立つ．さらに他の副鼻腔，眼窩や頬・顔面軟組織への炎症の広がりを観察する．

018

上顎洞のエックス線写真像

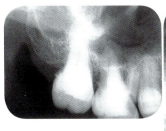
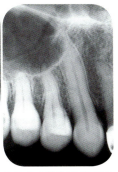

図10　歯科用エックス線写真からみた上顎洞の広がり（同一患者，42歳）
前方は 3|，後方は 7| 部に向かう．

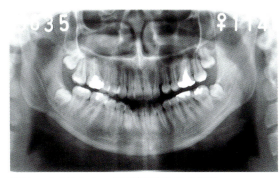

図11　パノラマエックス線写真による総覧
歯，顎，顔面域の総覧像として解剖学的位置の認識と診断に有用となる．歯，鼻腔，上顎洞，下顎頭，筋突起，下顎管，オトガイ孔などが判読される．

歯性上顎洞炎の術前エックス線所見

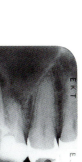
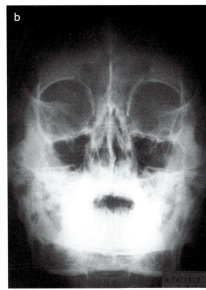
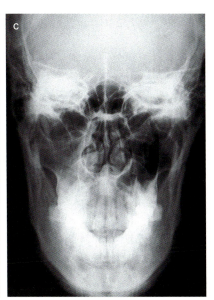

図12　8年前に 6| の麻酔抜髄が施された歯の歯性上顎洞炎と診断され口腔外科から歯の保存治療を依頼された症例（29歳，男性）
a：歯科用エックス線写真．舌側根において根充材が洞内に突出，根尖病変の存在，周囲に不透過性硬化帯と洞粘膜の肥厚像を示す．
b：ウォーターズ法．
c：後頭-前頭方向撮影（P-A法）．
b，cから右側上顎洞のエックス線透過性低下を認めるも，洞壁の破壊はみられない．

1-4 下顎骨と下顎管，下顎孔，オトガイ孔

　下顎骨は顔面骨の下部を占め，歯の植立する馬蹄形の非常に厚い下顎体と垂直に立ち上がる長方形板状の下顎枝からなる（図１）．上顎骨とは分離独立するも，左右の顎関節を介して頭蓋骨と結合する．下顎体の上１／３部は歯根を支える歯槽部をなす．下顎体外面の正中部下半にある三角形の骨隆起をオトガイ隆起 mental protuberance，オトガイ chin，mentum などと呼ぶ．

　下顎孔 mandibular foramen（図13）は下顎枝内面のほぼ中央にあり，３～５mmの長楕円形の孔で下歯槽動静脈と神経が後上方から下前方に進み，下顎体下方１／３部の下顎管内を走る．下顎孔の位置は下顎臼歯の咬合面を後方に延長したほぼ同じ高さにある．下顎孔の進入直後まで下歯槽神経が上方に位置するが，その後は動脈とは上下的位置は逆転する（図14）．

　臼歯部を咬合面の上方からみた場合，下顎管の多くは⎯7⎯または⎯6⎯まで下顎骨の内板に沿って下顎体の頰舌径の舌側１／３部を走り，そこから外方の頰側に向かい，⎯5⎯では咬合面中央を通るが（30％），下顎骨体の中央を走るのもあるので十分注意したい（図15）．

　下顎管の出口であるオトガイ孔 mental foramen の開口位置と方向は複雑である（図16）．すなわち，開口位置は，⎯5⎯部67.1％，⎯4⎯と⎯5⎯の間25.0％，⎯5⎯と⎯6⎯の間6.8％，⎯6⎯部1.1％と一定しない．その高さも，下顎体の中央22.5％，中央より上方47.0％，中央より下方30.4％を示すが，年齢により相対的に変化する．老人では，歯の喪失や骨の吸収で歯槽頂に近くなるので注意したい．

　また，その開口方向には特徴があり，下顎底に対し15～45°の角度で後上外方に向かっている（図13）．一方，孔は楕円形でオトガイ神経と動静脈が通る．さらにオトガイ孔を出る前の屈曲反転する小臼歯部では，前方に小管が開口して切歯枝として下顎前歯に分布する．

　臨床では，下顎骨体の骨折線 fracture line がオトガイ孔，犬歯付近や正中部近くを走ることも多い．骨体の転位が軽ければ下歯槽神経の損傷は少ないと考えられている．

左側下顎骨のエックス線写真

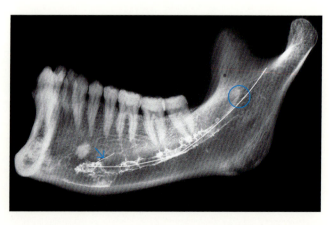

図13　乾燥下顎骨標本．下顎管内には造影剤があり，下顎孔（○印部）とオトガイ孔から金属線が入っている．⎯8⎯の根尖部は下顎管に近接し上壁は不規則形を示す．オトガイ孔は後上方に向かう（矢印部）（川崎堅三教授のご厚意による）．

下顎第一大臼歯の根尖と下顎管

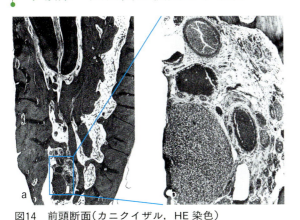

図14 前頭断面（カニクイザル，HE染色）
a：根尖孔，根尖歯周組織，下顎管の存在．
b：aの下顎管内容（□部）の拡大像を示し，動脈は上方に下歯槽神経は下方に位置する．

永久歯列のオトガイ孔の開口所見

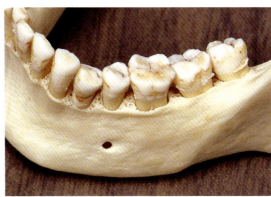

図16 下顎体の中央の高さで第二小臼歯の直下に多く開口する．孔は後上外方に向かう．歯槽骨の槽間中隔上縁は多孔性を示す．

咬合面からみた下顎管の走行と経過

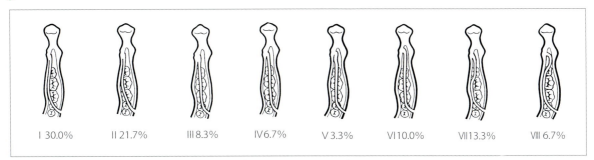

I 30.0%　II 21.7%　III 8.3%　IV 6.7%　V 3.3%　VI 10.0%　VII 13.3%　VIII 6.7%

図15 下顎骨の内板，外板との位置関係を示す（増田，1957より引用）．

● 下顎孔とオトガイ孔の麻酔

　下顎孔は，成人では下顎枝のほぼ中央よりやや下後方にある．孔のすぐ前方には下顎小舌 lingula of mandible の小突起が後上方に向かって1cmほど伸び出している．麻酔針を刺入する際は，大臼歯の咬合面より約1cm（1横指）上方の下顎小舌の尖端を解剖学的には目標にする．術者は左手示指を下顎枝前縁に当て最陥凹部の筋突起切痕を触知し，注射器は患歯と反対側の犬歯，第一小臼歯から筋突起切痕の高さを目安に針を進める．針は咬合平面に平行に保ち下顎枝の中央へ向けて1.5〜2cm進めれば下顎枝内側の骨面に達する．

　下歯槽神経は下顎の大臼歯から中切歯までの歯と骨の神経支配に関わる．下顎孔の伝達麻酔だけでは歯髄処置時の止血は期待できない．下顎孔の伝達麻酔と併せて舌神経の麻酔が必要となり，頰側の軟組織には頰神経の浸潤麻酔が施される．

　一方，オトガイ神経は頰唇側歯肉，下唇粘膜とオトガイ部皮膚などを支配する．オトガイ孔に直接針を孔内に刺入する伝達麻酔は，神経・血管を損傷するので，あまり用いられていない．

下顎管と歯根尖との関係

表4 歯根尖より下顎管までの距離（増田, 1957）

歯種		平均	最大－最小※
5̄		7.62	11.5－1.5mm
6̄	M	8.81	12.5－3.5
	D	7.90	12.5－2.5
7̄	M	5.87	12.0－0.5
	D	6.07	12.0－0.5
8̄	M	5.00	9.5－0.5

※最小値に注意する．

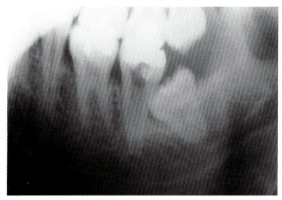

図17 根尖孔と下顎管の異常接近と知覚麻痺の発現
7̄| の樋状根歯に麻酔抜髄を施し，FC貼薬後急性炎により左側正中まで知覚麻痺を起こす（チェチンスキーの第3斜位撮影）．

● 下顎管と歯根尖との関係

7̄と8̄では，0.5mmと近接することもある（表4）．実際の臨床では，抜歯，インプラント操作，根管治療や根尖掻爬時には注意する．根尖病変の拡大と蔓延，下顎骨の骨折などが関係し，出血・疼痛・麻痺などの不快症状が現れることもある．また下顎前歯や臼歯部の違和感，患側の下唇とオトガイ部皮膚の知覚麻痺などを伴う下歯槽神経麻痺 paralysis of inferior dental nerve が起こる（図17）．

解剖学的背景の一因として，下顎管の上壁は多孔性のために歯根尖部の炎症が下顎管に沿って広がることが考えられる．急性化膿性骨髄炎では，下顎管に沿って進み周囲の海綿質部にも拡延する．

● 下顎管領域とエックス線診査

抜髄，感染根管治療や抜歯時はもちろんインプラント，根尖外科治療でも，術前に根尖の周囲構造を解剖学的に把握しておくことが重要となる．すなわち，下顎管の走向（行），上壁と下壁，頰舌関係が問題となる．

図13は乾燥頭蓋骨の下顎管内に造影剤があり，下顎孔とオトガイ孔から細い金属線が挿入してある．下顎管の上壁は不規則な凹凸を示す．2本の金属線の走行と造影剤所見から，8̄|部が下顎管にもっとも近接している．

近年，エックス線CT装置を用いたMPR（多断面再構成 multiplanar reconstruction）画像診断がなされている．図18の標本をヘリカルエックス線CT装置を用いたMPR画像から，下顎骨の形態と下顎管の位置を三次元的に観察することができた．

やはり先人の報告のように，下顎管は大臼歯部では舌側壁の緻密質からなる内板に沿って下顎骨の頰舌径の舌側1/3部を走り，4|ではほぼ中央に位置していた．通常のエックス線像からは判読の困難な情報が抽出できるのできわめて有用となる．

SECTION 1 歯とその周囲の臨床解剖

多断面再構成（MPR）画像による下顎管の走行と立体的位置関係

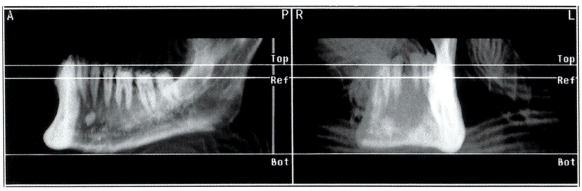

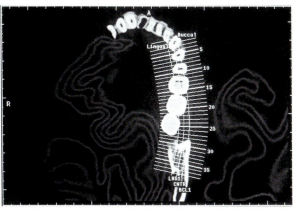

図18　図13と同一標本をヘリカルエックス線CT装置で撮影．撮影条件は，120kV，100〜125mA（150mA），1mmスライス厚，1mmの寝台移動，再構成間隔2.0mm，撮影は咬合面に平行にスキャンを実施．三次元再構築をワークステーションのXtensionを用いて下顎骨の馬蹄型に沿った多断面構成（MPR）およびそれと直行するOrthocutの作成を示す．

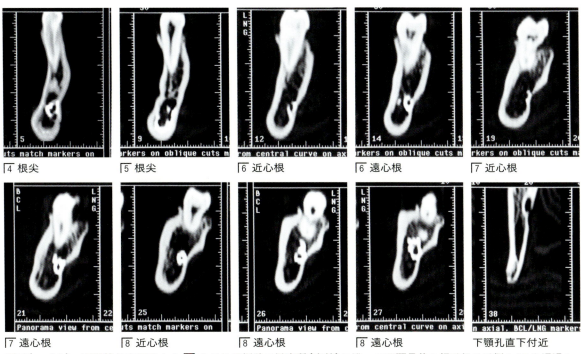

|4 根尖　　|5 根尖　　|6 近心根　　|6 遠心根　　|7 近心根

|7 遠心根　　|8 近心根　　|8 遠心根　　|8 遠心根　　下顎孔直下付近

図18（つづき）　下顎管は下顎孔より|6までは舌側壁の緻密質（内枝）に沿って下顎骨体の頰舌径の舌側1/3を通過し，|4ではほぼ中央を走る．|8の根尖に近接するように下顎管がみられる．
（画像撮影は日本歯科大学新潟生命歯学部歯科放射線学講座のご厚意による）

SECTION 2
象牙質／歯髄複合体

象牙質と歯髄は発生学的，組織学的，機能的には一つの同じ組織と考えられ，dentin-pulp complex の概念の基で論じられる（図1）.

すなわち，象牙質は歯髄がつくった生成物で歯髄の一部であることを意味し，刺激による第二象牙質の形成も理解しやすい．

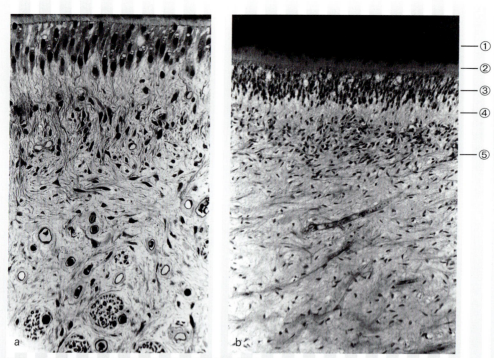

図1 歯の象牙質／歯髄複合体の光学顕微鏡像（ヒト）
a：11歳男児，永久歯冠部歯髄．トルイジンブルー染色（×100）．
b：46歳男性，歯冠部歯髄．HE染色（×50）．
①象牙質，②象牙前質，③象牙芽細胞層，④細胞希薄層（ワイルの層），⑤細胞稠密層．
（川崎堅三教授のご厚意による）

2-1 象牙質／歯髄複合体の生理学的機能

1）生理学的石灰化と異栄養性石灰化による硬組織形成能

象牙芽細胞によりつねに象牙質を形成し，血漿中のCaイオン（Ca^{2+}）は血管壁から組織中に滲出し象牙細管内の象牙芽細胞突起を介して間質に再分泌されると考えられる．一部は象牙芽細胞間隙を拡散し細胞間質のコラーゲン線維などの基質にハイドロキシアパタイトの結晶形成を生じ象牙質形成が起こる（生理学的石灰化）．また，壊死，変性組織にCa塩が沈着することがある（異栄養性石灰化）．

象牙細管が無機質石灰化物によって閉塞されると，未脱灰研磨標本では象牙質が硝子様の半透明〜透明に見えることがある．透明象牙質 transparent dentin，硬化象牙質 sclerotic dentin とも呼ばれ，18歳頃から始まる加齢的生理的変化と考えられており，根尖1/3の象牙質，歯冠部エナメル象牙境，髄室床根分岐部象牙質において頻発する（図2）．さらに象牙質う蝕円錐下深部にもみられる．これらの構造は，物質の浸透性を減ずるので象牙細管の石灰化により閉塞することで細菌の侵入や病変の拡大進行を阻止し歯髄の活力を維持する働きも考えられており，臨床的意義も大きい．

2）象牙質／歯髄複合体の免疫学的防御機構

最近の免疫組織化学染色などの研究から，歯髄には多種多様の免疫担当細胞が認められており，これらの細胞の生体防御能を上手に活用し歯髄の保護と保存が強調されている．

う蝕病変部に連なる象牙細管直下の歯髄に抗原提示細胞のAPC（antigen presenting cell）の一種の樹状細胞様細胞 dendritic cell like cell，マクロファージ，組織球，Tリンパ球などが増加，集積し歯髄は早期より特異的な免疫反応機構が作動しうると考えられている．

透明硬化象牙質

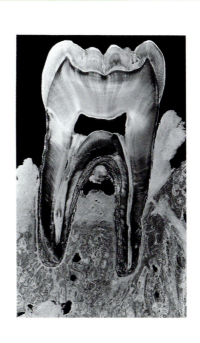

図2 不染研磨標本（ヒト下顎大臼歯の落下光観察，厚さ約100μm）
象牙細管が閉鎖された硬化象牙質は暗く見えるが，他の象牙質は明るく絹糸様で象牙細管がエナメル象牙境から歯髄まで伸びていて象牙芽細胞の後退の道筋を示す．S字状湾曲も明らかである．硬化象牙質が根尖1/3，歯冠部エナメル象牙境，髄室床根分岐部の象牙質に存在し生体の防御反応を示す（川崎堅三教授のご厚意による）．

PART 1 解剖編

3）象牙質／歯髄複合体の神経支配と機能

近年，歯髄破壊の進行と歯髄神経との関わりが注目されており，歯髄神経の生体防御への関与が考えられている．歯髄内の神経線維は有髄（myelinated）のA線維と無髄（non-myelinated）のC線維から構成されている（図3）．両群の機能上の相違はまだ明確ではなく，その生理学的役割（機能）と臨床的意義の詳細は不明なことが多い．

神経線維は根尖孔や副根管（根管側枝）から歯髄内に入り栄養血管とともに歯根中央部を歯冠部に向かう（図4）．生理学的には求心性感覚神経と交感神経に分けるが，咬合面（切縁）側や歯頸の辺縁部では複雑に枝分かれする．神経線維束は数十本の小束から数百本の神経線維からなり，歯冠部象牙芽細胞下層のワイルの細胞希薄層や細胞稠密層付近には分枝した歯髄神経が密に集合，錯綜してラシュコフの神経叢 plexus of Raschkow を形成する（図5）．

歯根の中央では，神経線維の多くは血管と伴走しながらも（図5），歯冠部では血管と離れてくまなく分布する．歯冠の神経は，Aδ線維とC線維の2つに分類され，大部分は三叉神経節由来の知覚性の神経線維（求心性感覚神経）である．他に直径が6〜12μmの太いAβ線維も1%ほどあり，pre-pain に関係するという．表1は，Aδ線維とC線維の相違点を示す．

交感神経は，血管の筋細胞に終わり血管収縮を起こす．歯髄は痛覚のみと考えられているが，物理的，温度的刺激受容器の存在に関して論議もある．一部少数の神経線維で軸索がシュワン細胞を失い象牙芽細胞間を通り象牙細管に入り象牙芽細胞突起に近接し，とくに髄角部の象牙細管内に神経線維がみられるのは，象牙前質で27%，石灰化象牙質で8%と少なくなるという．その他の歯冠部では，14%，2%とさらに少ない．知覚が鋭敏なエナメル象牙境付近では観察されていない．一方，象牙芽細胞直下には，血管，線維芽細胞，コラーゲン線維や細胞の微細突起，未分化間葉細胞が散見され，無髄神経線維からなるラシュコフの神経叢などがみられる（図3a, 5a）．

〈神経ペプチドの存在〉

光顕的には，神経線維は神経鍍銀染色（図5）や神経線維特異蛋白染色などで観察されるが，その自由終末形態は透過電顕的には無髄有髄の軸索 axon として認められ，内部に神経線維，大小種々の顆粒，ミトコンドリアに富むシュワン細胞 Schwann cell で覆われておらず周囲組織に多くは露出しているという．これらの顆粒を含む神経終末には神経ペプチド neuropeptide を含むと考えられている．ペプチド特異抗体を用いた免疫染色から，サブスタンス P（SP）やカルシトニン遺伝子関連ペプチド（CGRP），ニューロペプチド（NPY）などを含むことが明らかにされている．一方，ニューロペプチド（NPY）は血管に分布し，歯髄の血流調整に関与して他の神経ペプチドは知覚神経に含まれ CGRP 免疫陽性反応により数珠状の形態の軸索膨隆が認められ，周囲に神経ペプチドが放出されるという．CGRP は SP とともに痛みの伝達，血管の拡張作用（血流調節）が考えられている．ラットなどの歯の窩洞形成実験から CGRP を含む神経ペプチドの放出，神経線維の増生・発芽 sprouting が起こり修復象牙質の形成，組織修復への関与が考えられている．

さらに神経ペプチドの炎症との関わりも注目されている．すなわち，う蝕や窩洞形成による刺激で神経ペプチドが放出されると，血流の増加，毛細血管の透過性亢進，肥満細胞の脱顆粒の誘引，ヒスタミンの放出，組織液の漏出と歯髄内圧の上昇が挙げられている．Aδ線維とC線維の興奮性が上昇し血流の低下によって炎症物質の停滞と歯髄内圧の亢進，歯髄の循環障害，低酸素状態と不可逆性歯髄炎 irreversible pulpitis に陥る可能性も指摘されている．

歯冠部と歯根部歯髄の神経線維

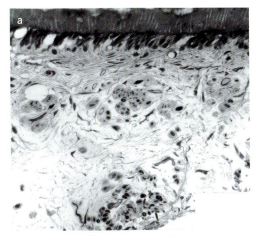
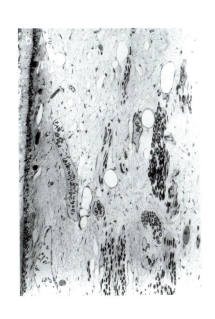

図3　光顕像(ヒト46歳,トルイジンブルー染色)
a:歯冠部は無髄と有髄神経線維が混在している(×100).
b:歯根部は有髄神経線維がみられる(×50).
(川崎堅三教授のご厚意による)

象牙質／歯髄複合体の神経支配

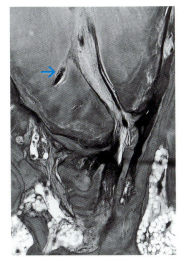
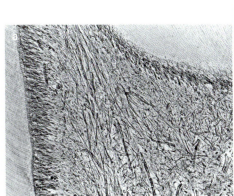

図4　根尖孔から歯髄内に入る血管と神経束(ヒト,HE染色).根管側枝内にも脈管神経束を認める(矢印部).

図5　歯髄の神経線維(ヒト,脱灰切片,鍍銀染色)
a:歯冠部歯髄表層近くで無髄神経線維が細胞稠密層やその付近でラシュコフの神経叢を形成している.
b:歯根部歯髄の血管と伴走する神経線維束.

表1　歯髄の主な神経線維の種類と生理学的特徴(前田健康,1996より一部改変)

	形態	分布	直径(μm)	伝導速度(m/sec)	機能	痛み	興奮閾値
Aδ線維	有髄	歯髄・象牙質境	1〜5	6〜30	痛覚,温度感覚,触覚	鋭い	低い
C線維	無髄	歯髄全域	0.1〜1.0	0.5〜2.0	痛覚,各種の刺激に反応,交感神経節後線維	鈍い,ズキズキする	高い

PART 1 解剖編

②-② 象牙質

象牙質は歯髄腔を囲む硬組織で歯の大半を占める．歯冠部では象牙質とエナメル質の境界enamel-dentin junction は波状構造を示し，象牙質の浅い凹みにエナメル質が入り込むように境界部の結合を強固にしている．

色は不透明な淡黄色で，モース硬さ4～6°，湿重量比では，無機質70%，有機質18%，水分12%，無機質は主にハイドロキシアパタイト結晶でエナメル質のものより小さい．有機質の大半はI型コラーゲンで，他にムコ多糖類や脂質などからなる．

1）象牙芽細胞とその突起 odontoblast and its process

各象牙芽細胞から1本の突起が出て，厚さ10～30μm の未石灰化象牙質基質部からなる象牙前質 predentin と石灰化象牙質 mineralized dentin を貫いてエナメル質やセメント質との境界近くで分岐して終わる．象牙芽細胞は象牙質形成と石灰化に関わる．象牙細管のなかの象牙芽細胞の長い突起を象牙線維 dentinal fiber またはトームスの線維 Tomes' fiber と呼ぶ（図6）．

2）コルフの線維 Korffs fiber

象牙芽細胞層下の歯髄より起こり，象牙芽細胞間をらせん状 spiral に走り象牙前質内を扇状に広がる銀好性線維 argyrophil fiber をいう．古くは歯胚の象牙質形成初期にみられるために外表象牙質 mantle dentin の基質線維と考えられたが，成人や老人の歯髄，修復象牙質形成に

おいてもみられることから象牙質形成にも関わるものと考えられている（図6）．

3）象牙細管 dentinal tubule の走向，太さ，数

歯髄腔を中心にほぼ放射状に表層に向かうが，切縁部と咬頭部ではほぼ直線状に走り，歯冠部中央から歯頸部直下にかけてはS字状に湾曲する（図7）．

一方，歯根中央でほぼ水平となり，根尖側では根尖方向に傾斜する．先のS字状の湾曲では歯髄腔から出た象牙細管は根尖側に凸の弧を描くが，次いで凹の弧を描いて走る．象牙細管の走向は象牙質形成中に象牙芽細胞の後退した道筋でもあるが，大きなうねりの湾曲を一次湾曲と呼び，そのうねりの中にある小さな波状湾曲を二次湾曲と呼び，区別される．

象牙細管の太さや数は，年齢や象牙質の部位で異なり，高齢化とともに細くなる．歯髄の近くでは，2.5～4μm で分布密度も高い．象牙質中央部では1.2μm，エナメル象牙境近くでは0.9μm と細くなる．数は若年者の歯髄側で59,000～76,000本 /mm^2 と多いが，エナメル象牙境近くでは減少する．象牙細管は走行中に分岐があり，とくに表層部には細い側枝が多い．多くは象牙細管とは鋭角をなし表層に向かう（図8）．その末端は終枝と呼ぶが，一部はエナメル象牙境を超える．側枝は隣接するものと連結することもある．

象牙細管は象牙芽細胞の突起を含んでいると考えられるが，細管の内容物については不明なことも多い．

象牙芽細胞の突起とコルフの線維

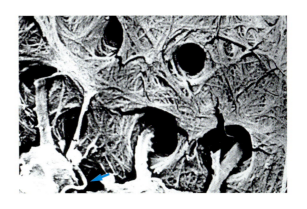

図6　象牙芽細胞の突起と象牙質の走査型電顕像（ヒト）
象牙芽細胞突起が象牙前質の象牙細管内に存在する．象牙質は密に交叉した網状構造のコラーゲン線維の配列からなる．コルフの線維（矢印部）は象牙芽細胞の間をらせん状に走る（川崎堅三教授のご厚意による）．

象牙細管の走向と形態

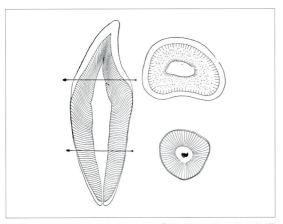
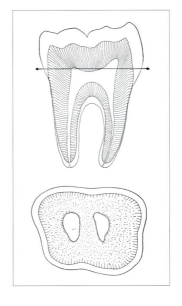

図7　象牙細管の走向を示す図（藤田恒太郎：歯の組織学，医歯薬出版，東京，1957，p.22より引用）
左：下顎犬歯の縦断，歯冠部と歯根部の横断．
右：下顎大臼歯の縦断と歯冠の横断．

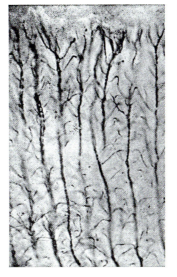
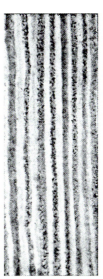

図8　歯冠部の象牙細管の形態（脱灰切片，シュモール染色：×800）（藤田恒太郎：歯の組織学，医歯薬出版，東京，1957，p.27より引用）
左：エナメル象牙境近くは多くの分岐を示す．
右：歯髄に近いところは1本で太い．

4）管周（内）象牙質 peritubular(intratubular)dentin

象牙細管の周囲は環状に高石灰化しており，未脱灰標本においてのみ区別される．この環状高石灰化帯の幅は，歯髄の近くでは44nmくらい，エナメル象牙境の近くでは750nmくらいとされ，象牙細管の内面が二次的に石灰化し，細管が加齢的に狭小化を起こすことによるものと考えられる（図9）．

5）管間象牙質 intertubular dentin

管周象牙質を囲む象牙質で，象牙細管間にみられるので象牙質の大部分を占める．直径50～200nmのⅠ型コラーゲン原線維の密に交叉した網状構造を示し，アパタイト結晶が沈着している（図9）．

6）球間象牙質 interglobular dentin

歯冠中央部から歯頸部にかけて象牙質表層の1/3～1/4でみられることが多く，球状の石灰化球が不完全に融合した低石灰化象牙質をいう．球状石灰化は形成速度の速い外表象牙質の直下の歯冠部に生じ象牙細管は走行している．

7）トームスの顆粒層 Tomes' granular layer

未脱灰研磨標本の透過光観察で，歯根セメント質直下の象牙質表層にみられる顆粒状の黒い層状構造物をいう．象牙細管の末端がループ状にとぐろを巻き，その断面が顆粒状に黒く見える．これは内部の空気が光を屈折し透過しないためとされるが，形態学的本態や機能的意義については，いまだ不明である（図10）．

8）ホープウェル・スミスの透明層 hyaline layer of Hopewell-Smith

歯根象牙質表層のトームスの顆粒層とセメント質の間の象牙質に高度に石灰化した約10μmの均質無構造の層をいう．やはり本態と機能に関し論議されている．

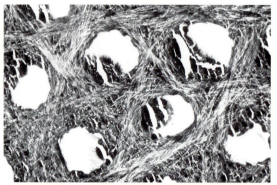

管周（内）象牙質と管間象牙質

図9　象牙質の透過型電顕像（未脱灰超薄切片）
中央の白い部分は象牙芽細胞突起，暗い部分は管周象牙質，管間象牙質は網状構造を示す（川崎堅三教授のご厚意による）．

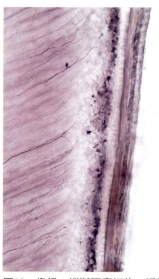

トームスの顆粒層

図10　歯根の縦断研磨切片の透過光観察
歯根セメント質直下の象牙質表層にトームスの顆粒層が存在するが，象牙細管の末端がループ状にとぐろを巻いているという．その成因は不明．セメント質との間に象牙質の透明層 hyaline layer がある．

2-3 象牙質の加齢変化

1）原生象牙質と第二象牙質 primary dentin and secondary dentin

歯根が完成する前につくられた象牙質を原生象牙質と呼び，歯根の完成後に新生添加された象牙質を第二象牙質とし区別される．原生象牙質との境界部で象牙細管が急に屈曲したり，走行が不規則となり数がまばらなこともある．第二象牙質は歯髄腔壁の全域にみられるが，大臼歯の髄室蓋や髄室床ではとくに厚く形成され根管口の探索 exploration や発見が困難となることもある（図11）．

2）修復象牙質（第三象牙質）reparative dentin（tertiary dentin）

う蝕，咬耗・磨耗，窩洞形成，破折や化学的刺激などにより形成された第二象牙質で不規則象牙質 irregular dentin とも呼ぶ（図11）．

好発部位は，傷害を受けた部位に対応する象牙質の歯髄面に限局して形成される．組織構造は，刺激の種類・強さ・持続時間・歯髄の活性などで異なる．

象牙細管が少なくまばらで不規則に屈曲することも多く歯髄腔壁にみられるが，急速に形成されると象牙芽様細胞が基質に埋入することもある．

3）透明象牙質（硬化象牙質）

②-①の1）で既述済み（図2）．
（⇒ p.25参照）

修復象牙質（第三象牙質）

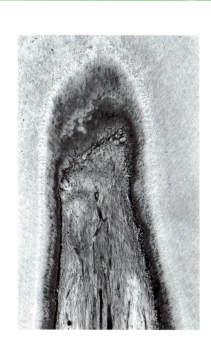

図11　修復象牙質の脱灰標本（HE染色）
歯冠切縁の歯髄側に形成された第二象牙質と第三象牙質を示す．後者の象牙質の石灰化は不規則で細胞の封入もみられ，象牙質が急速に形成されたものと考えられる．歯髄はコラーゲン線維の密な配列を示す．

PART 1 解剖編

4）デッドトラクト dead tract

死帯とも呼ばれ，Fish EW（1928）が発表した．過度の咬耗・磨耗，う蝕などで歯冠部の一部が露出すると外来刺激を受け，象牙芽細胞の突起が変性，死滅により象牙細管が中空となり空気が入る．未脱灰研磨標本の透過光下では，同部は光を乱反射し暗く帯状の象牙質の死帯となって見える．

不透明象牙質 opaque dentin と同義であるが，通常，同部の歯髄には修復象牙質がみられるという．

5）髄石 pulp stones

象牙質粒 denticles とも呼ぶ．塊状に形成された象牙質で，大臼歯に好発し高齢者に多くみられる．髄石が歯髄内に遊離した遊離髄石 free pulp stone，象牙質壁に付着した付着髄石 attached pulp stone に区別されるが，象牙質内に埋入する介在髄石 interstitial pulp stone も稀にみられる．歯髄内に独立した石灰化球として，1つまたは多数現れるが，根管の拡大操作の障害物となったり，髄石が歯髄の痛みと関連づける考え方も一部にある（図12）．

組織学的には，血栓，変性・壊死細胞やコラーゲン線維を核として表面に沈着形成される同心円状の層からなる石灰化物で象牙細管の不明瞭なものもある．

出現頻度は，永久歯で30～60％といわれ，エックス線写真で大臼歯の歯冠歯髄腔を満たすこともある．

髄石

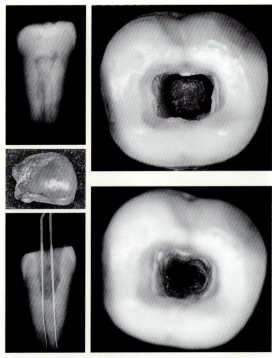
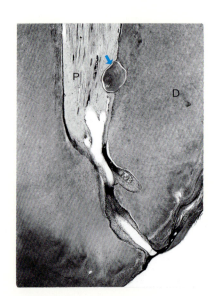

図12　左：下顎樋状根歯の歯冠部にみられた髄石．
　　　右：根尖部歯髄にみられた髄石（矢印部）の脱灰標本（HE染色）．

SECTION 2　象牙質／歯髄複合体

2-4　歯髄

帽状期歯胚において，エナメル器陥凹部を満たす中胚葉組織の歯乳頭 dental papilla から生じた象牙質を維持する疎性結合組織で歯髄腔内に残り歯髄 dental pulp となる．歯髄は細胞，細胞間質，神経や血管などで構成される．歯冠部と歯根部では，組織学的特徴において異なる．

1）歯冠部成熟歯髄表層の構造

細胞分布の異なる3つの層からなる（図1）．

（1）象牙芽細胞層 odontoblastic zone

象牙前質に接し20～30μm の厚さを有し，細長い象牙芽細胞が象牙細管内に1本の象牙芽細胞突起を侵入させる．歯冠部では3～5層が棚状に，歯根側では単層となり根尖側では細胞も扁平となり配列する．

（2）細胞希薄層 cell-free zone

ワイルの層 zone of Weil とも呼ばれ，象牙芽細胞層下の細胞密度の低い層で，30μm ほどの厚さからなる．細胞の大半は歯髄細胞（線維芽細胞）が占め神経線維（象牙芽細胞下神経叢）が存在する．歯頸部や歯根部には，細胞希薄層はみられない．

（3）細胞稠密層 cell-rich zone

細胞希薄層直下の厚さ50μm くらいで，細胞の密度の高い層からなる．多くは線維芽細胞様細胞と考えられ，強いアルカリホスファターゼ活性を示すという．とくに硬組織をつくる潜在能力をもつ骨原性細胞 osteoprogenitor cell で

つねに象牙芽細胞の供給細胞として象牙芽細胞への分化を起こし第三象牙質形成に関わる可能性が考えられている．

〈歯髄温存療法との関係〉

次に積極的に歯髄を保存する歯髄温存療法との関係を考えてみたい．

う蝕による点状露髄やラバーダム防湿下の医原性の偶発露髄などで細菌汚染した小さな露髄部を清掃して，水酸化カルシウムなどの覆髄剤を貼付する直接覆髄 direct pulp capping では，細胞稠密層の細胞の残存が細胞分化に影響する可能性もある．一方，歯冠部歯髄を除去する生活歯髄切断後では細胞稠密層は除去されているので，歯髄固有細胞の線維芽細胞や歯髄細胞がどのように分化を起こすかが問題となる．細菌感染のない無菌的環境下では歯髄固有細胞の増殖，象牙芽細胞の分化が起こる．象牙質形成には，ラットで3～5日，イヌ，サルで7～14日を要する．ヒトではサルに近いとされる．

歯髄には防衛機構があり，歯髄が露出しても適正な歯髄診断と処置により新たに象牙芽細胞が分化し修復象牙質形成能を有するとの考え方もある．

歯髄創面の修復と治癒において，歯冠と歯根では，その部位や年齢などによりどのような細胞が参画するかは異なり問題となる．臨床では，細菌感染がもっとも大きな障害となるので，歯髄の病態を把握し，その炎症性変化にも十分注意することが肝要となる．

2）歯髄の細胞

（1）象牙芽細胞 odontoblast

細胞の形は分化の程度や機能で変化する．歯冠部では円柱状，歯頸部では立方形，根尖部では扁平となる．核は基底部に偏在する．電顕像では，核近傍にコルジ装置，粗面小胞体，ミトコンドリアが多い（図13）．機能の休止期や歯根の分化の低い細胞では，細胞小器官の発育が悪い．

（2）線維芽細胞 fibroblast（歯髄細胞）

歯髄細胞とも呼ばれ，歯髄の主体をなし細胞稠密層にとくに多い．コラーゲン線維や線維間物質からなる有機性基質を合成したり維持する働きに関わる．古いコラーゲン線維を分解・消化しターンオーバー turnover を司る働きも知られている．歯髄の線維芽細胞にはライフサイクルの一環として細胞死がアポトーシス（自死）apoptosis の機構で起こるという．正常組織では細胞死と細胞の分裂・分化とは均衡 balance を保っているらしい（図14）．

線維芽細胞の形は，細長い紡錘形または星形で数本の細胞質突起を出し網目状に連結する．電顕像では，楕円形の核，粗面小胞体，ゴルジ装置，ミトコンドリアなどが豊富でコラーゲンの合成も活発に行うが，コラーゲン線維の小片を細胞内に入れた小胞がみられることもある．

（3）未分化間葉細胞 undifferentiated mesenchymal cell

未分化間葉細胞は細胞稠密層から歯髄中央部にみられ，血管壁とくに毛細血管壁に接してある．形は線維芽細胞に似ており，細胞突起を有し細長く，象牙芽細胞，線維芽細胞，マクロファージなどに分化する．老齢化に伴い，数も減少し歯髄の再生能も減弱する（図15）．

（4）マクロファージ macrophage

組織大食細胞 tissue macrophage（組織球 histiocyte）とも呼ばれ，結合組織の生体防衛細胞と考えられている．直径が15μmくらいの卵

象牙芽細胞

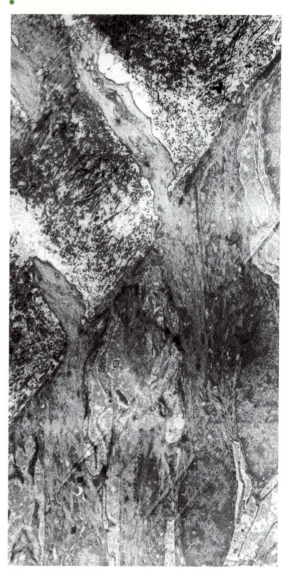

図13 歯根形成過程にある歯冠部象牙芽細胞の透過電顕像（カニクイザル，↑，トルイジンブルー染色：×3300）を示す．単層で円柱状の象牙芽細胞が象牙前質内に細胞突起を進入している．その石灰化前線には暗色の長いコラーゲン線維と電子密度の高い結晶がある．突起には分泌顆粒と多くの微細線維がみられる（五十嵐悟氏のご厚意による）．

円形，紡錘形，星形で機能によって形を変える．炎症局所の血管から遊出して偽足でアメーバ様運動をし，細菌，血球，死滅細胞を捕食して異物処理を行う．組織清掃の役目のほか免疫機構での抗原提示細胞でもある（図16）．

SECTION 2 象牙質／歯髄複合体

線維芽細胞

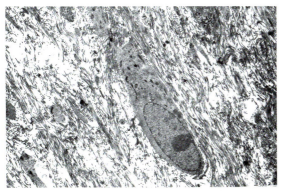

図14 成熟歯根の線維芽細胞の透過電顕像（カニクイザル，7，トルイジンブルー染色）を示す．細胞外基質にはコラーゲン線維束とコラーゲン線維がみられ，その間に活動の盛んな線維芽細胞が存在する．

マクロファージ

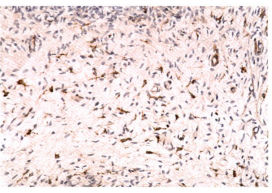

図16 歯の切削によりみられた歯冠歯髄中央部のマクロファージの集積像を示す（ラット）．

未分化間葉細胞

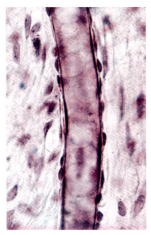

図15 歯冠部歯髄の毛細血管（縦断）に接してみられた未分化間葉細胞を示す（ヒト，HE染色）．大きな多角形細胞で細胞質突起を有し，線維芽細胞や象牙芽細胞などに変わり，歯髄の再生機能に関与する．ここでは一層の扁平な内皮細胞が毛細血管の内腔を覆い，核は内腔に突出して見える．

リンパ球

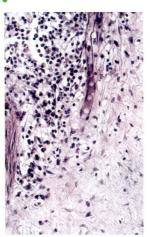

図17 リンパ球を主体として組織球，形質細胞などの細胞浸潤がみられ，歯髄は一部性漿液炎像を示す（ラット，HE染色）．

（図16～18は川崎堅三教授のご厚意による）

（5）形質細胞 plasma cell

細胞質の一側に偏した球形，卵円形の核を有する楕円形の細胞で，歯髄の炎症時に多くみられ抗体産生機能が考えられる．

（6）リンパ球 lymphocytes

6～10μmの円形の細胞で，濃染性核と細胞質は少量で弱塩基好性を示し，機能的にはBリンパ球とTリンパ球に区別されるが，前者は形質細胞に分化するという．

リンパ球は組織球，形質細胞とともに歯髄炎症巣に円形細胞浸潤 round cell infiltration として認められることが多い（図17）．リンパ球はすべての免疫防衛機構の中心的役割を演じていると考えられている．

PART 1 解剖編

(7) 樹状細胞 dendritic cell

象牙芽細胞層付近に存在し，突起を象牙芽細胞間に伸ばしているという．抗原提示細胞APCの一つと考えられており，歯髄の免疫監視に働き，外来の抗原，たとえば細菌を捕捉して所属リンパ節および局所においてTリンパ球に対して抗原提示するとされる．う蝕発症時には樹状細胞数が増大し，象牙細管内へも細胞突起が侵入するという（図18）．

3）歯髄の基質

歯髄の細胞外領域は，Ⅰ型とⅢ型のコラーゲン線維と線維間物質からなる．若い歯髄では細胞間に単独の線維が散在するのに対して，加齢によりコラーゲン線維が増える．とくに根尖寄りでは，コラーゲン線維が集積し線維束をなすことが多い．

一方，歯髄の細胞と線維の間はゲル状物質からなり，グルコサミングリカン，糖タンパクと水などを含む．歯髄の老化や疾病による細胞・線維間物質の組成変化は細胞の維持，栄養物や代謝産物の運搬の媒体・貯留などの機能を損なうと，代謝の変化，細胞機能の低下，無機質の不規則な沈着を引き起こすとされる．

4）歯髄の血管とリンパ管

歯髄の血管は顎動脈の枝の上・下歯槽動脈の歯枝が根尖孔や根管側枝を通り歯髄に入るが，歯髄表層の象牙芽細胞直下で毛細血管の直径が4〜8μmの毛細血管網をつくる．小静脈は逆の経路を通り根尖孔を出る．

歯髄のリンパ管は，いまだ十分には解明されていないが歯冠部歯髄において盲端として始まり集合して静脈とともに根尖孔を出る．

リンパ管系 lymph vascular sysyem は，リンパという余剰の脈管外液を血管系に回収する系であるが，細胞の代謝産物を輸送する手助けもする．毛細リンパ管網として組織内に存在し集

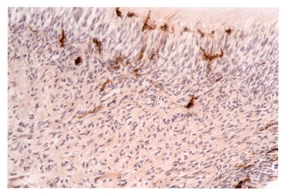

図18 歯冠部象牙芽細胞層の中や近傍にみられた樹状細胞の光顕像を示す（ラット，免疫染色）．

まって太いリンパ管となる．大きなリンパ管の走行に沿ってリンパ節 lymph node がある．リンパ節ではリンパ中に外来物質（抗原）があるかどうか調べられ，免疫系の活性化された細胞や抗体が体循環に入る．

5）歯髄の化生（図19）

一度発育分化した組織が他の性状をもつ組織に変化する現象を一般に化生と呼ぶ．歯髄では，結合組織線維が多量につくられたり，骨様あるいはセメント質様組織の形成がみられることがある．歯髄の化生 metaplasia of pulp の原因としては，慢性の炎症，機械的刺激や細胞環境の変化などが挙げられている．

〔歯髄の化生にみられる組織変化〕

①慢性歯髄炎において，線維芽細胞が増殖しつつ若い肉芽組織 granulation tissue を生じ多量の結合組織線維がつくられることがある．これは形態や機能の分化の方向を変えた歯髄の再生の一様式と考えられる．

②根管壁に骨様あるいはセメント質様組織の形成がみられる．これは根管壁歯髄の生物学的性状の変化，慢性炎症による歯髄の肉芽組織化，根尖部歯根膜の炎症性肉芽の根管内への増殖侵入などが考えられる．

SECTION 2 象牙質／歯髄複合体

● 歯髄の化生の臨床像

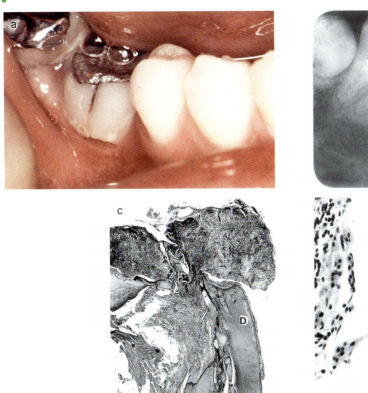
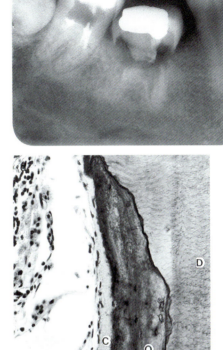

図19　歯髄の化生（22歳，男性，6⃣）
a：術前の口腔内所見．歯頸部の特異な吸収による穿孔．
b：6⃣の低位歯には特異な内部吸収様エックス線像が歯頸部にみられる．分析によりアマルガム充填下にシリケートセメント材が明らかとなった．
c：近心根の歯頸寄り根管上部の根分岐部側歯根膜には吸収による穿孔部もあり，歯髄は肉芽組織と置換している．根管壁には第二象牙質の形成，象牙質の吸収部に骨様セメント質の添加もある（脱灰標本，HE染色）．
d：根管壁の骨様セメント質と未石灰化組織像（脱灰標本，HE染色）．
D：歯根象牙質，O：骨様セメント質，C：未石灰層

SECTION 3
歯の支持組織（歯周組織）

　歯周組織（periodontium）とは，セメント質，歯根膜，歯槽骨と歯肉の総称で歯の支持組織をなす．ここではセメント質，歯根膜と歯槽骨を中心に述べるが，歯根のセメント質，歯根膜，歯槽骨の発生過程を要約しておきたい．歯胚の歯冠形成がセメント－エナメル境に達した後に歯根象牙質の形成が始まる．コラーゲン線維性の有機基質からなるヘルトウィッヒ上皮鞘の崩壊にともない歯小嚢 dental follicle からセメント芽細胞が生じ，線維芽細胞が分化して歯根膜線維束ができる．骨芽細胞が分化して歯槽骨を形成する．上皮鞘の細胞分化の誘導と機能を理解したい（図1，2）．

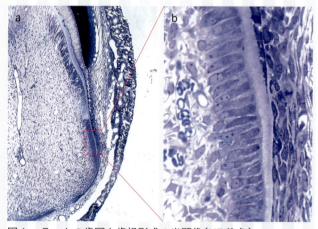

図1　ラットの歯冠と歯根形成の光顕像（HE 染色）
a：歯頸部エナメル質の残存，上皮鞘の分断，歯根象牙質と初期セメント質，歯根膜形成を示す．
b：aの□部拡大図．セメント芽細胞の配列とマラッセ上皮遺残．

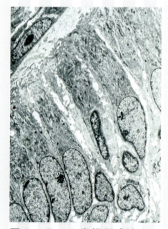

図2　ラット歯根形成途上の象牙芽細胞とヘルトウィッヒ上皮鞘の上皮細胞の透過型電顕像（図1，2，6bは川崎堅三教授のご厚意による）

SECTION 3 歯の支持組織（歯周組織）

3-1 セメント質

　セメント質 cementum は歯根を覆う硬組織で骨とよく似ているが，改造現象や血管がみられない点で異なる．セメント質の50%は無機質でハイドロキシアパタイトの形で存在し，有機質の大部分はコラーゲン線維であり，線維間物質などからなる．セメント質の厚さは根尖部と多根歯根分岐部では厚く，150〜200μm から 600〜1200μm に達し，歯頸部に向かって薄くなり，10〜50μm である．

1）セメント－エナメル境の接合形態
① エナメル質とセメント質とが互いに自由縁で接合する（30%）．
② セメント質がエナメル質の一部に数十〜100μm まで伸びて重なる（60%）．エナメル質に直接重なったセメント質をセメント（小）舌 cementum spur と呼ぶ．成因では，エナメル上皮の歯頸側端で変性したセメント芽細胞がエナメル質に接することによるという．
③ はじめからエナメル質とセメント質とが接合しないで歯根象牙質が露出する（10%）．成因では，歯根形成の初期にヘルトウィッヒ上皮鞘の崩壊の遅延により歯小嚢の間葉細胞と象牙質との接触が遅れてセメント芽細胞の分化が遅れたものと考える．

2）セメント象牙境 dentinocementum junction
　光顕像では，セメント象牙境は比較的平滑で明瞭であるが（図3, 4），電顕像ではコラーゲン線維が交錯して境界が判然としない．

| 歯根を覆うセメント質と歯槽壁 |

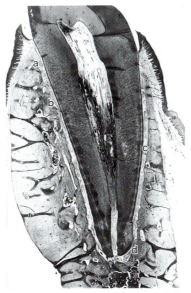
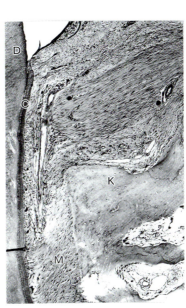

図3　矢状断切片光顕像（カニクイザル，7̄，HE染色）．歯槽縁（a），その隣接域（b），広い歯根中央域（c），根尖域（d）で歯根膜線維の走向が機能的に異なる．

図4　歯頸部の原生セメント質，歯根膜と歯肉歯槽頂がみられ，歯間水平線維や歯槽頂線維が明らかである．セメント質に接して上皮細胞塊が散見される．
D：象牙質，C：セメント質，M：歯根膜，K：歯槽骨

3）中間セメント質層 intermediate cementum layer

主に小・大臼歯部の根尖側1/2〜1/3のセメント象牙境において2つの硬組織の判別が不明瞭な高度の石灰化を示すことがある．成因では，ヘルトウィッヒ上皮鞘か象牙芽細胞層に由来する細胞が取り込まれたものとの考え方もあるが，今後の研究が待たれる．

4）無細胞セメント質 acellular cementum

原生セメント質 primary cementum と同義．セメント基質部には細胞成分の埋入がなく，歯頸部から歯根中央部にかけて存在する．根尖1/3では，根尖象牙質の最表層を覆う薄層を形成する．

5）有細胞セメント質 cellular cementum

第二セメント質 secondary cementum と同義．根尖部では無細胞セメント質の上に有細胞セメント質が添加形成されるが，歯が萌出後咬合するようになるとセメント芽細胞によりつくられる．セメント芽細胞から分泌される基質線維は原生セメント質とは異なり，骨様セメント芽細胞に似た機能と適応性が注目されている．取り込まれた細胞はセメント小腔 cementum lacuna の中にあり，セメント細胞 cementocyte またセメント小体 cementum corpuscle と呼ばれ，セメント細胞の突起の大半は歯根膜に向かってセメント細管 cementum canaliculi 内を走る．第二セメント質は根尖側と多根歯根分岐部に限局して存在し厚い．肥大形成されたセメント小腔は細胞が変性，消失し空虚なことが多い（図5）．

歯の原生セメント質と有細胞セメント質

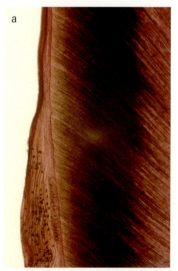 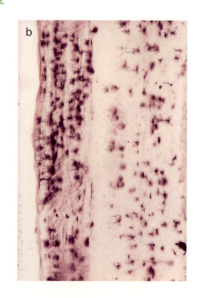

図5　セメント質の研磨標本（ヒト，HE染色）
a：原生セメント質と有細胞セメント質の存在．歯頸側は無細胞原生セメントからなる．
b：有細胞セメント質．セメント小腔内から歯根膜方向に多くのセメント細管を伸ばし，しばしば層状構造を示す．その機能は解明されていない．

3-2 歯根膜

　歯根膜 periodontal ligament(membrane)は，セメント質と歯槽骨との間にある幅径100〜400μmの歯根膜腔を占める線維性結合組織で，発生学的には歯小囊 dental follicle から形成される中胚葉由来である(図3)．組織構成は，細胞，細胞間質，血管と神経からなる．

1）歯根膜の生理的機能
　（1）歯を歯槽内に植立，固定
　（2）セメント質や歯槽骨の形成と吸収
　（3）咬合時歯にかかる機能的ストレスの緩衝
　（4）歯の痛覚と圧触覚などの感覚受容器

2）歯根膜の細胞
（1）線維芽細胞 fibroblast(図4)
　歯根膜の主体をなす細胞で，細胞質内に粗面小胞体，ゴルジ装置，多くの分泌小胞などタンパク合成や分泌に関わる細胞小器官がみられる．本細胞は歯根膜のコラーゲンの合成と破壊（分解と吸収）機能を有し，コラーゲン線維の走行に沿って配列して，多くの突起を出しコラーゲン線維束に巻きついているという．歯根膜のコラーゲンの新陳代謝は速く，炎症による細胞の機能障害は歯の支持組織の急速な消失を起こすので注意したい．歯根膜の線維束のコラーゲン線維 collagen fibril はつねに改造されているという特徴がある．

（2）セメント芽細胞 cementoblast(図6)
　歯根形成時においてセメント質表面のセメント前質に沿って配列しセメント質を形成する立方形，球形の細胞で，細胞内小器官に富む．

（3）破骨細胞 osteoclast(図7)
　機能的には歯槽骨に属す大型の多核細胞で，骨を侵食する能力をもつ食細胞．骨芽細胞とともに骨の絶え間ない代謝回転と改造に関わる．歯槽骨の吸収によるハウシップ窩 Howship's lacuna にみられる．生理的にも病的炎症時にも現れるが，電顕像では骨面に接して細胞膜に深いヒダ形成（刷子縁）brush border が認められ，大食細胞系単球に由来すると考えられている．

形成途上の原生セメント質と有細胞セメント質

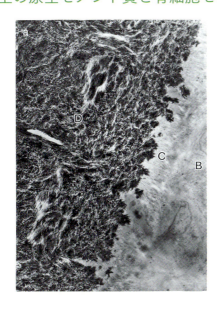
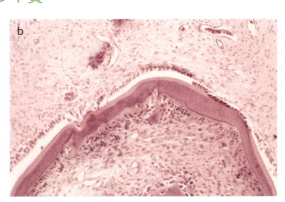

図6　a：イヌ無染色未脱灰切片（透過電顕：×7200）
歯根膜線維が原生セメント質の表面に直角に配列している．D：象牙質，C：セメント質，B：セメント芽細胞．
b：コモンマーモセット脱灰切片（HE染色：×50）
多根歯根分岐部の有細胞セメント質とセメント芽細胞．

PART 1 解剖編

破骨細胞と異物巨細胞

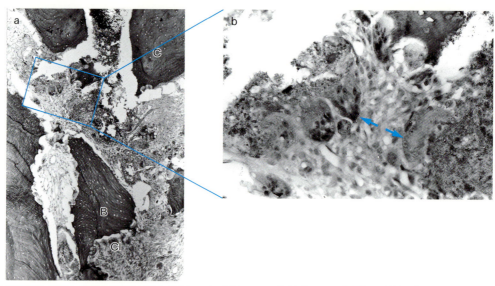

図7 根尖孔部の根充材の周辺に異物巨細胞が現れる（カニクイザル，a：弱拡大，b：a□部の強拡大）
異物巨細胞は溶解性，固形体などの外来性異物の処理に参画する（矢印部）．
C：根尖セメント質，B：歯槽骨，Cl：破骨細胞

（4）破歯細胞 odontoclast（図8）

歯の硬組織歯質を吸収する破骨細胞様の細胞をいう．骨細胞と類似し多核巨細胞であり，無数の刷子縁を有す．乳歯歯根の吸収や矯正治療時にもみられる．

（5）骨芽細胞 osteoblast（図9）

機能的には歯槽骨に属す．骨表面に並んで存在し骨様組織を合成し石灰化を仲介する大型の細胞．歯根膜の骨表面には活動期と休止期のさまざまな細胞が混在する．活動期では細胞が立方形で骨の新生がみられ休止期では扁平となる．

破歯細胞と骨芽細胞

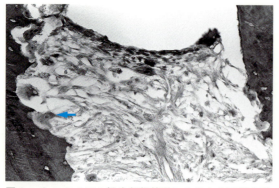

図8 カニクイザル根尖部根管壁にみられた破歯細胞（矢印部）

図9 右図：根尖周囲にみられたセメント質(C)の添加（矢印部）と歯槽骨の新生(Bl)．抜髄根充4週例（カニクイザル，HE染色）

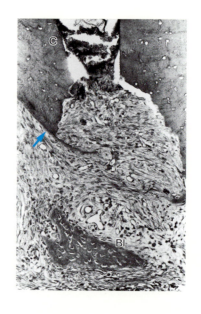

(6) マラッセの上皮遺残 epithelial cell rest of Malassez (図10)

歯根膜の歯根面近くにみられる網状，索状，桿状，球状の上皮性細胞群をいう．歯根形成の2/3くらいが進んだ頃からヘルトウィッヒ上皮鞘が断裂を起こしたもので歯根膜内に散在する．歯根膜外で根尖孔と歯槽管とを連ねる脈管神経管の中や槽間中隔の骨質中にも転位がみられるという．上皮遺残の数は増齢とともに減少するが，40歳以上では歯頸部に限局することが多いとされる．しかし15～35歳の年齢層では根尖や根側に存在する場合，臨床上問題となる．その機能は不明であるが，代謝レベルは低く分裂しない未分化の静止状態にあるとされるも，歯髄の感染や歯根膜に慢性炎症などの波及により遺残上皮が分裂増殖する可能性も指摘されている．いわゆる上皮性肉芽腫を経て蛋白分解による液化の進んだ膿瘍面に沿って上皮の増殖をきたし歯根嚢胞化することも十分考えられる．

図11の症例は，初心者の実際の抜髄例で，1｜2に発現した根尖嚢胞は根尖孔からの諸刺激がマラッセの上皮遺残に波及し形成されたものであろう．1の詳細は不明であるが，リーマーが根尖外に破折しており，抜歯したものと推察される．

遺残上皮の機能の一つに，歯根吸収の拡大するのを防ぐ可能性も挙げられている．カニクイザルの歯の麻酔抜髄において，実験的にわずかに根尖を越えたオーバーインスツルメンテーションを無菌的に行ったところ，4週後に根管内への肉芽組織の増殖侵入と根尖に生じた小膿瘍腔を被包するマラッセ遺残上皮の索状排列を認めた(図12)．きわめて貴重な示唆を与えている．また上皮の石灰化によりセメント粒も生じる(図10)．

(7) その他の細胞

未分化間葉細胞，組織球，大食細胞，肥満細胞，リンパ球など．

歯根膜

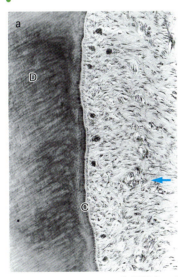
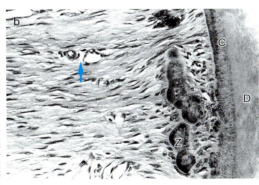
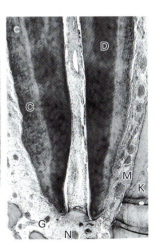

図10　カニクイザルの歯根膜(HE染色)
a：マラッセの上皮遺残がセメント質に接して散見される．矢印部は脈管神経隙を示す．
b：上皮塊の石灰化の進行を示す．矢印部は脈管神経隙．
c：根尖に脈管，神経の走行．根側にもみられる．
C：セメント質，D：象牙質，Z：セメント粒，G：血管，N：神経束，M：歯根膜，K：歯槽骨

PART 1 解剖編

麻酔抜髄例に生じた根尖嚢胞（歯根嚢胞）

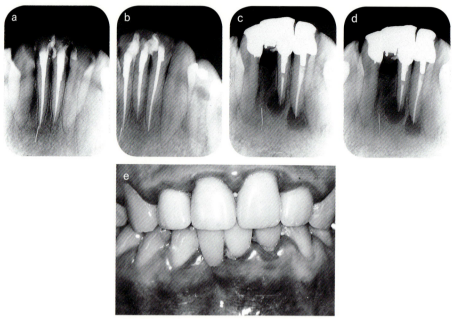

図11　エックス線的経過とリコール時の口腔内所見
a：1̄|1̄ の直接抜髄即時根充直後（19歳）．根尖外はリーマー破折片か？
b：|2̄ 直接抜髄即時根充直後（a の 3 か月後）．
c：1̄|1 2 部，|1 2 の根尖透過像．1̄| は抜歯されており，根尖の溢出物は残存（30～33か月後）．
d：c とほぼ同一所見（43～46か月後）．
e：d と同じリコール時の口腔内所見．

根尖膿瘍とマラッセ上皮の索状排列

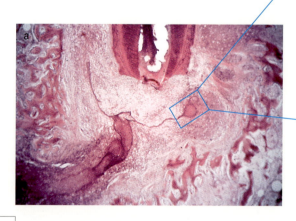

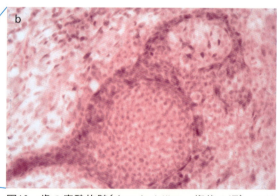

図12　歯の麻酔抜髄（カニクイザル，術後 4 週）．b は a の□部拡大
a：オーバーインスツルメンテーション後，根管への侵入（息肉）と根尖の小膿瘍．
b：小膿瘍を包むマラッセ上皮索．

3）歯根膜の線維成分

歯根と歯槽骨と間の歯根膜腔を占める．大部分はⅠ型コラーゲン線維からなる．

（1）コラーゲン（膠原）線維 collagen fiber

平行に配列したコラーゲン細線維 collagen fibril は直径 2〜10μm の強い線維束となり結合組織の歯根膜に強い張力を与える．セメント質と歯槽骨に進入しシャーピー線維（貫通線維）Sharpey's fiber となり歯槽骨に歯を吊り下げる働きをし，咬む力による衝撃を和らげるよう歯がわずかに動けるようにしている．すなわち，歯に加わる機能的ストレスを緩衝できるように絶えず変化しながら生体恒常状態（ホメオスタシス homeostasis）を保っている．

機能歯の主線維は合理的に対応できる方向を示し配列し，その方向から①歯槽縁線維群，②水平線維群，③斜走線維群，④根尖線維群，⑤根間線維群に分類される（図3）．これらのコラーゲン線維は代謝合成能において速く，つねに合成と破壊・吸収がしばしばみられる．破骨細胞による吸収が歯槽骨の一側にみられると骨芽細胞による骨沈着が反対側に生じ骨中で歯は移動する．歯列矯正による歯を移動させる機構とつながる．しかし何らかの原因で恒常性が破綻すると容易に機能障害に陥り組織は破壊する．歯内治療を成功させるにはラバーダム防湿下の無菌的処置が絶対に必要となる（図13）．

（2）オキシタラン線維 oxytalan fiber

根尖側セメント質に沿って歯頸部まで主線維のコラーゲン線維と直交するように走る．未熟な弾性線維の微細線維の束とも考えられているが，性状と機能は十分には解明されていない．血流の調節や機能的ストレスに対する補助的役割などが考えられている（図14）．

4）歯根膜の基質 ground substance

基質は歯根膜の大半を占めるが，70％は水分で線維間物質はプロテオグリカン，グルコサミノグリカンなど糖タンパク質や糖脂質からなる．

根尖周囲のコラーゲン線維群

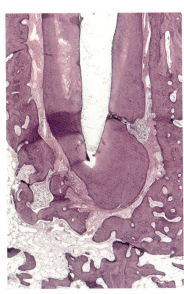

図13　ラバーダム防湿下で無菌的に抜髄，FC 貼薬，ガッタパーチャポイントとシーラー併用で根充86日（カニクイザル，6|舌側根，HE 染色）：根管側枝（＋），歯根膜の破壊（−）

オキシタラン線維

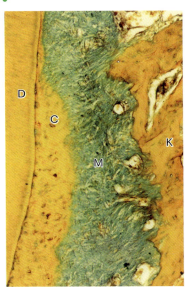

図14　歯根膜の主線維と直交するオキシタラン線維
D：象牙質，C：セメント質，M：歯根膜，K：歯槽骨
（川崎堅三教授のご厚意による）

5）歯根膜の血管，リンパ管と神経

上・下歯槽動脈が骨内を走り歯槽枝を出し歯根膜内に入る．脈管は神経とともに3つの経路を通る．いずれも歯根膜のシャーピー線維間の30〜300μm大の脈管神経隙 interstitial space を走り，血管は終枝に分かれ，吻合し豊富な血管網をつくるが，この血管網は歯頸部と歯根部に多く歯槽骨側に発達している（図15）．リンパ管の多くは静脈に沿って走る．

すなわち，
（1）歯槽底から根尖孔に入る手前で分かれ，歯根膜に分布する．
（2）歯槽骨の槽間中隔や根間中隔を走る血管・神経の枝が骨壁の小孔であるフォルクマン管 Volkmann's canal，別名貫通管，篩状板 cribriform plate とも呼ばれる骨壁を貫いて歯根膜に入る（図16）．
（3）歯肉から下行して歯根膜に入る．

これら3経路から走る血管は吻合し網目をつくる．臨床でも大変重要な意味があり，根（尖）切除術 root resection（apicoectomy）後や抜歯創の治癒機構において，歯槽壁には歯根膜に出入りする貫通する小孔から新生組織が形成され侵入する．歯槽内の血餅は歯頸部と根尖側でもっとも速く形成されるという．

静脈は動脈に並走しているが，リンパ管は静脈に沿って走ることが多いという．

神経は上・下歯槽神経に由来し，有髄神経と無髄神経からなる．根尖には多くの神経終末が密集しているが，歯槽壁の小孔からも，側方に走る神経と根尖から歯肉縁に向かう神経線維もある．

歯根膜の知覚は歯髄とは異なり，痛覚や圧覚，触覚にも関係する．これらの神経終末はそれぞれの受容器にあると考えられているが，いまだ十分には解明されていない．

歯周組織の血液循環経路

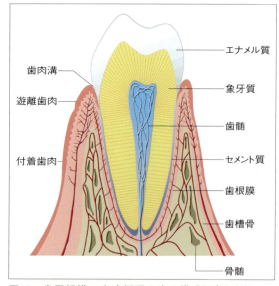

図15　歯周組織の血液循環を表す模式図（川崎孝一ほか，1988より引用改変）

篩状板

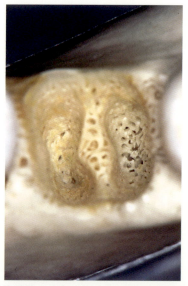

図16　歯槽骨壁には多くの小孔がみられ歯根膜に出入りする血管・神経が通る篩状板が存在する（ヒト，$\overline{6}$）．

SECTION 3 歯の支持組織（歯周組織）

3-3 骨と歯槽骨

骨は重量比で33%有機質を含む石灰化した結合組織である．そのうちの28%はⅠ型コラーゲン，5%はオステオカルシン，オステオネクチン，シアロプロテインやプロテオグリカン（PG）などの非コラーゲン性タンパクからなる．残りの67%は無機質基質でハイドロキシアパタイトの結晶が沈着している．骨代謝は全身的にはホルモンで調節されるが，局所的には歯に加わる機械的外力，成長因子やサイトカインなどにより調節されている．

1）固有歯槽骨 alveolar bone proper

歯槽骨 alveolar bone は上・下顎骨の歯槽の壁をなす歯槽突起部 alveolar process の骨質をいう．歯根膜に面した歯槽壁をなす固有歯槽骨は束状骨 bundle bone（線維骨と同義）と層板骨 lamellas bone とからなり（図17），歯槽内面の束状骨はシャーピー線維束で貫かれている．骨髄側の層板骨にはシャーピー線維は含まず，大半がハバース層板 Haversian lamella からなり，中央にハバース管 Haversian canal を有する．束状骨部は高度に石灰化している．骨細胞は骨小腔や骨細管の中に存在する（図17）．固有歯槽骨部は，エックス線写真では歯槽硬線 lamina dura または白線 alveolar hard line として歯根と平行に走る0.3mmくらいのエックス線不透過性の陰影として観察される．

歯槽頂を含む歯槽窩壁の緻密骨質の薄層が骨消失や吸収の有無，病変を診断するうえで有効である（図18）．

2）支持歯槽骨 supporting alveolar bone

固有歯槽骨の外側を取り囲む骨壁部分で，固有歯槽骨に隣接する骨髄腔の認められる海綿骨と，その外側に緻密な皮質骨から構成されている．海綿骨 spongy bone では多くの骨梁 trabecular 間にある骨髄は顎骨骨体部の海綿骨に移行する．海綿骨は前歯部の前庭側（唇側）にはほとんどないが，上顎前歯の口蓋側と上下顎臼歯部では多い（図3）．

固有歯槽骨

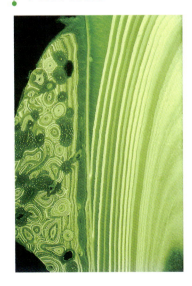
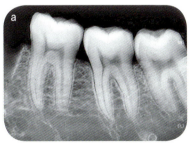
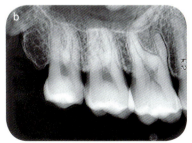

図18 エックス線写真からみた骨梁の配列方向（ヒト）
a：6̄7̄8̄ では骨梁が咬合面に平行に配列している．
b：8̄7̄6̄ では不規則に配列している．

図17 左図：ビーグル犬象牙質のテトラサイクリン生体染色体標本
歯槽に面する骨質は高度に石灰化した束状骨と大半がハバース層板からなる層板骨で構成（川崎堅三教授のご厚意による）．

3）エックス線写真からみた骨梁の配列方向

海綿骨を構成する骨梁は、疎な網目構造を示すが、骨に加わる荷重の方向と力学的な関連性が考えられている。2つの配列方向（形態）がみられるという（図18）。

Ⅰ型：骨梁が規則的に咬合面と平行に走り梯子のようにみえる。下顎に多い。

Ⅱ型：多くの細い骨梁が不規則に配列する。上顎に多い。

対合歯を失って咬合機能に関与しない歯では骨梁は細くなり数も少なくなる。

4）エックス線写真で現れる栄養管

circulatory canal, interdental canal とも呼ばれ、下顎前歯部の歯槽骨において、槽間や根尖に一筋のエックス線透過像としてみられる（図19）。その解剖学的構造や臨床的意義は不明であるが、健常体で2.3%、歯周病の進行が軽度41.2%、中等度64.2%、高度74.7% の報告がある。栄養を送る血管を指すものではない。

5）骨組織の細胞

（1）骨芽細胞 osteoblast（図9）

骨小柱 trabecular の周囲に単層に配列し骨基質を合成分泌し石灰化に関わる。単核細胞で形は機能相により異なるが、間葉細胞に由来し前骨芽細胞を経て分化してくるという。機能時の細胞は立方状で細胞質に富み、塩基好性でアルカリホスファターゼ活性を示す。休止期では細胞は扁平となり細胞内小器官 cell organelles も少ない。

（2）骨細胞 osteocyte（図8）

骨芽細胞が骨基質内の骨小腔に閉じ込められて骨細胞となる。多くの突起を放射状に伸びる骨細管内に入れている。隣接する骨細胞や骨芽細胞などと骨細管などの狭い間隙を残すギャップ結合 gap junction で接触、連なり骨芽細胞-骨細胞複合体を形成し栄養や酸素が浸透し生存している。機能損傷により骨の過石灰化が起こるという。骨細胞の細い細胞突起や骨細管は電顕像で観察される。

（3）破骨細胞 osteoclast（図7）

造血幹細胞由来の単核細胞の癒合により生じる2～10個の多核巨細胞で、大きさは50～100μm、骨の侵食能をもつ食細胞である。骨の絶え間ない代謝回転と改造に関わる。細胞はハウシップ窩の凹みに接してみられる。骨吸収面に向かって多くのヒダ状の波状縁（刷子縁）ruffled border が伸び出し、隣接する辺縁部には細胞内小器官を含まない均質無構造の偽足様突起の明色域 clear zone が特徴である。ヒダ状縁部は電顕で容易に観察でき、無機質成分を溶解する有機酸を分泌するが、種々のライソゾームのタンパク分解酵素は有機質基質を破壊するとされる。

以上歯周組織について論じてきたが、根尖歯周組織は歯髄と異なり、その創傷治癒や組織修復力は優れていると考えられる。一般には組織球（マクロファージ）、細網細胞、内皮細胞の一部、単球などの大食能を有する細胞群を細網内皮系と呼び、生体の防衛反応に関わるとされる。すなわち、根尖部創傷の自然治癒力はきわめて強いので有利な環境を備えている。破壊、消失した歯根膜線維や吸収した歯槽骨も再生し歯根セメント質の添加も期待できる。正しい治療により根尖病巣は自然治癒するものである。

栄養管

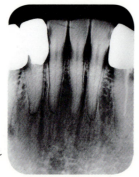

図19 下顎前歯部にみられた栄養管のエックス線写真

6) 歯槽 (骨壁) の厚さ

歯根を支える歯槽 alveolus の厚さは唇頬側の前庭側と舌側 (口蓋側)，前歯部と臼歯部では異なる．前歯部では唇側が薄く，舌側は厚いことが多い．下顎の臼歯では舌側がさらに厚い (図3)．歯槽の薄い部位は海綿骨 cancellous bone はなく，緻密骨 compact bone のみからなる．歯槽縁はエナメル-セメント境のやや下方に位置するが，炎症の波及などで逐年的に吸収傾向を示す．上條 (1970) では，前庭側の歯根中央で $\overline{1\,2\,3\,4}$ で0.5mm，$\overline{5\,6}$ で1.5mm，$\overline{7}$ で2mmくらいであるが，根尖部では $\overline{1\,2\,3\,4\,5\,6}$ で2mm，$\overline{7}$ で4mmくらいと厚くなる．一方，下顎の歯根中央では $\overline{1\,2\,3\,4}$ で0.5mm，$\overline{5\,6}$ で1.2mm，$\overline{7}$ で4mmくらいに対し，根尖では $\overline{1\,2\,3\,4}$ で2mm，$\overline{5\,6}$ で4mm，$\overline{7}$ で8mmくらいと厚くなる．次にその舌側の歯根中央は $\overline{1\,2\,3\,4\,5}$ で2mm，$\overline{6\,7}$ で1.5mmくらいに対し根尖部は $\overline{1\,2\,3\,4\,5}$ で7mmくらいと前庭側の3～4倍厚くなるが，$\overline{6\,7}$ では3.5mmくらいである．一方，歯根中央では $\overline{1\,2}$ で1mm，$\overline{3\,4}$ で2mm，$\overline{5\,6\,7}$ で3mmくらい，根尖部では $\overline{1\,2}$ で3mm，$\overline{3\,4\,5}$ で5mm，$\overline{6\,7}$ では6～7mmくらいでやはり厚い．

7) 歯槽骨の裂開と開窓 (図20)

歯槽骨縁のU字状，V字状欠損が歯頸部にしばしば発現する．このような骨の一部欠損が根尖方向に広がることもある．歯槽骨の裂開 dehiscence と呼ぶ．一方，歯槽骨縁とつながらない限局性の穿孔または欠損を開窓 fenestration という．日本人では，これらの骨欠損が頻発する．川崎ら (1977) の明治・大正時代の頭蓋骨観察によると，裂開は $\overline{3}$ で17.0%，$\overline{4}$ で13.0%，$\overline{1\,2}$ は9.7%で下顎に多くみられるが，開窓は $\underline{3}$ で29.1%，$\underline{6}$ で15.7%，$\underline{4}$ は13.5%で上顎に多い (表1)．サル類にもこのような骨欠損はみられる．発生の原因としては，発生学的因子のほかに骨壁の厚さ，骨緻密度，歯根の膨隆，小帯の位置や付着状態，付着歯肉の幅，歯の植立，咬合状態が複雑に関係するものと考えられる．歯に加わる過剰な側方圧で骨の圧迫吸収を起こす可能性もあるという．

V字状などの裂開は，歯周外科手術や歯根切除術などで骨の菲薄部や欠損部の存在を知ることが多い．骨膜剥離子で粘膜骨膜弁 full thickness flap の形成により歯槽骨に侵襲が加わり骨欠損を生じたりする．硬い歯ブラシによってもこのような骨菲薄部や骨欠損部は歯肉退縮を起こす危険性もある．さらに歯周疾患の病因性が加わると，その病変の進行を早めることもあろう．また高度の咬耗や歯髄感染により根尖孔部に骨の破壊性変化が進み，骨の開窓を誘発することもあろう (図21)．骨の開窓を診る一助として，歯根振盪 fremitus がある．本法は歯根尖部に手指を当てて歯を打診することで指先に振動を触知するものである (vibration perceptible on palpation)．

裂開と開窓

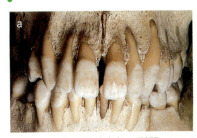 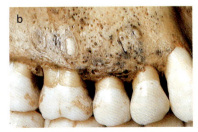 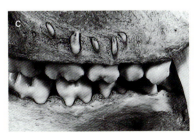

図20　a：上下顎前歯部の裂開，b：$\underline{6\,4}$ 部の開窓 (川崎孝一ほか，1988より引用)，c：開窓 (ヒヒ)

PART 1 解剖編

表1 Fenestrations と Dehiscences の歯別発現状況（日本人）

歯種	被検歯数	上顎 DEF		FEN		DEH		被検歯数	下顎 DEF		FEN		DEH	
1	145	6	4.1※	3	2.1	3	2.1	124	17	13.7※	6	4.8	12	9.7
2	142	13	9.2	9	6.3	4	2.8	154	30	19.5	15	9.7	15	9.7
3	165	63	38.2	48	29.1	15	9.1	159	40	25.2	13	8.2	27	17.0
4	163	24	14.7	22	13.5	2	1.2	169	35	20.7	13	7.7	22	13.0
5	165	4	2.4	4	2.4	0	0	164	5	3.0	4	2.4	1	0.6
6	172	33	19.2	27	15.7	7	4.1	142	18	12.7	6	4.2	12	8.5
7	162	5	3.1	5	3.1	0	0	151	2	1.3	2	1.3	0	0
計	1114	NS 148	13.3	S[1] 118	10.6	S[1] 31	2.8	1063	NS 147	13.8	S[1] 59	5.6	S[1] 69	8.4

※：％ NS：P＞0.05で有意差なし S[1]：P＜0.001で有意差あり　　　　　（川崎孝一ほか，日歯周誌 19：35, 1977より）

根尖部の開窓

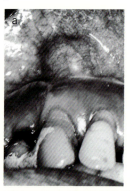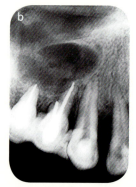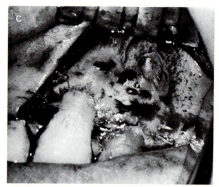

図21　a, b：3̅ の麻酔抜髄後，歯肉に硬結様の腫脹（肉芽腫性炎）が生じたときの歯肉所見とエックス線写真．c：歯肉の剥離搔爬と同時に根管充填を行う．根尖部に開窓と根尖孔の開口を認める．

8）歯槽骨にみられる形態変化

（1）エナメル突起 enamel projection

　根分岐部病変の素因の一つと考えられている．根分岐部のエナメル-セメント境よりも根尖方向に伸び出したエナメル質をいう．伸び出し（伸張）の程度は1～3度に分類され，3度は根分岐部に達したものをいう（図22）．組織学的にはエナメル質表面をエナメル質接合上皮が覆うが（図23），炎症などにより剥離し歯周ポケットの形成，根分岐部病変をつくりやすくする促進因子となりうる．

　川崎ら（1976）は同じく頭蓋骨観察から，エナメル突起の周囲と直下には根分岐部に限局したクレーター様の骨欠損が存在することを明らかにしている（図24）．人種差があり，とくに日本人には頻発するので注意したい（表2）．511本の抜去歯と47個体の日本人頭蓋骨を調べた成績では，エナメル突起は，抜去歯で62.3％，頭蓋骨で71.0％と多発するが，舌側では下顎大臼歯の5％前後と少ない．エナメル突起の尖端が根分岐部（根間部）まで侵入する3度（3型）は，6̲ で15％，7̲ で23％，6̅ で41％，7̅ で40％と下顎に多い（図25）．

　治療では，同部位は組織付着を障害するため抵抗減弱部位となり，手術後の新付着も起こり難いので，エナメル突起を削除し形態修正を行うこともある（オドントプラスティー，ファルカプラスティー）．しかし組織学的にはエナメル質が象牙質内に深く侵入しており複雑である（図26）．

SECTION 3 歯の支持組織（歯周組織）

● エナメル突起

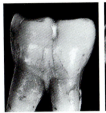
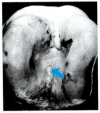

図22 根分岐部内まで深く侵入している（矢印部）．

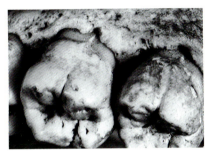

図24 エナメル突起と周囲および直下の歯槽骨吸収

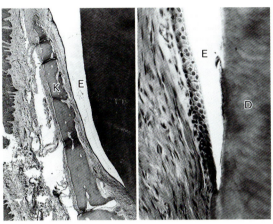

図23 萌出間もない歯冠との接合上皮（付着上皮）（カニクイザル，$\overline{4}$の矢状断）．まだセメント-エナメル境が歯槽骨の内壁下部の位置にあることに注目する．歯は接合上皮によって固く組織と接している．右は拡大像．E：エナメル質，D：象牙質，K：歯槽骨

表2 エナメル突起の歯別発現頻度に関する主な報告例（川崎ほか，1976）

歯別	Pedersen (1949) エスキモー人 B	L	デンマーク人 B	L	Grewe, et al (1965) アメリカ人 B	L	Bissada, et al (1973) エジプト人 B	L	鈴木 (1958) 日本人 B	L	川崎，ほか (1976) 日本人 B	L
$\underline{7}$	(57.1)	(1.1)	24.4		21.2	0.1	(9.2)		66.4	2.5	67.8 (88.3)	
$\underline{6}$	(36.7)	(0.2)	6.5		6.1	0.3	(3.3)		55.9	2.1	49.3 (66.3)	
$\overline{7}$	(74.7)	(1.3)	16.4		36.3	6.8	(14.8)		46.0	3.3	79.6 (73.5)	6.5 (5.5)
$\overline{6}$	(46.5)	(2.9)	13.5		17.1	8.9	(7.8)		62.0	11.0	52.4 (56.0)	25.9 (5.9)
平均率	(53.8)	(1.4)	15.2		19.1	4.0	(8.8)		57.6	4.7	62.3 (71.0)	8.1 (2.9)

（ ）内の数値は頭蓋骨での発現率，その他は抜去歯での発現率を示す．Bは頬側面，Lは舌側面を表す．

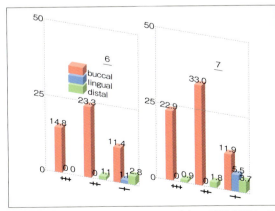
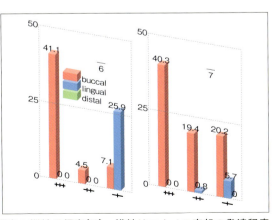

図25 抜去歯にみられるエナメル突起の発達程度による発現頻度：縦軸は頻度（%），横軸はエナメル突起の発達程度（川崎孝一ほか，日歯保存誌 19：142，1976より改変）．

エナメル突起周囲の組織構造

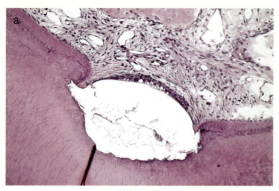 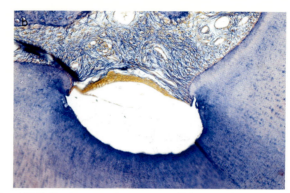

図26　カニクイザルの $\overline{5}$ の根分岐部エナメル突起の光顕像（a：HE染色，b：マロリー・アザン染色：×50）
エナメル質は脱灰により消失しているが，表面を退化エナメル接合上皮で覆う．エナメル突起自体は象牙質内に陥入する形で存在し，歯根膜線維による付着はみられない．

（2）歯根の根面溝 vertical developmental radicular groove

根面溝はいずれも歯軸方向をなし，プラークの堆積が起こりやすく，炎症の通路となり歯周ポケットの形成を助長したりして組織抵抗の減弱部位にもなりうると考えられている．

上顎大臼歯の舌側根にみられる舌側面溝に着目した川崎ら（1976）は，頭蓋骨標本成績から骨の吸収形態を3つに分類した（図27）．

Ⅰ型：歯槽骨縁がほぼ水平または根尖側に向かってやや弧状を示す．

Ⅱ型：歯槽骨縁の中央部が歯冠側へ突出する．

Ⅲ型：歯槽骨縁の近心半が強く吸収する．

一方，下顎大臼歯では近心根と遠心根との根幹 root trunk には舌側分岐溝がみられるが，やはり3つの形態に分けられる．

$\underline{6}$ では，Ⅱ型が69.7％と頻発し，舌側面溝の著明なもの72.7％と高く，Ⅰ型は27.0％で根面溝のないものや浅いものが大半で，Ⅲ型は3.2％と少ない．$\underline{7}$ は舌側面溝の発現が少なく，Ⅰ型73.6％，Ⅱ型24.5％，Ⅲ型1.9％であった（表3）．

下顎大臼歯では，ⅠとⅡ型からなり，$\overline{6}$ でⅡ型66.7％，Ⅰ型33.3％に対し，$\overline{7}$ でⅠ型57.1％，Ⅱ型42.9％であった（表4）．

これらの成績は，う蝕や歯冠修復物がほとんどみられない明治・大正時代の日本人頭蓋骨標本を観察したものである（図28）．

根面溝と骨の吸収型における上下顎と歯種の相違は，生理的や非生理的な咬合力への骨の適応性，食片圧入，プラークや歯石の付着，歯の移動，歯根や歯槽骨の解剖学的相違，食生活など複雑な要因を無視できない．

本成績では，根面溝に一致した限局性の骨吸収は観察されなかったことや，著明に発達した舌側面溝を有する $\underline{6}$ でⅡ型が69.7％を示した事実は，むしろ関連性において矛盾している．根面溝が主要な誘因となって限局性の歯周疾患や病変を起こしているかは，慎重に判定する必要があろう．

大臼歯の舌側根面溝，分岐溝と骨吸収

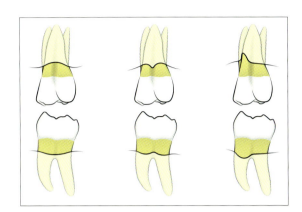

図27　大臼歯舌側歯槽骨にみられる吸収形態の模式図
（川崎孝一ほか，日歯保存誌 19：369，1976より改変）
左からⅠ型，Ⅱ型，Ⅲ型を示す．

表3　舌側歯槽骨の吸収型と舌面溝の発現状況（日本人）（川崎ほか，1976）

		Ⅰ				Ⅱ				Ⅲ			計
	＋	±	－	計	＋	±	－	計	＋	±	－	計	
6̄	3	5	9	17	32	5	7	44	2	0	0	2	63
	17.6※	29.4	52.9	27.0	72.7	11.4	15.9	69.7	100	0	0	3.2	
7̄	2	6	31	39	3	1	9	13	0	0	1	1	53
	4.1	15.4	79.5	73.6	23.1	7.7	69.2	24.5	0	0	100	1.9	
	5	11	40	56	35	6	16	57	2	0	1	3	116
	8.9	19.6	71.4		61.4	10.5	28.1		66.7	0	33.3		

※：%　＋：根面溝の深いもの　±：根面溝の浅いもの　－：根面溝のないもの

表4　舌側歯槽骨の吸収型と根分岐部露出の発現状況（日本人）（川崎ほか，1976）

		Ⅰ				Ⅱ			計
	＋	±	－	計	＋	±	－	計	
6̄	3	0	13	16	2	6	24	32	48
	18.8※	0	81.3	33.3	6.3	18.8	75.0	66.7	
7̄	2	2	24	28	2	5	14	21	49
	7.1	7.1	85.7	57.1	9.5	23.8	66.7	42.9	
	5	2	37	44	4	11	38	53	97
	11.4	4.5	84.1		7.5	20.8	71.7		

※：%　＋：根分岐部の露出が明らかなもの　±：歯槽骨縁が根分岐部付近にあるもの　－：根分岐部の露出がないもの

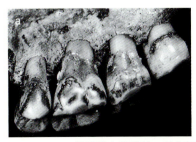
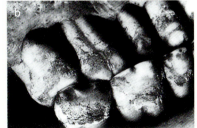
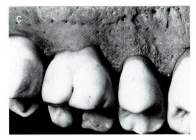

図28　a〜c：根面溝と歯槽骨の吸収形態

SECTION4

エナメル質にみられる構造

　厚さ 2 〜2.5mm のエナメル質は非生活組織と考えられるが，エナメル象牙境の歯冠頂部には長さが50μm 前後，太さが 4 〜 7 μm のエナメル紡錘と，長さが20〜30μm の単純突起が存在し，象牙芽細胞の突起がエナメル質内に伸び出した特殊な構造がみられる．その構造，機能的意義は解明されていない．機械的，温度的刺激の感受やエナメル質への通液路の役目などの考え方もあり，きわめて興味深い．

　ここではエナメル質の表面構造について述べてみたい．

4-1 周波条

　咬耗，摩耗のない永久歯には歯冠の表面を水平に走る溝状構造によって取り囲まれている．歯冠象牙質を取り巻くように走向したエナメル質の成長線をレッチウス条 Retzius striae（並行条）という．レッチウス条がエナメル質表面に終わる部位は，浅い凹みをなして溝をつくるので，歯冠を取り巻く周波条 perikymata が発生する（図1）．円周状にほぼ等間隔で並んでいるが，間隔は歯頸部が小さい．咬合面では発達が悪い．乳歯ではほとんど認められない．平滑面う蝕の初発部位となりうるという考えも一部にある．

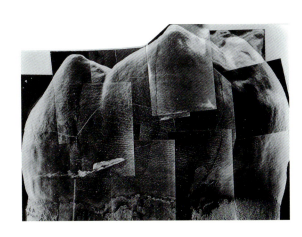

図1　周波条：ヒト大臼歯エナメル質歯冠表面の走査電顕像（合成写真）
周波条が歯冠表面を水平に横切る円周状の線に沿って走る（川崎堅三教授のご厚意による）．

4-2 エナメル象牙境

　エナメル象牙境 dentino-enamel junction は，その発育途上から貝殻の凸面を象牙質側に向けた多くの小窩の連続した波状の線 scalloped がみられる．それにより表面積を広げることで接着力を高めていると考えられているが，その意義，生成機序は明らかでない．さらなる考究が必須となる．

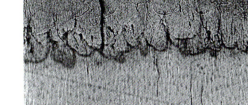

図2　エナメル象牙境：歯冠の歯頸側エナメル象牙境の研磨標本（光顕像）
エナメル葉 enamel lamellae やエナメル質の亀裂が鋸歯状に歯の表面にみられる．単純突起も散見される．

4-3 エナメル紡錘と単純突起

　咬頭頂，切縁付近のエナメル象牙境には象牙芽細胞の突起がエナメル紡錘（棍棒）enamel spindle および単純突起として高頻度にエナメル質内に侵入している．発生学的には，前者は歯胚が象牙質形成時に象牙芽細胞突起がエナメル芽細胞層，さらに中間層へ侵入し棍棒状に肥大したものであり，後者は細胞突起の尖端が肥大しないもので，いずれも象牙細管壁などは伴うことはない．それらは発生初期のエナメル質の中に埋没されたものであるが，歯根の完成した成人歯では細胞突起の萎縮，消失が考えられる．これらは研磨標本では，強く光を屈折し暗く見える．エナメル小柱の方向と象牙細管の走向では平行でなく交差している（図3, 4）．これら構造物の機能的意義はいまだに不明であるが，痛みを受容すると考える見解もある．

エナメル紡錘と単純突起（光顕像）

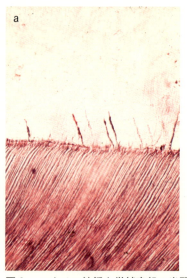

図3　エナメル紡錘と単純突起の光顕像
a：ヒト，研磨切片（ヘマトキシリン染色）．
b：ヒト，不染研磨標本（青の矢印部：エナメル紡錘，赤の矢印部：単純突起，E：エナメル質，D：象牙質）．
エナメル紡錘はエナメル小柱と角度をなし交差している．

エナメル紡錘と単純突起（電顕像）

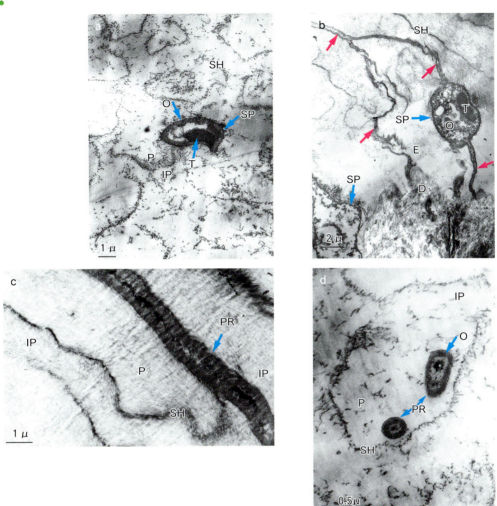

図4　新鮮抜去歯のエナメル紡錘と単純突起（ヒト，透過型電顕像）：いずれも半脱灰切片．構造を明らかにするのに十分な有機質が残存している．

a：エナメル紡錘（SP）が2個のエナメル小柱（P）に跨って小柱間質に存在する（横断像）．最外層の薄膜と内層のトームスの線維（T）との間には空隙と有機性基質に富む層（O）がみられる．
SH：エナメル小柱鞘，P：エナメル小柱，IP：小柱間質（×13,500）

b：エナメル象牙境付近にみられたエナメル紡錘（SP）．2個のエナメル紡錘がみられる．右側のものは，内層のトームスの線維（T）と最外層の薄膜との間に空隙と有機性基質（O）が存在する．エナメル紡錘を横切るように両端はエナメル質の裂隙（赤の矢印部）とつながっている．その内容の有機成分も網目状の空胞様構造を示し，細胞外の有機成分が考えられる．象牙質に接する左下方では，トームスの線維の萎縮と有機成分も疎となり空隙が著明である．
E：エナメル質，D：象牙質，SH：エナメル小柱鞘（×9,000）

c：単純突起の縦断像．小柱間質（IP）が小柱の走行に一致して存在する．内側のとくに黒く見えるのは象牙線維，最外層有機膜の内部にある有機物質には空隙はほとんどみられない．
P：エナメル小柱，SH：エナメル小柱鞘，PR：単純突起（×13,500）．

d：単純突起の横断像．1個のエナメル小柱内に2個の単純突起が存在する．最外層の薄膜，内層のトームスの線維，外層の有機性基質（O）がみられる．エナメル紡錘の構造と似ている．
P：エナメル小柱，IP：小柱間質，SH：エナメル小柱鞘，PR：単純突起（×45,000）

SECTION 5
頭頸部のリンパ節の解剖と機能

　リンパ節 lymph node は，通常では米粒大から小豆大の数ミリの長さで，やや平たい腎臓形をした小器官でリンパ組織の集合体である．大きな所属リンパ管 lymph vessels の走行に沿って存在し，リンパが血液に戻る途中で1個以上のリンパ節を通過するように配置されている．リンパ管は中枢神経系，軟骨，骨，骨髄などを除いて全身に隈なく分布しており，一定の分布領域ごとにリンパ節が介在している．

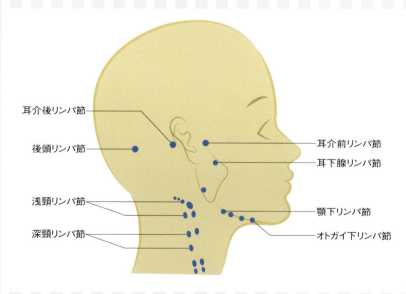

図1　頭頸部のリンパ節

5-1 頭頸部のリンパ節

1）頭部にあるリンパ節

後頭リンパ節，耳介後リンパ節，浅・深耳下腺リンパ節，咽頭後リンパ節，顎下リンパ節，頬リンパ節，オトガイ下リンパ節，下顎リンパ節，舌リンパ節があり，頭部の下半をとり巻くように分布する（図1）．

2）頸部にあるリンパ節

外頸静脈に沿って浅頸リンパ節があり，内頸静脈に沿って深頸リンパ節がある．前者は，頸部，下顎角部，後頭部，耳介，耳下腺領域のリンパを集め深頸リンパ節に入る．後者の深頸リンパ節は，頭部，顔面部，口腔，鼻腔，咽頭，喉頭など頭頸部の大部分のリンパを集め，輸出リンパ管は頸リンパ本幹に集まり，右側は右リンパ本幹，左側は胸管 thoracic duct を経て静脈へ入る（図1）．

3）顎下リンパ節とオトガイ下リンパ節

顎下リンパ節 submandibular lymph node は，下顎下縁と顎二腹筋の前・後腹に囲まれた顎下三角 digastric triangle の中で下顎骨下縁の下内側部，顎下腺との間と周辺に 4〜10個が存在する．舌尖，下顎前歯と下唇正中部を除く上下顎，歯，舌深部や口腔底部からのリンパを集める．前頭，顔面浅部，鼻腔や副鼻腔からのリンパが入る（図1）．

オトガイ下リンパ節 submental lymph node は，オトガイ下で両側の顎二腹筋前腹と舌骨体とに囲まれた部位に存在し，2〜3個からなる．舌尖，下顎前歯や下唇正中部からのリンパ

を集める（図1）．

4）リンパ節の組織構造

リンパ節の実質は膠原線維性被膜で包まれ，輸入リンパ管→リンパ洞→輸出リンパ管，輸入動脈，輸入静脈からなる血管系に加え，リンパ組織からなる．

リンパ節中には，リンパ球，形質細胞などのリンパ性細胞，マクロファージ，樹状細胞などの抗原提示細胞を含む．リンパ管はリンパ球をしばしば容れているが，赤血球を含まない．

5）リンパ節の主要な機能

（1）外来の粒状物質や微生物をマクロファージの食作用 phagocytosis でリンパから非特異的に濾過し，循環系への到達を防ぐ．

（2）抗原刺激に反応して B リンパ球が活性化し増殖し，形質細胞の形成と抗体産生が引き起こされる．

6）歯・口腔疾患とリンパ節の診査

歯内・歯周疾患を含む口腔領域において，感染，炎症や悪性腫瘍などに侵されると所属リンパ節がしばしば腫大する．

リンパ節の触診による診査は，症状や進行の程度を把握するのに役立つ．診査では，熱感・疼痛，腫脹の有無と程度，腫脹（腫瘤）の数・硬さ・圧痛・可動性などを調べる．

リンパ節の生検，穿刺検査法やリンパ造影法も医科領域では応用されることがある．

SECTION 6
歯根と根管の解剖

　歯の外形は硬組織で構成されており，内部の歯髄腔を硬組織が囲んでいるが，その歯髄腔は歯冠部の髄室と歯根部の根管からなる．

　前歯ではその境界は明瞭ではないが，根管の形態は歯根の外形にほぼ一致して細長く根尖孔を介して歯根膜につながる．根管の形は加齢とともに狭小となりしばしば複雑となる．一般に歯種ごとに歯根の形態は解剖学的特徴を示すが，根管の形，数や湾曲徴に変異 variations を示すので，すべてを熟知しておきたい(図1)．

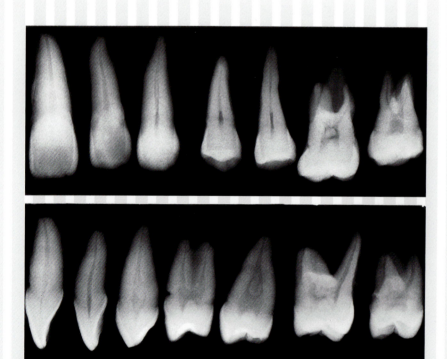

図1　上顎永久歯のエックス線写真からみた歯根と根管の形態
　左から中切歯に始まり第二大臼歯に至る．上段は頬舌投影，下段は同一歯の近遠心投影像で歯種による基本形態を示す．

6-1 根管の分類

1）主根管（図2）

主根管は以下のように分類される．

（1）単純根管

単一の歯根で根管が途中で分岐することなく根尖孔で終わる．

（2）完全分岐根管

単一歯根でも，根管が2根管，まれに3根管以上に分岐することもある．根管が分岐したまま終わる．

（3）不完全分岐根管

根管が分岐した後，途中で再び合して単一の根尖孔で終わる．さらに根管の分岐する位置で高位と低位に区別するが，高位は歯冠側を，低位は根尖側をいう．

（4）網状根管 reticular root canal

根管間の管間側枝が網目状の枝をなすもので，上顎の小臼歯や大臼歯の近心頬側根，下顎大臼歯の近心根などに認められる．

2）副根管（図3）

主根管から分枝した細管の総称で，accessory root canal と呼び，多くは根尖側1/3部や根分岐部にみられ副根尖孔として歯根膜に開く．脈管神経束を含む歯髄組織がみられ，歯髄の炎症，感染，壊疽により歯周組織を傷害したり，歯周病変の影響により歯髄への栄養供給が傷害され，歯髄の壊死，梗塞により歯髄組織の分解，脂肪変性や石灰化が起こるという．副根管は歯髄と歯周組織との間の代謝や破壊産物の通路でもある．深い歯周ポケットや隣接根尖病巣，歯槽膿瘍などで組織が炎症や壊死，壊疽に陥ることもあり，歯髄への毒性産物の進入路ともなる．

（1）根管側枝 lateral root canal（図4）

根管が歯根の中央付近から根尖にかけて分かれ歯根側面の根管壁象牙細管の走向に一致して走りセメント質を貫き歯根膜と交通する．根管から直角に分枝，または斜走し根表に向かう管外側枝と，上顎小臼歯，上顎第二大臼歯の頬舌癒合根，下顎第一大臼歯の近心根のような頬舌的分岐根管において両根管間を連結する管間側枝とがある．とくに臨床では管外側枝が問題となる．

主根管の解剖学的形態の分類

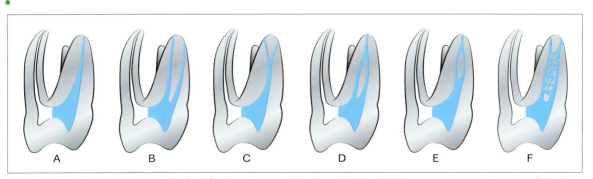

図2　上顎第一大臼歯近心根の頬舌断面（川崎孝一ほか：第2章　歯髄腔の解剖学；エンドドンティクス21（須田英明ほか編），永末書店，京都，2000より改変）
A：単純根管，B：高位完全分岐根管，C：低位完全分岐根管，D：高位不完全分岐根管，E：低位不完全分岐根管，F：網状根管．

PART 1　解剖編

根管形態の複雑性

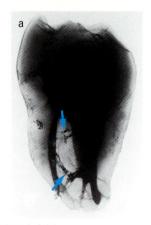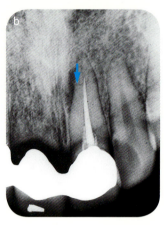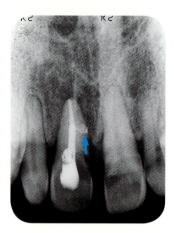

図3　抜去歯と臨床例
a：近遠心2根の癒合（樋状根の網状様の根管側枝（7̄の墨汁入り透明標本）（日本歯科大学新潟生命歯学部 江面 晃教授のご厚意による）
b：⌊1 根尖1/3部に根管側枝が走行し（矢印部），根側病変とつながる．
c：1⌋の感染根管治療例．ガッタパーチャポイントとシーラー併用の側方加圧根充直後のエックス線写真．根中央の根管側枝内にシーラーが圧入填塞されている（矢印部）．根管側枝内の内容物を有機質溶解性の次亜塩素酸ナトリウムNaOClとオキシドールの交互洗浄による化学的清掃法が有効となる．

根管側枝

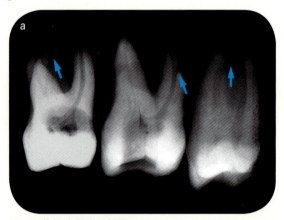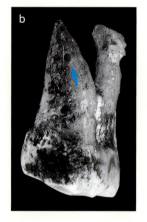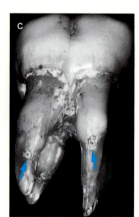

図4　抜去歯標本の観察
a：上顎大臼歯の管外側枝（左と中央），管間側枝（右）．
b：上顎第二大臼歯舌側根の太い根管側枝の開口（矢印部）．
c：下顎第一大臼歯の近遠心根の頬側面の根管側枝の開口（矢印部）．

（2）根尖分岐 apical ramification（図5）
　根管が根尖付近で多くの細枝に分かれたものをいう．若年者に多いが，経年的には象牙質やセメント質の形成で閉塞されると考えられるが，根管処置の経過や予後にも関係する．
　管外側枝や根尖分岐の発現頻度は歯種により異なるが，前者は10～40％前後，後者は小・大臼歯に多く25～50％現れる（表1）．

根尖分枝

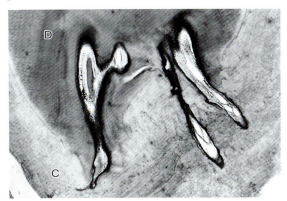

図5　組織切片（カニクイザル）
D：象牙質，C：セメント質．

表1　根管分枝の発現状況（葭内・高橋・横地，1972）

分枝 歯別	根尖分岐	管外側枝
1̄	13.9	38.4
2̄	28.3	15.7
3̄	25.9	27.3
4̄	24.4	29.3
5̄	42.8	17.8
6̄　MB	38.6	15.8
DB	25.0	9.3
L	23.8	16.8
7̄　MB	37.7	16.1
DB	21.3	21.4
L	25.0	19.3
1̱	23.1	8.6
2̱	15.5	7.2
3̱	21.5	24.7
4̱	27.7	29.5
5̱	23.2	41.4
6̱　M	43.2	27.9
D	37.6	19.3
7̱　M	51.9	25.5
D	31.7	22.7

MB：近心頬側根，DB：遠心頬側根，L：舌側根，M：近心根，D：遠心根を表す

（3）髄管 furcation canal（図6）

多根歯の根分岐部髄室床を走る細管で歯髄と歯周組織の交通路をなす．その存在は1920年代から明らかにされており，歯髄‐歯根膜瘻孔 pulpo-periodontal fistula とも呼ばれる．本邦では，大江（1968，81）らによる"口腔と歯の発生に関する研究"などの多くの論文があるが，実際の臨床とは結びつくことなく乖離したまま，その存在を認知されていなかった．

髄管の発現頻度は，Lowman 59%，Vertucci ら 64.6%，Burch ら 76.8% と高い．その大きさは，Koenigs らの走査電顕像では 4～250μm で，図7の6̱の根分岐部セメント質表面に開口する小孔は30μm大を示す．

髄管の臨床例

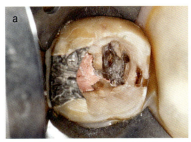
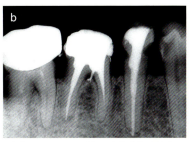
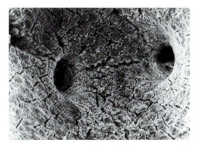

図6　6̱の髄室床部の髄管（a）と根管充填後のエックス線写真（b）（川崎孝一ほか，1993より引用）
髄室の近心根側に偏位して開口していた．

図7　ヒト6̱の根分岐部セメント質に開口した髄管の走査電顕像

6-2 髄管の発生と組織構造

〈根分岐部髄室床象牙質の発生と形成〉

根間部，根分岐部をなす髄室床の発生に関する研究は意外に少ない．ヒトの根分岐部はどのようにして発生し，形成されるかをまず概説したい．

根分岐部象牙質の形成時期は個体差も大きいとされるが，第一乳臼歯で生後8か月，第二乳臼歯で1歳2か月，第一大臼歯で3歳2～5か月，第二大臼歯では7歳11か月～8歳2か月とされる．したがって第一大臼歯の髄室床の形成は3歳ですでに始まっている．

そこで歯根形成様式において，古くは下顎大臼歯では2つ，上顎大臼歯では3つの上皮性根間突起 epithelial interradicular flaps が対側のものと結合して根間部の根分岐部がつくられると考えられていた（**図8の右**）．この事実はラットやマウスで確認されていた．

しかし，この学説はヒトでは当てはまらないことが，Jørgensen（1950）のヒト臼歯の乾燥歯の観察からわかった．臼歯歯冠形成の途上の底面観において，歯冠と独立した象牙質塊（髄下葉 lobus subpulparis）の存在を認めたことから，髄室床は歯冠から連続的につくられるのではなく，髄下葉が歯冠と結合したものであろうという仮説が提唱された（**図9**）．

解剖学者の大江（1957）はヒト胎児172体と乳幼児16体の口腔と歯胚の立体的観察を目的に顎切片標本で，主に水平断を用いて歯列の発生について立体復構模型をつくり調べた．多根歯の髄室床の発生は，標本（多根歯）の頬舌断連続切片で観察している（**図10**）．

その結果，①上皮根間突起の先端は対側のものとは結合しない．その突起が根元で切れたり，先端が裂け熊手状になったりして離断退行する．②髄下葉が現れる例がある．このことは，髄室床象牙質は歯冠象牙質とは別個の石灰化を起こすというJørgensenの考えを実証している．

多根形成様式の2つの考え方（髄室床象牙質の底面観）

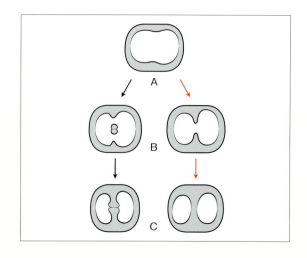

図8　右側の矢印（↓）は今までの考え方，左側の矢印（↓）は大江の考え方を示す．すなわち，歯胚の底面観から，単根歯は，上皮口ははじめ1つであるが(A)，多根歯では歯根形成が進むと，上皮口が二分あるいは三分され，上皮縁から2つまたは3つの上皮突起が伸び(B)，その先が癒合する(C)．図は近遠心2根性大臼歯を示す．大江によると，根間部の上皮突起が断裂し象牙質塊（髄下葉）が別個に象牙質を形成し，歯冠象牙質と連結するという．

Jørgensen，大江の仮説と実証

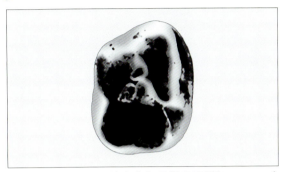

図9　小児の M₁ の髄室床象牙質底面観（Jørgensen）（大江より引用）
頬側（上），近心側（右），遠心側（左），舌側（下）を示し，頬側と遠心側に髄下葉があり，近心側は歯冠と連結している．

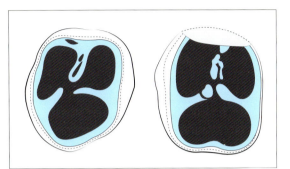

図10　E ヒト8か月児（左）と M₁ 3歳4か月児の上皮根間突起の退行（断裂）を示す歯胚底面観（大江より引用）
黒色の部は上皮口，青色の範囲は上皮，その外側の線まで象牙質形成がみられ，破線はエナメル質縁を示す．

近年の研究

　近年ヒトを含む霊長類でサル類（カニクイザルとコモンマーモセット）での研究がある．サルの歯はヒトの歯の形態に相似しており，系統発生学的にも歯学研究にはもっとも有用とされる．朝比奈らのカニクイザル髄室床の髄管発生の組織学的観察（図11,12），田中らのコモンマーモセットの歯根と髄管のマイクロ CT 三次元構造（図13），三好らのコモンマーモセットの組織学的観察（図14），新井らのヒト抜去歯 CT 解析から以下のことが明らかとなった．

　髄室床象牙質の不連続部の隙間には神経・血管などを含み歯小囊 dental follicle と歯髄は交通し，髄管が生じる（図12）．3根性の上顎では歯根の対向面を結ぶ Y 字状，2根性の下顎では近遠心の直線（H）状に突出した小稜状の象牙質が根尖に向かって形成され根間稜 intermediate furcation ridge が生じる（図13）．多くはその内部や周辺に髄管が走行する．上顎では遠心頬側根側に，下顎では近心根側に偏位してみられた．また三好らの成績から明らかとなったが，根間稜は髄下葉の髄室床象牙質が根分岐部で根尖側に盛り上がるように突出・伸長し，歯乳頭組織の膨出形成されていた．上皮根間突起の先端は互いに接着癒合することはなかった（図14）．これらの事実は大江の学説を支持したい．なかには根間稜のない場合もある．

　きわめて興味ある事実としては，サル類では歯冠形成端の歯乳頭基底部には，咬頭の石灰化段階の早期に上皮性根間突起が配列し，さらにこの突起の伸張は，歯冠形成の早期に起こり，歯根がほとんど伸張しない状態で上皮性根間突起が歯胚底面で断裂し，独立した石灰化点（髄下葉）がしばしばみられたことである．

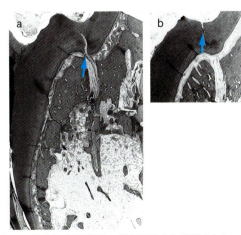

図11　根分岐部根間稜の歯根膜（a）と歯髄（b）をつなぐ 60μm 大の髄管（矢印部）（カニクイザル A，4⌋，頬舌断，HE 染色）

PART 1 解剖編

● サル類での研究

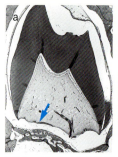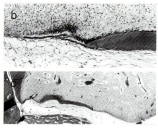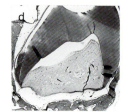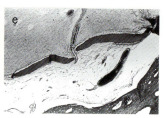

図12 歯冠の形成段階で現れる髄下葉（根間象牙質，象牙質島）（図11, 12：朝比奈ほか，日歯保存誌，1993）
a は矢印部．b は a の拡大，上皮根間突起の不連続部．c は別切片，2つの髄下葉の不連続部は頬側に向かって突出し根間稜の初期発生（a〜c はカニクイザル B，4̲，頬舌断，HE 染色）．d は頬側歯冠象牙質と髄下葉象牙質はつながるも，独立した髄下葉象牙質との間隙に血管神経束が歯小嚢と歯乳頭と連なる．e は d の拡大（d, e はカニクイザル B，4̲，頬舌断，HE 染色と鍍銀染色）．

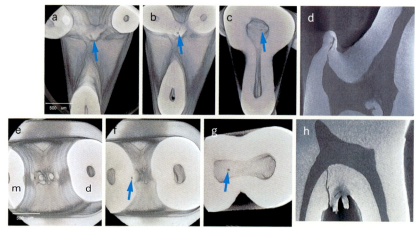

図13 マイクロ CT からみた根間稜と髄管形態（田中ほか，日歯保存誌，2005）
a〜d はコモンマーモセット，M̲2̲，13月齢．a は根分岐部3D像，根間稜の発達，b は a の水平断，c は髄室内髄管開口部，d はスライス像（頬舌断）．e〜h は M̲1̲，27月齢．同様に3D像と h は近遠心断スライス像．

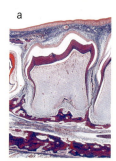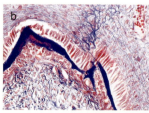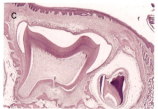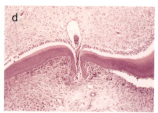

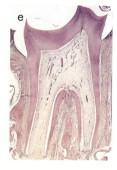

図14 コモンマーモセットの髄下葉と根間稜の発生機序（三好ほか，日歯保存誌，2005）
a, b は m̲3̲，0.5か月齢，未萌出歯胚の歯根形成過程，髄下葉と上皮根間突起の不連続部の存在（マロリー・アザン染色）．c, d は M̲1̲，3.5か月齢，歯乳頭が根尖側に膨出し根間稜を形成し血管などを含む（HE 染色）．e は M̲1̲，4か月齢，歯は萌出し，髄室床を貫通する神経血管と突起状の根間稜（HE 染色）．

066

6-3 髄管の臨床的意義と対応

〈髄管の臨床的意義〉

髄管は歯内-歯周病変の拡大，波及経路となる．ヒトの髄管の頻度は60%前後，太さは50μmから100μm前後といわれる．臨床では，今までほとんど関心を示すことなく，軽く扱われてきたきらいがある．髄管の走行形態も複雑である（図15）．髄室床を貫通して歯根膜に開口するのは5～12.5%みられるという．

しかし，髄管を介して歯内疾患と歯周疾患の2つの病変が合併したり，あるいは互いに複雑に影響する環境構造をつくる可能性は否定できない．大臼歯の根分岐部病変は一般的に予後不良例が多いとされるが，根分岐部にはエナメル突起なども発現するので解剖・病理学的複雑性や特殊性を十分考えながら治療を奏功させたい．とくに根分岐部病変があり，歯髄疾患や不完全な根管処置が疑われるときは，その病変の形成経路が根尖部(性)あるいは根分岐部のいずれのときでも，まず歯内治療を先行させて行うほうがよい．

ラバーダム防湿下での無菌的，制腐的処置の徹底で深い歯周ポケットや根分岐部病変も消失することも多い．また無髄歯の支台築造では，髄室床象牙質の不用意な切削により髄管を露出，汚染させて根分岐部病変を誘発したり，増悪させる危険性も起こる．

実際の臨床では，髄管は根管側枝よりもエックス線写真で見つけることは難しいが，実体顕微鏡下で髄室床の好発開口部を精査することが重要となる．髄室床の過切削に十分注意し，次亜塩素酸ナトリウム溶液(NaClO)と3%過酸化水素水(H_2O_2)の交互に行う化学的清掃法を髄室内に頻回に施し，髄管内の有機物質や汚物の残渣を排除し洗い流し出す操作が必須となる．これにより髄管の発見，髄室床の消毒，髄管部を無菌的に封鎖（根充）し細菌や有害物質の侵入路を塞ぐことで歯周組織を保護できる．

次に留意することでは，根分岐部のルートプレーニングや掻爬処置，根分岐部象牙質内へ入り込んだエナメル突起や歯頸部付近の不良な歯冠形態の修正を対象とするオドントプラスティー時にも細心の注意が必要となろう．

髄管の走行形態

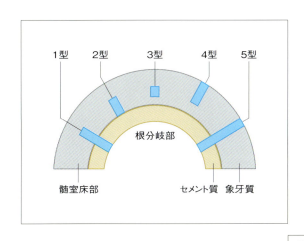

図15 髄管の走行形態の分類（張ほか，1996を改変）
1型：根分岐部に開口し髄室床内部で中断．
2型：セメント象牙境部より始まり髄室床象牙質の内部で中断．
3型：髄室床象牙質の内部で始まり終わる．
4型：髄床底部に開口し髄室床内部で中断．
5型：髄室床部の全体を走向し髄床底部および根分岐部で開口．
臨床では1型と5型が問題となる．

PART 1 解剖編

6-4 根管イスムス

〈根管イスムスとは〉

単一歯根内に2つあるいは3つ以上の根管があるとき，それらの根管間をつなぐ狭小な連絡路を根管イスムス canal isthmus という．根管間を完全に連続する完全イスムス complete isthmus と不完全な部分的に閉塞した不完全イスムス incomplete isthmus がある．根管イスムスの好発する歯根としては，$\overline{6}$ 近心根54～89％，$\underline{6}$ 近心頬側根4.9～52.5％，$\overline{4\ 5}$ の根尖3～5mm部26～40％とされる．今まで報告のない歯種として $\overline{7}$ の樋状根（管）がある．その根管口形態は1～6型に分類されており，樋状または三日月状の馬蹄形を示すのが特徴であるが，根管口から根尖までの間に根管が2つあるいはそれ以上に分かれることがあり，イスムスが頻発しているものと思われる（図16）．

イスムス内には歯髄組織を含むが，歯内疾患歯では，変性・壊死歯髄，微生物などの残存には，やはり NaClO と 3％H_2O_2 を用いる化学的清掃法がもっとも有効と考えられる．

根管イスムス

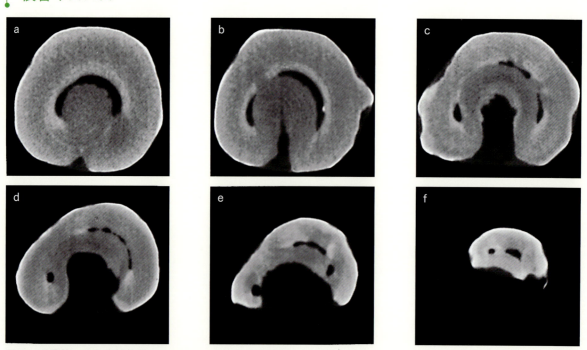

図16　下顎第二大臼歯樋状根のマイクロCTスライス画像
a～f：根尖に至る断面を示す．根管が2つ以上に分かれイスムスが存在する．

6-5 大臼歯の髄室床に現れる黒い線状構造

〈大臼歯の髄室床〉

歯冠歯髄を取り除いた後に髄室床を観察すると，その中央部には黒い線状構造 dark line form がしばしば現れることが知られている．この線状構造を指標にして根管口を探索すると，その発見に役立つ．

その黒い線状は，上顎ではY字状，下顎ではH字状に走っている（図17a, b）．大石らによれば，黒い線状の明らかなのは，$\overline{7}$ と $\underline{7}$ の67%，$\underline{6}$ の46%，$\overline{6}$ の50%，不鮮明なのは20%前後で，みられないものは$\underline{6}$の39%，$\overline{6}$の23%，$\underline{7}$ と $\overline{7}$の10%前後であった．その明らかな黒い線状部において溝（凹み）を形成しているものが上顎で60%，下顎で21%であった．

この黒い線状構造が現れるのには歯の組織学的背景を理解する必要がある．

髄室床上部の中央部では，歯冠象牙質から走る象牙細管が互いに接近しながら尖を髄室に向かい，根分岐部側に三角形に広がる象牙質のくさび領域（Everettらの象牙質円錐 dentin cone に相当する）から構成されている．この部は象牙細管数も少なく，象牙細管の径も小さく暗視野顕微鏡観察で暗帯となり透明象牙質様構造を示す（図17c）．一方，コンタクトマイクロラジオグラムでは，くさび領域の髄室側，歯冠象牙質移行部とセメント質側にエックス線透過性の低いやや石灰化度の高い層が多くみられる（図17d）．

なお，多根歯髄室床において象牙細管がどのような走向，経過を示すかは残念ながら詳細な研究はなく本態は不明の領域である．しかし，既述したように，髄室床象牙質は歯冠象牙質が連続的に伸びてつくられたものではなく，別個の象牙質塊（髄下葉）が生じて歯冠象牙質と癒合して形成されることを忘れてはならない．

ヒトの歯で明らかなことは，髄室床には1本の線状構造で上部と下部に分ける分界線がみられ，その部で象牙細管の方向が変化すると考えられている．

大臼歯の髄室床にみられる黒い線状構造

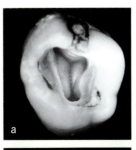
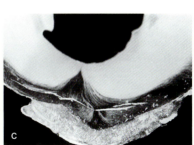
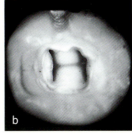
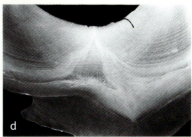

図17 上下顎大臼歯の髄室床にみられる黒い線状と研磨片の組織像（大石ほか，1992）
a：Y字状の黒い線状．
b：H型の黒い線状．
c：研磨片光顕像．
d：cのCMR．くさび状区域に高い石灰化層の存在．

PART 1 解剖編

6-6 根尖孔の形態，区別，開口位置

1) 根尖孔の形態と開口位置

歯根尖の形態は，一般的には歯根の先端部に向かって細くなり円錐状を呈している．しかし歯種によっては複雑で異なる形を示すが，根尖には1個またはそれ以上の根尖孔 apical foramen が開口する（図18）．同部は歯髄の脈管神経束の通路をなす．

根尖孔は，歯根や根管別に形，大きさなどに特徴がみられ，根完成後は加齢とともにセメント質が添加し，根尖の肥厚がみられることもある．

歯根の尖端は解剖学的根尖 anatomical apex とも呼ばれ，これに一致した位置で根尖孔が開口することは，20～30％とむしろ少ない．70～80％は解剖学的根尖より0.4～1.0mm上方の離れた位置に開口することが多い（図19）．

歯の根尖孔

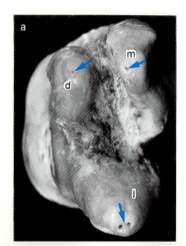

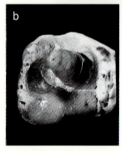

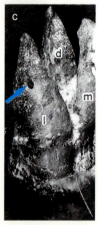

図18　ヒト上顎大臼歯例
a：6̲| 舌側根(l)の根尖に2個，近心頬側根(m)と遠心頬側根(d)に1個開口．
b：7̲| mとlの癒合根に4個開口．
c：7̲|l に太い根管側枝の開口．

根尖孔の開口位置のずれ(deviation)

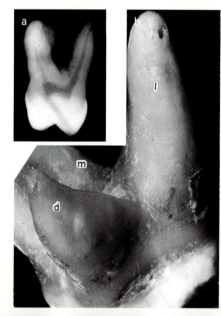

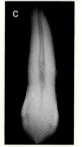 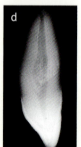 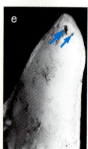

図19　根尖端に開口位置が一致しないものが70％前後といわれる．6̲| と 3̲| のエックス線写真と肉眼的所見を示す(a～e)．エックス線写真での判読は困難を伴う．

2）根尖孔の区別と大きさ

根尖孔は解剖学的根尖孔 anatomical apical foramen と生理学的根尖（孔）physiological apex of root に区別されるが，前者は根管の根表開口部を指し，後者は根尖部のセメント象牙境で，歯内治療学でいう"根尖"に相当する（図20, 21）．ここは歯髄と歯根膜組織の移行部をなし，解剖学的根尖孔より0.5〜1.0mm上方にあり，多くはその付近でもっとも狭くなる．この部にapical seat をつくるように拡大形成を行う．

根尖孔の大きさ（幅径）は，ふつう0.3〜0.65mmくらいで，$\overline{7}$の遠心根，$\overline{6}$の舌側根，$\underline{1}$などにおいて大きく，根管側枝は小さいが0.25mm前後で予想外に大きい（表2, 3）．

根尖孔は肉眼的には認められないほど小さいこともある．川崎ら（1970）は上顎第一大臼歯抜去歯の根管をエックス線写真で調べ，解剖学的根尖孔の開口状態の肉眼的観察成績を示した（表3）．その結果，根尖孔が肉眼的に認められない（－），小孔として認められる（±），一見して識別できる（＋），非常に大きい（#）の4つに区別できた．近・遠心頬側根では，（±）（＋）のものが82〜89％で根尖孔は比較的小さい．一方，舌側根では（#）が50％近い．

近心頬側根の2根管性の完全分岐型の55歯では，頬側寄りの根管の根尖孔（－）が3歯5.5％

根尖の形態

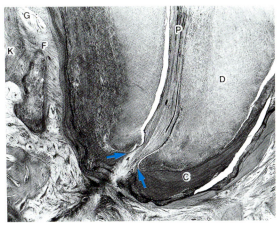

図20　歯周組織標本でみる根尖孔（ヒト，HE染色）
矢印部は生理学的根尖孔，根表部は解剖学根尖孔と区別する．
P：歯髄，D：象牙質，C：セメント質，G：歯根膜の脈管神経隙，F：歯根膜線維，K：歯槽骨

表2　根尖孔や根管側枝開口部の直径（Green & Brooklyn, 1956, 1960）

		根尖孔部	根管側枝開口部
	$\underline{1}$	0.4	0.2
	$\underline{2}$	0.4	0.2
	$\underline{3}$	0.5	0.2
$\overline{1}$ or	$\overline{2}$	0.3	0.2
	$\overline{3}$	0.3	0.2
	$\underline{4}$	0.3	0.15
	$\underline{5}$	0.3	0.15
	$\overline{4}$	0.35	0.2
	$\overline{5}$	0.3	0.15
上顎大臼歯	L	0.4	0.25
	DB	0.4	0.2
	MB	0.35	0.2
下顎大臼歯	M	0.5	0.2
	D	0.65	0.3

DB：遠心頬側根　MB：近心頬側根　L：舌側根
M：近心根　D：遠心根　（単位　mm）

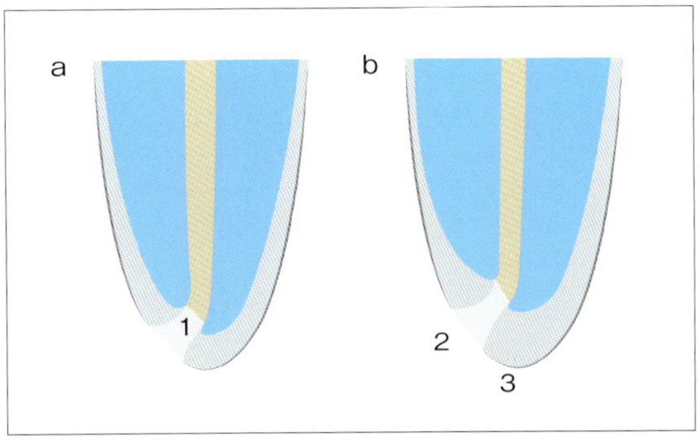

図21　歯根尖部の形態変化
a：若年者，b：高齢者を示し，1は生理学的根尖孔，2は解剖学的根尖孔，3は解剖学的根尖に相当する．根管の根尖最狭窄部までの距離はセメント添加により増齢的に大きくなる傾向がみられる．

PART 1 解剖編

表3 上顎第一大臼歯の解剖学的根尖孔の大きさの比較(川崎ほか, 1972)

歯根(根管)別 根尖孔の大きさ	近・遠心頬側根, 舌側根の3根管			近心頬側根の2根管 (完全分岐根管)	
	近心頬側根	遠心頬側根	舌　側　根	頬側寄り の根管	舌側寄り の根管
(－)	4 (4.2)	4 (4.2)	1 (1.0)	3 (5.5)	21 (38.2)
(±)	40 (41.7)	38 (39.6)	7 (7.3)	30 (54.5)	19 (34.6)
(＋)	39 (40.6)	47 (48.9)	43 (44.8)	18 (32.7)	13 (23.6)
(＋＋)	13 (13.5)	7 (7.3)	45 (46.9)	4 (7.3)	2 (3.6)
計	96 (100)	96 (100)	96 (100)	55 (100)	55 (100)

( )内の数値は発現率(%)を示す

に対し，舌側寄りのものの(－)は21歯38.2%と消失傾向が認められた．一方，根管の太い舌側根の(－)は96歯中1歯1.0%で臨床上興味深い．6̲では，古くから50〜72%の高頻度に4根管性であると解剖学的には知られていたが，3根管性として臨床では扱われていた．

3) 根尖孔の外形

根尖孔の外形は円形が60%ほど，卵形が30%ほど，不規則形が20%近く現れる(図22, 表4). さらに半月状，砂時計状や鋸歯状もあるので，歯種ごとに歯根や根管の解剖学的形態を十分把握しておくことが重要となる．

4) 根管最狭窄部の位置

根尖部の根管最狭窄部が必ずしもセメント象牙境の位置にあるとは限らないが，たとえば上顎の前歯部における根尖孔の大きさは，国際規格リーマーサイズの#30〜45に相当するので，根管の拡大形成における一つの指標となろう．

根尖孔の形態

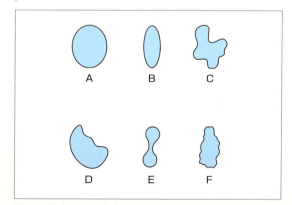

図22 根尖孔の形態(Green & Brooklyn, 1956)
A：円形，B：卵形，C：不規則形，D：半月状，E：砂時計状，F：鋸歯状．

表4 根尖孔の状態(Green & Brooklyn, 1956, 1960)

歯種 \ 形態	円　形	卵　形	不規則形
1̅	60	38	2
2̅	78	22	－
3̅	68	32	－
4̅	71	18	11
5̅	58	19	23
6̅ 7̅			
近心頬側根	55	29	16
遠心頬側根	46	39	15
舌側根	53	29	18
1̲ 2̲	65.5	33.5	1
3̲	58	38	4
4̲	66	22	11
5̲	55	24	20
6̲ 7̲			
近心根	52	35	13
遠心根	42	47	11

数値は%を示す

6-7 歯根の湾屈曲

〈歯根の異常な湾屈曲とその原因〉

歯根の走向によって根管も湾(屈)曲を示すのが普通であるが，根尖側が遠心湾曲するのがもっとも多い．エックス線写真では，予測困難な頬・舌側湾曲も 4̲ や 5̲，6̲舌側根，5̅，3̅ では頻発する（表5）．臨床では，根管の拡大形成時にはとくに根尖1/3部に注意したい．

さらに根管の解剖学的複雑性・困難性をもつ銃剣状のベイヨネット bayonet 湾曲は，7̅ の樋状根や 5̲ に20％と好発することを忘れてはならない．頻度こそ少ないが，歯冠や歯根の異常な湾曲で歯根では中央や歯頸部近くから著しく湾屈曲を示すことの多い'dilaceration'が，1̲，3̲ のほかに上下顎の小臼歯などに現れる（図23）．原因としては，歯根形成期の外傷，顎骨を含む歯根周囲組織の圧力や病的変化などが挙げられている．また，歯列不正の一因をなすこともある．

歯根の湾屈曲と発現状況

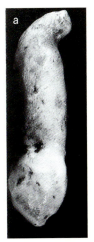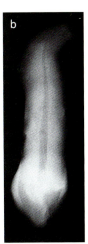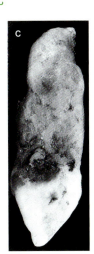

図23　異常な湾屈曲例（3̲）（dilaceration）
a：唇面観．歯根尖の強い近心湾曲．
b：エックス線写真．
c：同一歯の遠心面観．歯根尖が唇側へ屈曲．

表5　歯根湾曲の発現状況（Curvature of Root）

		straight	distal curve	mesial curve	buccal curve	lingual curve	bayonet curve
1̲		75	8	4	9	4	
2̲		30	53	3	4	4	6
3̲		39	32		13	7	7
4̲ double roots	B	28	14		14	36	8
	L	45	14		28	9	
single root		38	37		15	3	
5̲		9.5	27.0	1.6	12.7	4.0	20.6
6̲	M B	21	78				1
	D B	54	17	19			10
	L	40	1	4	55		
7̲	M B	22	54				
	D B	54		17			9
	L	63			37		
1̅ 2̅		60	23		13		
3̅		68	20	1	7		2
4̅		48	35		2	7	7
5̅		39	40		10	3	7
6̅	M	16	84				
	D	74	21	5			
7̅ double roots	M	27	61		4		7
	D	58	18	10	4		6
single root		53	26			2	19

Ingle（1976）より引用．記号は B：頬側根，他は **表2** と同じ．数値は％を示す．

6-8 歯別の根管解剖：上顎切歯

〈歯冠と歯根の基本形態と異変〉

髄室と根管からなる歯髄腔の形態は歯の外形の縮図でもあるが，歯種により歯冠と歯根の形態も特徴があり変異 variation もみられる．

以下，[ ]内の数値は藤田らの日本人平均歯牙長を表す．（1）：歯冠，（2）：歯根，（3）：根管，（4）：異常根，（5）：その他で示す．

1）上顎中切歯[23.8mm]

（1）唇側面はU字形，ノミ状，シャベル様の形を有し，舌側面はV字形で中央は陥凹した舌側面窩をなし，辺縁隆線と歯頸部には基底結節 lingual tubercle が著明である（図24）．稀に1〜3個の棘突起 spinous process が現れる．

（2）円錐形，単根性，唇側面・近心舌側面・遠心舌側面からなり，横断面は角のとれた三角形であるが，近心面の膨隆が強い直線的な走向を示す．

（3）単根管性，根管の形は，水平断面では歯頸部で近遠心的に広い卵円形，歯根中央で唇舌的卵円形，根尖1/3で円形となる（図25）．管外側枝が38.4%と多い（表1参照）．

（4）過剰根はみられない．

（5）エックス線写真で毛髪様根管などの根管消失を認めた際は，打撲などの外傷の既往を疑う（図26）．

上顎中切歯

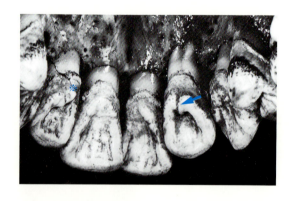

図24 頭蓋骨標本からみた上顎切歯部の舌面観
2̄1̄|1̄2̄ は，いずれも歯頸部に向かって細くなりシャベル型をなし辺縁隆線も発達している．|2̄ は棘突起（※印），2̄| は斜切痕（矢印部）を有す．2̄| の歯根舌面には根尖に向かって縦溝が走る．

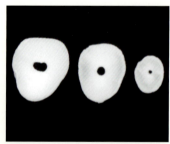

図25 1̄| 歯根の水平断面
左から歯頸部で近遠心幅径の広い卵円形，歯根中央部で唇舌的卵円形，根尖1/3部で円形を示す．

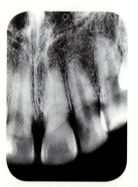

図26 1̄|2̄ 3̄ は正常像で根管は広いが，|1̄ は毛髪様に細い．12歳時プールで打撲，受傷し根管が消失傾向を示す（23歳，男性）．

2）上顎側切歯［21.8mm］

（1）切縁の遠心隅角は著明な鈍円化を示す（図24）．唇側面は中切歯よりも細長く，膨隆を示す．舌側面は辺縁隆線と舌側面窩が発達し，窩の基底部に盲孔 foramen cecum が好発する．う蝕の罹患性が高い（図27）．

（2）中切歯に比べ細くて短い．単根性，唇側面・舌側面・近心面・遠心面の境は不明瞭である．歯冠舌側面の斜切痕 lingual groove（裂溝）の中央部のものは歯根にまで伸びていることが多い．歯根の遠心湾曲が多い（53%，表5参照）．

（3）単根管性，水平断面では歯頸部で近遠心的に広い卵円形から始まり，歯根中央で唇舌的卵円形と細くなる．管外側枝は少ない（15.7%，表5参照）．

（4）斜切痕が歯根まで伸びている歯には小さな過剰根が現れることもある（図28）．

（5）エックス線写真で歯冠象牙質の一部が表層のエナメル質とともに歯髄腔に向かって深く陥入していることがある．歯内歯 dens in dente，内反歯 dens invaginatus，重積歯，陥入歯とも呼ばれ，0.25～5%にみられる．この形態異常歯は盲孔を伴っている．う蝕罹患性も高く，歯髄炎，歯髄壊死，根尖病変を誘発することも多い．歯の保存治療法としては陥入部を一種の根管系として扱い，根管治療に準じた処置を施せばよい．外科療法としては，逆根管充填法，歯肉剥離掻爬法，再植法などがある．

上顎側切歯

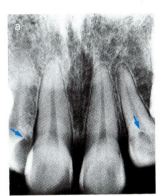 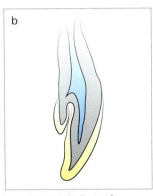 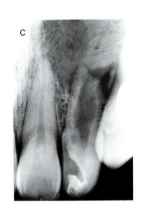

図27　上顎側切歯における盲孔（5～10%ほど好発する）
a：エックス線写真で見る盲孔部のう蝕（矢印部）．
b：盲孔部の唇舌断模型図でエナメル質の陥凹部が基底結節の前方に潜り込んでいる．
c：盲孔部のう蝕由来の根未完成歯 |2 部根尖膿瘍のエックス線写真（22歳，男性）．

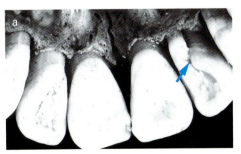 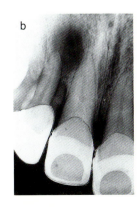

図28　上顎側切歯の過剰根の発現
a：頭蓋骨標本の 2| 部にみられた斜切痕と過剰根．
b：2| 部過剰根のエックス線写真．

PART 1　解剖編

● 歯内歯の分類と臨床例

　歯内歯のエナメル質陥入度によるOehlers（1957, 58）や小野寺（1971）の分類は臨床上十分に理解しておきたい（図29）．

　歯根がつぼみ状に膨大し近遠心的に2根管を有し，根分岐部病変と上行性歯髄炎（逆行性歯髄炎）とを併発した歯内歯の一例を示す．Oehlersの分類の3型，小野寺の4型に相当している．根分岐部病変の成因は，陥入部の細菌侵入が関係し，分岐部歯根の外部吸収部から逆行性に歯髄炎を誘発したものである．麻酔抜髄され長期経過観察を行い良好な予後を確認している（図30）．難しい根管湾曲部の拡大法には手用のリーマーとKファイルの上下運動が応用されている．

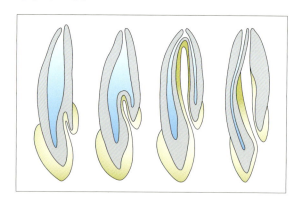

図29　歯内歯の陥入度による分類
エナメル質の陥入度が右側ほど深い（Oehlers，小野寺より引用，一部改変）．

歯内歯の保存治療例

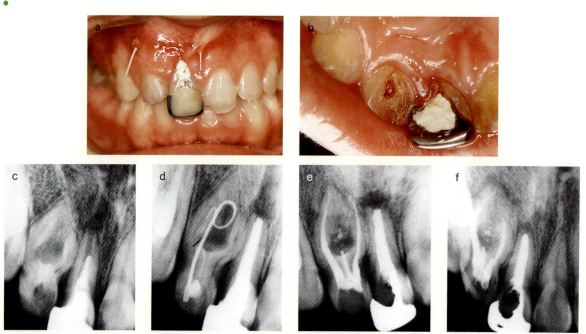

図30　根分岐部病変と上行性歯髄炎とを併発した歯内歯の保存治療例（16歳，女子）
a：2⏌の唇側根尖歯肉の発赤と腫脹，瘻孔からの排膿．b：2⏌の舌側面の盲孔状小窩．c：初診時のエックス線写真．2⏌はつぼみ状に膨大した近遠心2根性で，陥入部直下の根分岐部病変と歯根の外部吸収．d：2⏌唇側瘻孔部からガッタパーチャポイントを挿入したエックス線写真．e：2⏌麻酔抜髄，根充4年9か月時．歯根の外部吸収は停止し治癒傾向を示す．1⏌には他科で根尖切除術が施されており，予後不例と思われる．f：1⏌に通法の根管治療を施し根充83日後，根尖透過像は消失傾向を示す．

6-9 歯別の根管解剖：下顎切歯

1）下顎中切歯［19.9mm］

（1）唇側と舌側面はいずれも細長いU字形，切縁は歯軸に直交し水平である．舌側面では，辺縁隆線や基底結節，舌側面窩は弱い．

（2）板状円錐形，単根性，近遠心的な強い圧平，唇舌幅径の広い長楕円形（横断面形態），唇側・舌側・近心・遠心面の4面からなり，近心面中央に縦の隆線があり，遠心面の根尖半に浅い陥凹がみられる（図31）．

（3）単根管性（90%），唇舌2根管性（10%）を示す（図32，表6）．歯髄腔は唇舌断（矢状断）では細長い紡錘形，近遠心断（前頭断）では歯冠部はイチョウの葉または三味線のバチ様の形を示す．一方，水平断面では歯頸部や歯根中央で唇舌的に長いまゆ形，根尖1/3で円形となる（図31c）．2根管性の分岐位置は歯根中央付近に多く，不完全分岐型が完全分岐根管よりも多い．

（4）過剰根はみられない．

（5）歯の大きさは最小．エックス線偏心投影法は2根管性分岐の発見に役立つ（図33）．

下顎中・側切歯

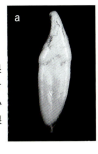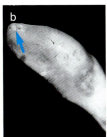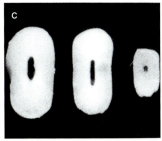

図31　下顎切歯の外観
a：1̅の遠心面，歯根中央に浅い陥凹．
b：2̅の根尖に2個の根尖孔開口．
c：歯根の水平断面．左から歯頸部，歯根中央部，根尖1/3を示す．歯頸部で唇舌的に広い卵円形，歯根部中央で強く近遠心な圧平形，根尖部で円形に近くなる．歯根は4面からなる．

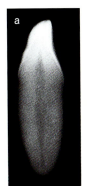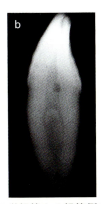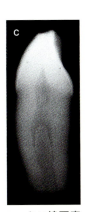

図32　下顎切歯の単根管と2根管例のエックス線写真（抜去歯の近遠心投影）
a：単根管性，b：不完全分岐根管，c：完全分岐根管を示す．根管の湾屈曲に注意する．

表6　抜去歯下顎切歯の根管分岐形態の発現状況

分岐型 歯別	単根管性	2根管性 完全分岐 高位　中間位　低位	2根管性 不完全分岐 高位　中間位　低位
1̅	100 (89.3)	1　　3 (3.6)	4　　4 (7.1)
2̅	50 (65.8)	3 (3.9)	13　　10 (30.3)

数は歯数，（　）内は発現率%を示す　　　　　（川崎ほか，1972）

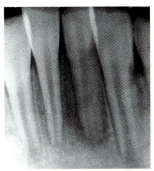

図33　1̅の2根管性を示すエックス線写真

PART 1　解剖編

2）下顎側切歯［21.2mm］

（1）歯冠は下顎中切歯に近似するが，大きい．切縁は遠心に向かって傾斜する．舌側面の辺縁隆線は中切歯よりも発達している．

（2）単根性，圧平が強く，遠心面に著明な凹みがある．根尖がしばしば遠心湾曲する（表5参照）．

（3）単根管性（65%），唇舌2根管性（35%）を示し（表6参照），歯髄腔，根管の形は中切歯に近似する．根管の分岐位置や分岐型も同じような傾向を示し，唇舌2根管の大きさに差はない．

（4）ごく稀に下顎中切歯と側切歯の歯根のセメント質の結合による癒着歯 concrescent tooth や象牙質とエナメル質の結合した癒合歯 fused tooth がみられる（図34）．

（5）2根管性例では，髄室開拡において窩洞の舌側歯質を唇舌的に広げる犠牲的削除を施し2根管への器具操作を行うこともある．通常の開拡法では根尖1/3の低位分岐例は舌側の拡大が少し難しいこともあろう（図35）．

下顎切歯の異状根

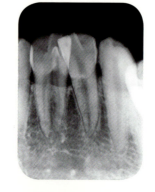

図34　2 1̄ の癒着歯と 1̄ 2 の癒合歯のエックス線写真（22歳，女性）

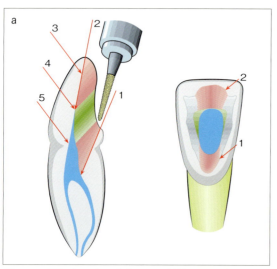 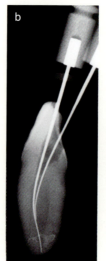 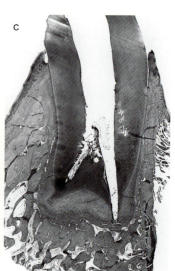

図35　下顎切歯の強い湾曲の2根管性分岐根管に対する髄室開拡法
a：黄緑色の部分は通常の開拡範囲を示し，赤の部分は唇舌的に広げる開拡も必要となる．番号は犠牲的削除の順序を示す（川崎孝一，1977より）．
b：小さな髄室開拡法では，リーマー，ファイルは唇側根管に挿入される．
c：低位完全分岐根管の舌側根管には器具操作がなされていない（カニクイザルの 2̄ 抜髄例）

6-10 歯別の根管解剖：犬歯

1）上顎犬歯[25.4mm]

（1）歯冠は長く，切縁は中央が尖頭状で近心に偏位し，近心部と遠心部に分かれるが，遠心切縁が長くて傾斜が強い（図36）．遠心隅角は遠心に向かって突き出す隅角徴を有す．唇側面観は五角形である．舌側面観は，四角形で菱形に近い．舌側面には辺縁隆線と基底結節が著明で，中央に中心舌側面隆線がある．舌側面窩は明らかではない．

（2）単根性で長くて大きい．その横断面は上顎切歯と同様に角のとれた三角形で唇側面，2つの隣接面からなる近心面と遠心面からなる．唇側面は円筒状に膨隆し，隣接面は比較的平坦で浅い縦の陥凹をみることが多い．

（3）単根管性，水平断面では歯頸部と歯根中央で唇舌的に広い卵円形，根尖1/3で円形となる（図37）．根管は大きく，狭窄根管はほとんどみられない．

（4）歯根の著しい異常や変形，過剰もない．

（5）エックス線写真では根管の唇舌的広がりを読影できず，犬歯では根尖寄りの唇舌幅径が大きいこともあり，根管の拡大不足に注意する．

2）下顎犬歯[23.8mm]

（1）上顎犬歯の形に近似するも少し小さい．歯冠の隣接面観では尖頭が歯根の中軸線上か，舌側寄りにある（上顎では尖頭が唇側にある）．舌側面の辺縁隆線や基底結節の発達は弱い．

（2）単根性，唇側面・舌側面・近心面・遠心面の4面からなり，近遠心的圧平とともに，歯根尖側を除いて浅い縦の陥凹が近・遠心面にみられることが多い．

（3）単根管性，上顎よりも近遠心的に圧平されている．

（4）稀に等大の唇舌的完全分岐が現れる（図38a）．成因は不明である．

（5）エックス線写真から容易に唇舌完全分岐根（管）は十分に読影できる（図38b）．

犬歯

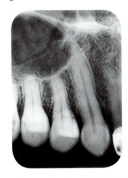
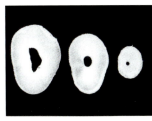
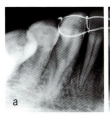
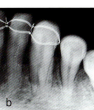
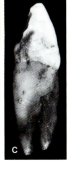

図36　左図：上顎犬歯の形態的特徴を示すエックス線写真
尖頭状歯冠と長い歯根を有する．ここでは上顎洞が 3| 近くまで広がっている（42歳，女性）．

図37　右図：上顎犬歯の歯根水平断面
左から歯頸部，歯根中央部，根尖1/3部を示す．やはり根尖部で円形となる．

図38　下顎犬歯の完全分岐2根性例
a，b：唇舌的に等大の2根性分岐が同一口腔にみられた 3|3 部のエックス線写真．
c：抜去歯所見．

PART 1 解剖編

⑥-⑪ 歯別の根管解剖：上顎小臼歯

1）上顎第一小臼歯[20.5mm]

（1）頬舌2咬頭性で，頬側がより高い．切縁は近心が遠心よりも長く，辺縁隆線では近心が高い．舌側咬頭は近心に偏位する（図39）．歯冠は，頬側・舌側・近心・遠心・咬合面の5面からなり立方形に近い．頬舌径は近遠心径よりも大きく，水平断面は角のとれた長方形である．咬合面で遠心頬側隅角が鋭角をなし頬側に突出する特徴（隅角徴）を有す．頬舌側咬頭の中央を走る中心咬合面隆線の接合部に近遠心に走る深い中心溝（主溝）で咬頭を分ける．近心辺縁隆線部上に介在結節 interstitial cusp がみられることが多い（80%）（図39）．近心隣接面の歯頸側半から歯頸部の歯根面の一部に軽度のくぼみ（くびれ）がある．

（2）ほぼ等大の頬舌2根性（完全分岐と不完全分岐型）が50〜72%現れるが，単根性はきわめて少ない（図40a）．頬舌側面は半円筒状で，頬側が少し幅広い．水平断面は，2根性でひょうたん形，単根性でも近遠心的扁平根のため頬舌的に長い卵円形である（図41）．歯根の頬舌湾曲に注意する．

（3）単根性でも2根管性が多い（図40b）．2根性では髄室と根管が区別されるが，髄室が歯根部に広がるために根管の分岐位置が歯頸側1/3から歯根中央に多く，根管の湾屈曲も複雑である（表5，図40b）．水平断面では，2根性で歯根中央までは頬舌的卵円形，根尖1/3から円形となるが，単根管性では頬舌的に細長い卵形，ひょうたん形から円形となる（図41）．

（4）頬側2根，舌側1根からなる高等霊長類の上顎大臼歯様の3根性がヒトでは1.2〜5.2%みられ，復古現象（先祖返り atavism），類猿徴 pithecoid symbol として現れる（図42）．単根性の癒合根や頬舌2根性の形態で3根管性を示す

こともあるので慎重に対応する（図43）．

（5）上下顎小臼歯の咬合面中央に，円錐状・棒状の中心結節 central cusp がみられることがある（図39）．その頻度は，4で0.26%，5で1.91%，4で1.38%，5で3.50%と低いが，この結節中に歯髄組織が存在し歯髄腔とつながっていることが多く，破折・摩耗などで細菌感染を起こしていることもある．臨床での遭遇頻度はもっと高いと思われる．

エックス線写真読影の勘所と注意点は，①髄室の広がりと根管の分岐・位置，②過剰根（管）の有無，③中心結節の発達と歯髄感染，④上顎洞との関係などがある．上下顎小臼歯では歯の形態と変異に注意する（図44）．図45は図44とほぼ同様な2根性3根管の抜去歯にみられた歯根の解剖形態とそのマイクロCT透過像と任意のスライス画像である．歯髄腔と根管の分岐様式が歯根形態の変化と併せて理解できる．

2）上顎第二小臼歯[20.7mm]

（1）歯冠形態は第一小臼歯に類似するが，少し小さくて丸みがあり，頬側咬頭と舌側咬頭の大きさの差が小さい．咬合面観は，楕円形をなし，頬舌的中軸線で近心半と遠心半はほぼ同じ対称形である．

（2）多くは単根性，近遠心隣接面の歯頸直下1/5付近から縦溝が走り，近遠心的に圧平度が強い．

（3）頬舌2根管性が50%以上と多い．髄室，根管ともに広く大きいことが多く，根管の狭窄消失傾向は少ない．

（4）3根性などの過剰根や単根性の3根管例も稀にみられる．

（5）歯根の bayonet curve などにも注意する（20.4%，表5）．中心結節が発現することもある．

上顎小臼歯の特徴

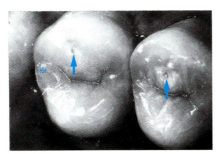

図39　上顎小臼歯の咬合面観（|4 5，ミラー像）
矢印部は中心結節の痕跡，※印は介在結節を示す．

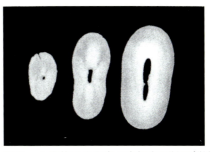

図41　上顎第二小臼歯の歯根水平断面（単根管例）
右から歯頸部，歯根中央部，根尖1/3部を示す．

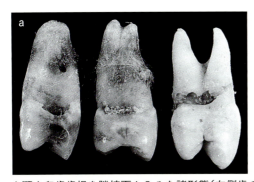

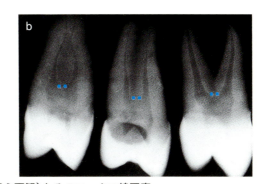

図40　上顎小臼歯歯根を隣接面からみた諸形態（左側歯の近心面観）とそのエックス線写真
a：右から完全分岐根，不完全分岐根，単根性を示す．
b：単根性でも歯根の近遠心的圧平により根管が頰舌2根管に分岐することが多い．髄室が根側に広がるため，いずれも根管の分岐位置は歯根の歯頸側1/3から中央部に存在する（■印部）．

上顎小臼歯の過剰根

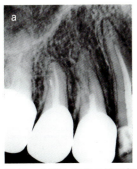
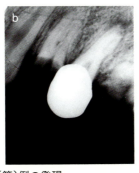
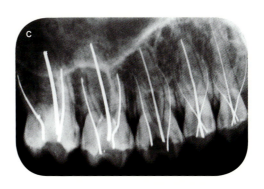

図42　上顎小臼歯の過剰根（管）例の発現
頰側2根と舌側1根からなる上顎大臼歯様の3根性が 4 に現れる（a，b）．高等霊長類のサルにみられるため（c），復古型，先祖返りなどとも呼ばれる．
a，b：ヒトの 4|4 の3根性エックス線写真（同一患者）．
c：カニクイザルの 8 7 6 5 4| のエックス線写真（麻酔抜髄時の電気的根管長測定実験より）．

PART 1 解剖編

3根管性を示す癒合根

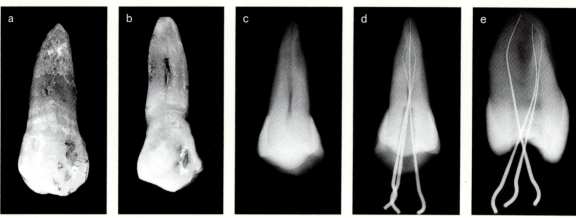

図43　3根管性を示す癒合根上顎小臼歯(4̲)
a, b：頬側面観．いずれも歯根の近遠心幅径が大きい．b では歯根中央1/3部に縦溝が発達している．
c, d, e：b のエックス線写真で d と e はリーマーの挿入所見を示す．

2根性の3根管症例

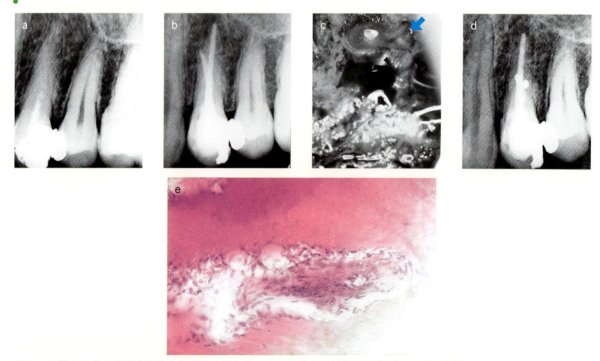

図44　上顎小臼歯の残髄炎症状を主訴に受診してきた2根性の3根管症例(20歳，女性，4̲)
a：初診時の 4̲ エックス線写真．麻酔抜髄後根管充填処置を受けるも，鈍痛が続き残髄炎(rest pulpitis)症状を強く訴えた．通法の根管治療をラバーダム防湿下で行う．
b：根管充填(ガッタパーチャポイントとキャナルス®併用の加圧根充)直後のエックス線写真．
その後も 4̲ 部の違和感と鈍痛が続く．b のエックス線写真から過剰根管を疑い，根尖切除術(apicoectomy)を施す．
c：頬側根の遠心に未処置の根管の存在(矢印)と頬舌側に歯根の凹み(root concavity)がみられた．
d：根尖切除と逆根充(金箔充填)後のエックス線写真(初診から7か月経過)．
e：頬側遠心根管の血管の拡張を伴う残存歯髄片(HE染色)．

2根性3根管上顎第一小臼歯の一例

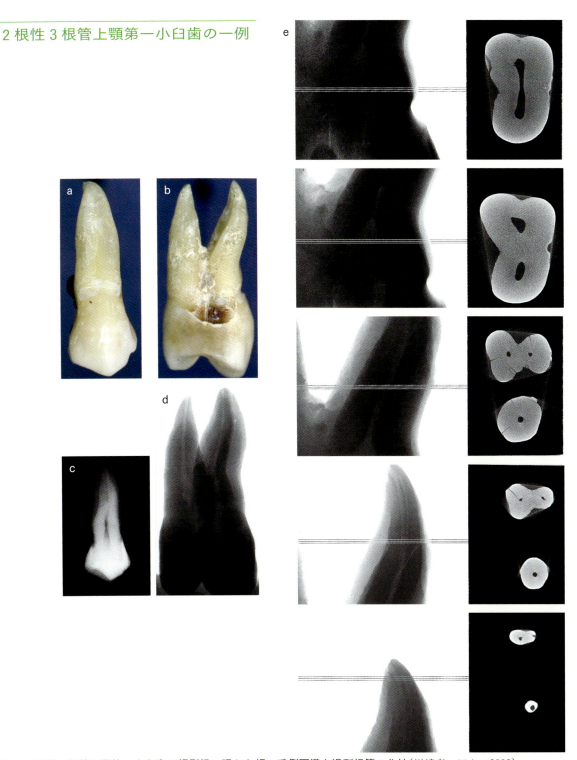

図45　2根性3根管上顎第一小臼歯の頬側根に現れた頬・舌側面溝と過剰根管の分岐（川崎孝一ほか，2003）
a：4⏌の頬側面観，単根性歯根の中央に陥凹状の頬側面溝．
b：遠心面観，頬側根の舌側に裂溝状陥凹．
c：歯科用エックス線写真（正放線投影），歯根中央付近で根管が分岐しているが，近遠心分岐は判読困難．
d：マイクロCT透過像，頬側根のbayonet curve．
e：マイクロCT歯根部スライス画像（スライス厚さ100μm）．上から髄室内，根管口部，根分岐直下，根尖1/3，根尖付近を示し，実線はスライス位置を表す．歯根中央の根分岐部直下で根管は近遠心的に分岐している．

PART 1 解剖編

6-12 歯別の根管解剖：下顎小臼歯

1）下顎第一小臼歯［20.8mm］

（1）頬舌2咬頭性で，舌側咬頭は低く小さい．頬側咬頭は高く，舌側に向かって強く傾斜するが，両咬頭間に中心咬合面隆線が尾根状に相接し，中心溝（主溝）が横S字状に走る（**図46**）．咬合面の遠心舌側に小さな副咬頭をみることもある．辺縁隆線は近心で高い．頬側面は歯頸部上方で著明な豊隆があり，隣接面観では，歯冠と歯根の中軸は"く"の字に交差している（**図47**）．咬合面は頬側に開いた扇形を示す．

（2）単根性，頬舌幅径が広く，近遠心的にやや圧平された円錐形．近心面に隆線と平行に舌側寄りに歯頸側1／3〜1／2付近から縦溝を伴う歯根の過分岐型の変異と根管分岐がしばしばみられる（**図48**）．

（3）単根管性，その水平断面では歯頸部で頬舌的に広い長楕円形から卵円形，根尖寄りで円形となる（**図49**）．

（4）須永ら（2002）の過剰根管歯の成績では，過剰根管は$\overline{4}$に69.8％と多く，$\overline{5}$では30.2％であった．歯根の過分岐の大半は2根性からなり，頬舌型86.0％と近遠心型11.5％の2つがあり，さらに3根化様の変異を示す不定形型2.5％を認めた（**図50**）．2根管性の過剰根管は$\overline{5}$よりも$\overline{4}$に1：4の比率で多発する（**図51**）．$\overline{4}$の2根管性の発現頻度は，15％前後とされる．

（5）隣接面観で明らかなように，歯冠軸と歯根軸が一直線をなさず交差しているので，髄室開拡において注意しないと，頬側または舌側の歯頸部に穿孔事故を起こしやすい（**図47**）．

また，下顎小臼歯歯根の過分岐形態がきわめて複雑で，サルでは近遠心2根分岐を示すので（**図52**），その成因も系統発生学的原因とは考えられず，単一の要因では説明ができない．実際の臨床では偏心投影を含むエックス線写真から歯根の外形や根管形態を正しく把握して根管処置を誤らぬようにしたい．

次の近遠心型（**図53**）では，$\overline{4}$の歯根は高度の湾屈曲を伴う近遠心2根性完全分岐根である．その近心面観（b）では，歯根は歯頸側1／3から中央部で分岐を示す．根尖孔は遠心に2つ，近心に1つあり，偏遠心20°では明らかに近遠心型である（e）．三次元再構築像と歯根部スライス画像からは解剖形態の複雑性が明らかとなり，近心1根管，遠心2根管を認める（**図53**）．

図54は，不定形型の$\overline{5}$で，頬舌型の変異したものと考えられるが，歯根の近心面の舌側寄りには著明な縦溝がみられ（b），根尖面観では歯根の頬側面が癒合した樋状を示す（c）．偏遠心20°では歯根中央で分岐した一見上顎大臼歯様の3根性のようにも思われるが（g），その歯根部のスライス面像からはまったく異なる形態を示し，根管が1つの歯髄腔から始まり，次第に分岐し2つ→4つ→5つに根尖部近くで分かれていることを示す（**図55**）．

2）下顎第二小臼歯［20.7mm］

（1）咬合面は角のとれた四角形で，頬側1咬頭，舌側咬頭は比較的高く，その遠心に副咬頭をもつ3咬頭性もみられる．歯冠の大きさは第一小臼歯よりも優れる．頬舌両咬頭の間に中心溝が横走するが，中心結節には十分注意する．

（2）単根性，近心面の中軸はやや膨隆，遠心面は凹面または平面をなす．歯根の過分岐型が現れることがある．

（3）単根管性，水平断面形態は第一小臼歯に近似している．

（4）2根管性の発現頻度は$\overline{4}$よりも少ないが同様な変異型がみられる．

（5）中心結節の好発する歯種でもある（**図46**）．

SECTION 6 歯根と根管の解剖

下顎小臼歯の特徴

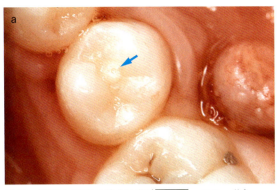
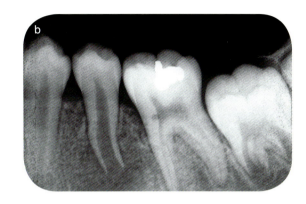

図46　下顎小臼歯の咬合面観（4̄ 5̄ 6̄，ミラー像）
a：矢印部は中心結節の痕跡を示す．
b：aのエックス線写真，5̄ は根未完成で瘻孔（腫瘤）と根尖病変を伴う．

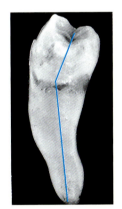

図47　下顎小臼歯の隣接面からみた歯冠軸と歯根軸のずれ，'く'の字で交差している（青線で示す）．

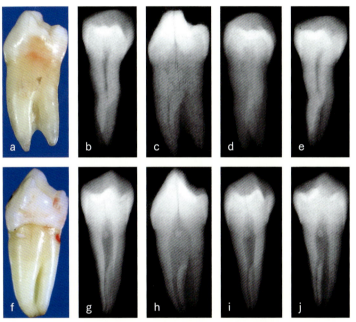

図48　下顎小臼歯の頬舌過分岐型の外観とエックス線像
a〜e：根尖部の完全分岐例（4̄）．a：近心面観，b：正放線，c：近遠心，d：偏近心20°，e：偏遠心20°．
f〜j：根尖部の癒合例（4̄）．f：近心面観，g：正放線，h：近遠心投影，i：偏近心20°，j：偏遠心20°．

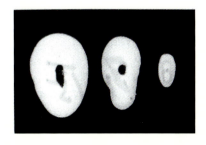

図49　下顎小臼歯の歯根水平断面（単根管例）
左から歯頸部，歯根中央部，根尖部を示す．

PART 1 解剖編

過剰根管歯の成績

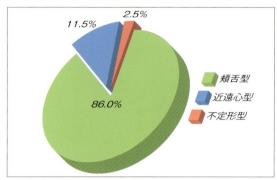
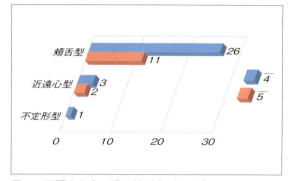

図50 下顎小臼歯の過剰根管発現状況
頬舌型86.0%, 近遠心型11.5%, 不定形型2.5% を示す.

図51 下顎小臼歯の過分岐型歯別発現率
数値は指数を示す.

下顎小臼歯の分岐形態(サル)

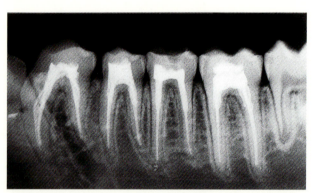

図52 カニクイザルの下顎小・大臼歯部歯根の分岐形態のエックス線写真（|4 5 6 7 の抜髄根充後）
いずれも近遠心型2根分岐を示す.

下顎小臼歯の近遠心過分岐型(ヒト)

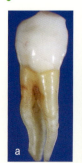 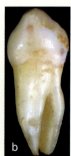 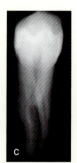 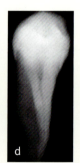 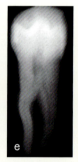 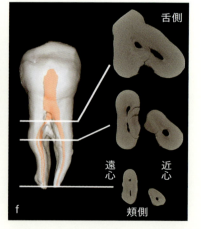

図53 下顎小臼歯の近遠心過分岐型の外観とエックス線像（|4）
a：頬側面観, b：近心面観, c：正放線, d：偏近心20°, e：偏遠心20°,
f：|4の三次元再構築像と歯根部マイクロCTスライス画像（実線はスライス位置を示す）.

SECTION 6 歯根と根管の解剖

下顎小臼歯の不定形過分岐型（ヒト）

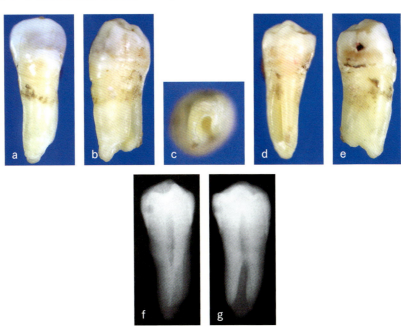

図54　下顎小臼歯の不定形過分岐型の外観とエックス線像（5̄）
a：頬側面観，b：近心面観，c：根尖面観，d：舌側面観，e：遠心面観，f：偏近心20°，g：偏遠心20°．

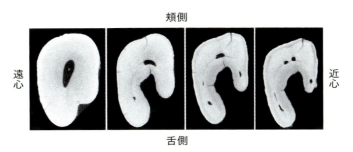

図55　図54の 5̄ の歯頸直下（左）から根尖側（右）までのマイクロCT水平スライス面像

087

6-13 歯別の根管解剖：上顎大臼歯

1）上顎第一大臼歯［19.2mm］

（1）近・遠心頬側咬頭と近・遠心舌側咬頭の4咬頭性で（図56a），近心舌側咬頭の舌側にカラベリー結節 Carabelli cusp を認める（13%ほど）（図56b）．

咬合面は菱形で，各咬頭頂から中心隆線が走る．咬合面の中央部を近遠心的に走る中心溝，頬側の2咬頭間の頬側溝と舌側の2咬頭間の舌側溝は，相接し複雑な溝を形成している．上顎大臼歯の咬合面溝をH形で示し，Hの両脚をそれぞれ近心頬側溝，遠心舌側溝と呼ぶ．

（2）3根性で近心頬側根・遠心頬側根・舌側根からなる（図56c, d）．近・遠心頬側根は近遠心的に，舌側根は頬舌的に圧平されている．近心頬側根の頬舌幅は遠心頬側根よりも広い．両頬側根は，ほぼ平行か根尖に向かって少し開いている．近心頬側根の根尖1/2〜1/3は遠心湾曲を示す（78%）（表5参照）．

〈近心頬側根の近心面観による形態と分類〉

川崎ら（1972）は根尖部の解剖学的形態の特徴から上顎第一・第二大臼歯においてⅠ〜Ⅳ型の4つに分類した（図57）．数値は 6 ， 7 の発現頻度を示す．

Ⅰ型（13.5，4.2%）：根尖が頬側と舌側の2つの突出部をもち，根尖近くで分岐する不完全2根性で，根管は2根管性完全分岐を示す（図58a, e）．

Ⅱ型（29.2，19.8%）：根尖が頬側から舌側に向かって歯冠側へ直線的に傾斜する板状根で，2根管性完全分岐が多い（図58b, f）．

Ⅲ型（26.0，33.3%）：根尖がU字形の鈍円であり，2根管性あるいは単根管性を示す（図58c, g）．

Ⅳ型（31.3，42.7%）：根尖がV字型の先細りで，大半が単根管性である（図58d, h）．

一方，舌側根は細長い円錐形で，頬側根とは大きな角度をなし舌側方向に開く．その舌側面の歯頸部直下，中央から著明な縦溝が根尖1/3近くまで走る（図56d）．舌側根は頬側根よりも長く，しばしば根尖部近くで頬側へ湾曲する（表5参照）．各歯根の分岐位置は歯頸側1/3あたりが多い．

上顎第一大臼歯の特徴

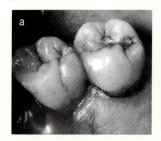
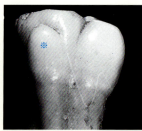
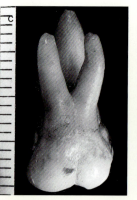
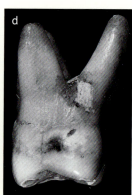

図56　上顎大臼歯の歯冠と歯根形態
a：咬合面観，b：舌側近心咬頭のカラベリー結節（※印），c：近心頬側根，遠心頬側根，舌側根の3根性の頬側面観（6），d：その遠心面観と舌側根の舌側面溝の発達．

SECTION 6 歯根と根管の解剖

近心頬側根の近心面観による形態と分類

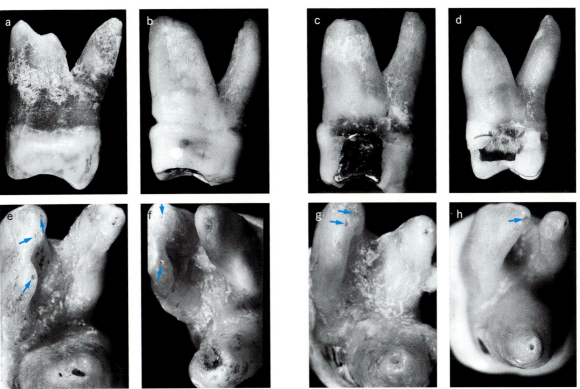

図57 上顎大臼歯近心頬側根の解剖形態（近心面観からみた分類）

図58 上顎大臼歯近心頬側根の近心面観と根尖孔（矢印部は根尖孔）
Ⅰ型はすべて2根管性完全分岐を示し，Ⅱ型は2根管性が多い．Ⅳ型は大半が単根管性を示す．
a, e：Ⅰ型，b, f：Ⅱ型，c, g：Ⅲ型，d, h：Ⅳ型．

（3）近心頬側根の単根管性は，第一，第二大臼歯では30～50％と少なく，頬舌2根管性が50～70％と多い．他の2根は単根管性を示すので，3根性4根管の頻度がむしろ高いと考えられる（表7）．

近心頬側根の舌側寄りの根管（第二根管）は，多くは髄室床から分岐開口するが，その位置は一定しない．頬側寄りの根管に接して分岐するもの，かなり離れるもの，根管口の下方で分岐するものなどがある（図59a, b, c）．

歯根の水平断面では，根管口部で近心頬側根は頬舌的に長く扁平，遠心頬側根は頬舌的楕円形，舌側根は近遠心的に広い卵円形，根尖近くで円形となる（図60）．

臨床例は根尖が2根に分岐するⅠ型の完全分岐根管の一例を示す（図61）．

089

表7　上顎大臼歯近心頬側根の近心面観(Ⅰ～Ⅳ型)と根管の分岐形態との関係

歯根形態	根管分岐型 歯種	2根管性 完全分岐 6	2根管性 完全分岐 7	2根管性 不完全分岐 6	2根管性 不完全分岐 7	単根管性 6	単根管性 7	計 6	計 7
Ⅰ型	分岐型	13	4					13 (13.5)	4 (4.2)
Ⅰ型	癒合型								
Ⅱ型	分岐型	24	12	3	2			28 (29.2)	14 (14.6)
Ⅱ型	癒合型		5						5 (5.2)
Ⅲ型	分岐型	12	9	3	4	10	14	25 (26.0)	27 (28.1)
Ⅲ型	癒合型		1				4		5 (5.2)
Ⅳ型	分岐型	6	5	7	9	17	23	30 (31.3)	37 (38.5)
Ⅳ型	癒合型				1		3		4 (4.2)
計		55 (57.3)	36 (37.5)	13 (13.5)	16 (16.7)	27 (28.1)	44 (45.8)	96 (100)	96 (100)

＊数は歯数，（　）内は％を示す．6のⅡ型は根管分岐型の判定困難1歯を含む．癒合型は，近心頬側根と舌側根との癒合をいう

(小林，川崎，1973)

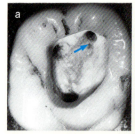
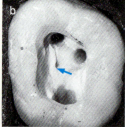
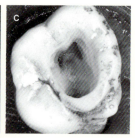
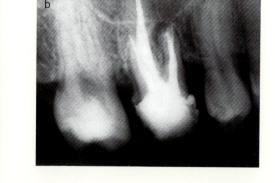

図59　近心頬側根の2根管性分岐と根管口の精査
舌側寄りの第二根管の開口位置は一定しないので髄室開拡を十分行って次亜塩素酸ソーダと過酸化水素水の交互洗浄による窩洞の清掃をする．探索・精査することにより第二根管が発見される．小さな窩洞外形では発見も器具操作も困難となる（いずれも学生の模型実習での4根管例を示す）．
a：頬側寄り根管と非常に近接している．b：頬舌的に走る浅溝の両端に分岐する．c：裂隙状の根管口部の下方で分岐する．

図60　上顎第一大臼歯の歯根水平断面(近心頬側根(m)の2根管性)
歯頸部，歯根中央部，根尖部を示す．

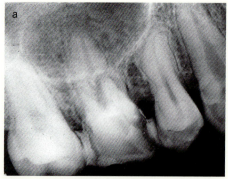

図61　Ⅰ型歯根の臨床例(6)
a：術前のエックス線写真．偏近心投影で根尖の2根分岐がわかる．b：根充後のエックス線写真．

SECTION 6 歯根と根管の解剖

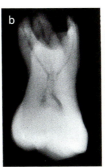
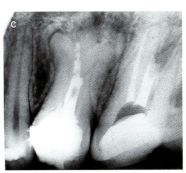

図62 台状根
長い歯髄腔をもち，歯根が切株状に癒合し根尖部のみ離開する．
a：抜去歯頬側面観，b：同エックス線写真，c：臨床例エックス線写真．

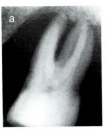
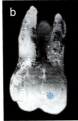
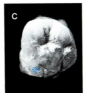
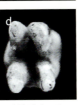

図63 上顎大臼歯の過剰根例（2根性の舌側根）（反町ほか，2005より）
4根性の上顎大臼歯は頻度こそ少ないが時々遭遇する．
a：術前エックス線写真，b,c：カラベリー結節（※印）の存在，d：等大の2根性舌側根（抜歯後所見）．

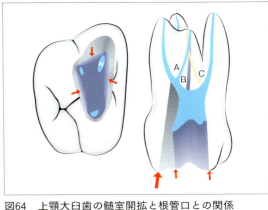

図64 上顎大臼歯の髄室開拡と根管口との関係
近心頬側根の第二根管の分岐位置を右図のA, B, Cで示す．小矢印は通常の髄室窩洞外形線を表し，大矢印はAに対する器具操作に必要な犠牲的歯質の削除を示す．左図の薄紫色の部分は髄壁の膨隆部を表す．

（4）台状根 prism-shaped root が稀に発現する．上顎大臼歯の3本の歯根が切株状に癒合して根尖部だけが離開しており，長い歯髄腔から根管が分岐している（図62）．一般にはタウロドント taurodont を指し，タウロドンティズム taurodontism，タウロドント歯などともほぼ同義に解釈されている．下顎第一乳臼歯にはもっとも好発する．

また上顎大臼歯には頬側2根，舌側2根の4根性の多根化もみられ，過剰根が現れる（図63）．それは近心舌側咬頭の舌側のカラベリー結節に一致して存在するとの報告が多い．本来の舌側根の遠心舌側根との分岐位置は頬側根よりも歯頸側寄りに偏在するとされる．歯冠の咬合面からみた近遠心幅径（冠幅）で，頬側半よりも舌側半が大きく，舌側根間部にエナメル突起が侵入しているようなときは，過剰根を疑う一つの手がかりとなるが，エックス線診査には十分注意する（図63）．

（5）上顎大臼歯の根管治療を奏効させるには，過不足のない髄室開拡を施し髄室を次亜塩素酸ナトリウム溶液と過酸化水素水とで交互洗浄を十分に行い，根管口を発見し，その開口位置を確認することが大切となる．

上顎大臼歯の髄室開拡と根管の分岐位置との関係は，複雑である．その舌側寄りの第二根管の分岐位置は一定していない．髄床底部より直接分岐するとは限らない．図64で示すA, Cの分岐を示す例は，治療はきわめて難しい．治療に必要な犠牲的な歯質削除を行えば理論的には可能となろう．また歯根の外形を知るには偏心投影法も分岐形態の手がかりとなる（図61）．

2）上顎第二大臼歯［18.5mm］

（1）多くは4咬頭性，遠心舌側咬頭が退化消失し3咬頭性(10%)，咬合面の菱形は近遠心的圧平で細長くなる．カラベリー結節は稀に発現する(1.0～3.9%)．

（2）多くは3根性，各歯根間の分岐角度も小さくなり，分岐位置も根尖側の低位となり癒合傾向がみられる．頬舌2根性や単根性もみられる．癒合は頬側根の間，近心頬側根と舌側根の間で起こることが多い．

近心頬側根の近心面観による形態と分類では，Ⅰ～Ⅳ型に同様に分類されるが，Ⅲ型とⅣ型が主体をなす．一方，Ⅱ型，Ⅲ型，Ⅳ型では舌側根と癒合（融合）する形態がしばしばみられるが，本来の形態を保持しながらその根尖近くまで舌側根と癒合している（図65）．

（3）近心頬側根の2根管性が50%ほど現れるので，3根性4根管がやはり頻発すると考えてよい．しかし歯の退化傾向も歯根にもみられることもあり，全体として頬舌の2管性，あるいは単根管性に遭遇することもある．

（4）カラベリー結節を有し，咬合面の口蓋側の近遠心幅径が頬側より大きい歯は，2根性の舌側根（口蓋根）を疑う（図63）．

（5）上顎第二大臼歯でも，川崎らの抜去歯成績では，根尖孔が肉眼的には認められない消失（－）例が，表3（p.72）の6と同様に頬側寄り8.3%，舌側寄り36.1%ほどみられた．

比較対照とした単根管性の近心頬側根と遠心頬側根の根尖孔の消失（－）例は，7で4.2%，8.7%で，6の値に近い．一方，舌側根の根尖孔の消失（－）例は，1.1%で，根尖孔は消失せず開口している．

上顎第二大臼歯の癒合根の特徴

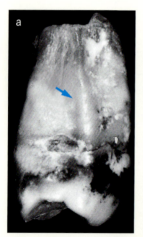 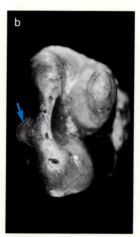 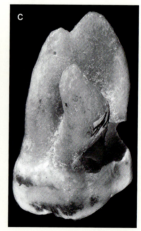

図65　上顎第二大臼歯癒合根の形態
Ⅱ，Ⅲ，Ⅳ型歯根では近心頬側根と舌側根が癒合する形態がしばしば現れる．Ⅱ型のaとbは同一歯で矢印部には強い膨隆が縦に走る．cはⅣ型の癒合根を示す．

⑥-⑭ 歯別の根管解剖：下顎大臼歯

1）下顎第一大臼歯［18.8mm］

（1）頬側に3個（近心頬側咬頭，遠心頬側咬頭，遠心咬頭），舌側に2個（近心舌側咬頭，遠心舌側咬頭）の5咬頭性で，咬合面は方形に近いが，近遠心径が頬舌径よりも少し大きい（図66）．

各咬頭間に頬側溝，遠心頬側溝，舌側溝があり，近心溝と遠心溝が中心溝（横溝）をつくる．各咬頭に中心隆線を認め，近・遠心縁に辺縁隆線がある．

（2）2根性が基本形で，近心根と遠心根からなる（図66）．2根は形や大きさも類似しており，近遠心的に圧平された扁平根で上顎大臼歯の近心頬側根の形態にもよく似ている（図67）．近・遠心根の対向面の分岐部側には強く凹んだ深い溝が存在し，その横断面は細長いまゆの形になる（図68）．

遠心舌側咬頭に相当する遠心舌側根（第三根）が遠心舌側偶角から現れることがある（図69）．20%の発現頻度でみられ，その歯根は細い円錐根で，多くは強い頬側湾曲を示す（図70）．遠心副根 distal accessory root とも呼ばれる．

（3）近心根は頬舌2根管性で，ほとんどが完全または不完全分岐根管である（表8）．一方，遠心根の60%は単根管性，20%は2根管性であるが，第三根が発現すると歯全体では4根管性となるが，第三根の根管口は遠心舌側寄りに偏して存在するのが特徴である（図71）．1根管性の遠心根管は頬舌的に長い卵円形か楕円形を示すが，根尖近くで円形となる（図68）．

（4）第三根の遠心副根は異常形態とは考えられていない．

（5）第三根は，正放線投影や20°偏心投影法により判明する．その根管口は遠心舌側寄りに偏位するため，小さな窩洞外形による髄室開拡は根管口の発見が困難となるので注意する（図70，71）．

6̄の根分岐部歯根歯質はきわめて菲薄である．とくに近心根では，根管口部から歯根長1/2部の根管の拡大形成，ポストコア形成時には歯根の近遠心的圧平や歯根面に現れる溝（凹み）の菲薄な歯質領域は‘danger zone’と呼ばれ，穿孔事故を起こしやすい（図72）．

南場（足達）ら（2007）のヒトの下顎第一大臼歯抜去歯の歯根形態の厚径に関する定量的成績では，近心根の根面溝の近遠心幅径の平均値は，根分岐部直下で2.68mm，歯根長1/2部で2.01mm，最小値は根分岐直下で1.98mm，歯根長1/2部で1.06mmを示し，遠心根の各々3.49，2.62，2.36，1.71mmよりも有意に小さく菲薄であった（図73，表9）．この数値は歯根厚径を超硬質石膏レプリカを用いて計測したものである．

一方，Kessler ら（1983）の近心根の根管壁厚径の平均値は根分岐部直下の遠心面で1.152±0.238mm，歯根長1/2部で1.078±0.290mmと薄く，近心根の近心面では各々1.393±0.228，1.245±0.222mmと厚くなる．実際の拡大操作で残存歯質は，1.0〜0.5mm以下となろう．

Abou-Rass ら（1980）は，歯質の厚い近心側を意図的に削除する anticurvature filing の術式を推奨している．つねに念頭に置きたい．

PART 1 解剖編

下顎第一大臼歯の特徴

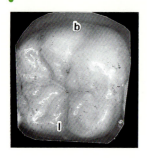
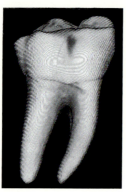

図66　下顎大臼歯の歯冠と歯根形態
左：咬合面観．b は頬側，l は舌側．
右：頬側面観．近遠心の2根性．

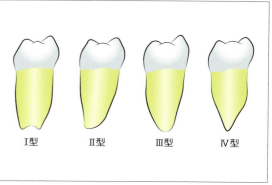

図67　下顎大臼歯近心根の解剖形態（近心面観からみた分類）（川崎孝一ほか，2000より引用改変）
Ⅰ型～Ⅳ型に分けられる．

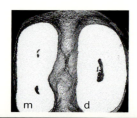
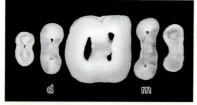

図68　下顎第一大臼歯歯根の水平断面（3根管性：上図と4根管性：下図）
m は近心根，d は遠心根．
下図では歯頸部，歯根中央部，根尖部を示す．

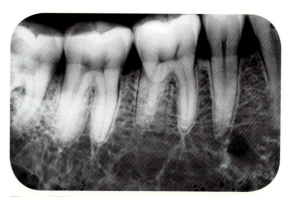

図69　下顎第一大臼歯の第三根（遠心舌側根）のエックス線写真（[6]）
20％の頻度で現れる．

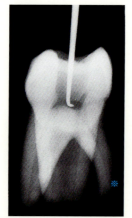

図70　下顎第一大臼歯の第三根の根管口は遠心舌側寄りに偏位し，根管は強い頬側湾曲を示す（※印部）．髄角部の残存をエンド用有鉤探針でチェックする．

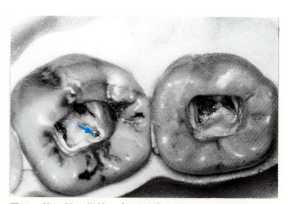

図71　第三根の根管口（矢印部）を示す．

下顎第一大臼歯の歯根形態

表8　下顎第一大臼歯の歯根形態と根管分岐型（様式）

（数は％を示す）※

根管分岐型	歯根形態	I型	II型	III型	IV型	計
近心根	2根管性完全分岐	22.4	23.5	17.7	4.7	68.3
	2根管性不完全分岐		4.7	14.1	10.6	29.4
	単根管性			1.2	1.2	2.4
遠心根	2根管性完全分岐	2.4	2.4	2.4		7.2
	2根管性不完全分岐		3.5	8.3	3.6	15.4
	単根管性		4.7	32.9	20.0	57.6
	2根性（遠心副根の存在）			2.4	17.6	20.0

※川崎ほか（1980）の調査成績から

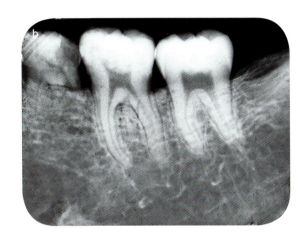

図72　下顎大臼歯の根管縦断面(a)と若年者のエックス線写真(b)
下顎第一大臼歯近心根の根管壁厚径は根分岐部側（青線部）では菲薄で穿孔事故を起こしやすい．このdanger zoneに注意する．m：近心根，d：遠心根

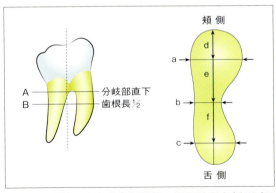

図73　下顎第一大臼歯歯根形態の厚径計測点（南場（足達）美弥ほか，2007より引用改変）
a：頰側半の最大値，b：根面溝部の最小値，c：舌側半の最大値，d：頰側からaまでの距離，e：頰側からbまでの距離，f：頰側からcまでの距離．

表9　下顎第一大臼歯の近・遠心根の幅径（2根性）

		根面溝部の近遠心幅径	
		近心根	遠心根
根管分岐直下	最大	3.60	4.46
	最小	1.98	2.36
	平均	2.68	3.49
歯根長1/2	最大	3.21	4.24
	最小	1.06	1.71
	平均	2.01	2.62

(mm)　　　　　　　（南場（足達）美弥ほか，2007）

2）下顎第二大臼歯[18.2mm]

（1）4咬頭性が多くみられる．頬側の遠心咬頭が消失傾向を示すため咬合面は矩形に近くなる．

（2）近・遠心の2根性が70％，2根が癒合して単根性の樋状根 gutter shaped root が30％ほど現れる．根の癒合はふつう頬側のみに起こるが舌側では深い縦溝を示し，逆Ｖ字形の凹み（深窩）をなすものから狭く深い縦溝を認め，歯根の横断面では馬蹄形となる（図74）．

近・遠心2根性では近遠心的な圧平度は小さい．遠心副根もみられない．

樋状根では，bayonet curve が20％の頻度で現れるので注意する（表5参照）．

（3）もっとも多い2根性では，30％ほどが2根管性，他は近心で2根管，遠心で単根管の3根管性を示すことが多い．しかし，樋状根を含む単根性の根管口形態は，大久保ら（1979，80）により1～6型に分類されている（図75）．1と2型は近心と遠心側に頬舌的に長い楕円形の根管口を認めるもので各々4.1％，3～6型は近心から遠心にかけて樋状，三日月状の馬蹄形を示すもので樋状根管と呼び，89.3％発現している．樋状根の解剖学的根尖孔は，円形が多いが，近遠心的に長い楕円形や線状形もしばしばみられる（図76）．

（4）2根管性の下顎第二大臼歯で頬側付属根 accessory buccal root 0.2％，舌側付属根 accessory lingual root 0.9％の発現がみられる（図77）．

（5）樋状根管では，歯根は癒合により単一でも根管の形態異変，根管内での多分岐の発現やイスムス，副根管（根管側枝）などの解剖学的複雑性と困難性がしばしば予測され，実際に遭遇することもあろう（図78）．根尖孔が1つあるいは2つ以上存在しても，根尖数ミリ部の根管治療が適正に施されているか否かがもっとも問題であり，最終の目標でもある．次亜塩素酸ナトリウム溶液（NaClO）と3％過酸化水素水（H_2O_2）との交互洗浄を丁寧に行うことが重要となる．

下顎第二大臼歯の樋状根（管）

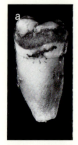
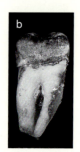
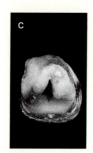
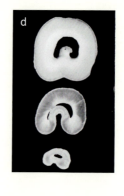
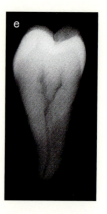

図74　下顎第二大臼歯樋状根歯の解剖形態
a：頬側面観，b：舌側面観，c：根尖面観，d：歯根の水平断面，e：近遠心エックス線写真と bayonet curve．

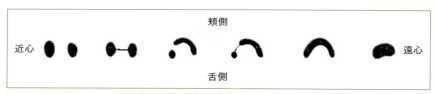

図75　樋状根歯にみられる根管口形態（大久保らの分類）
左から1，2，3，4，5，6型を表し，3～6型を樋状根管と呼ぶ．

SECTION 6 歯根と根管の解剖

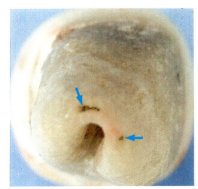

図76 樋状根歯の根尖孔
円形がもっとも多いが，近遠心的に長い楕円形や線状形もみられることもある．複数開口例（矢印部）．

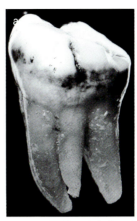 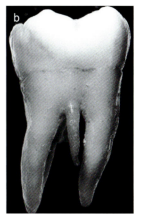

図77 下顎第二大臼歯に現れる歯根の変異形
頬側（a）や舌側の中央（b）に過剰根が稀に現れる．

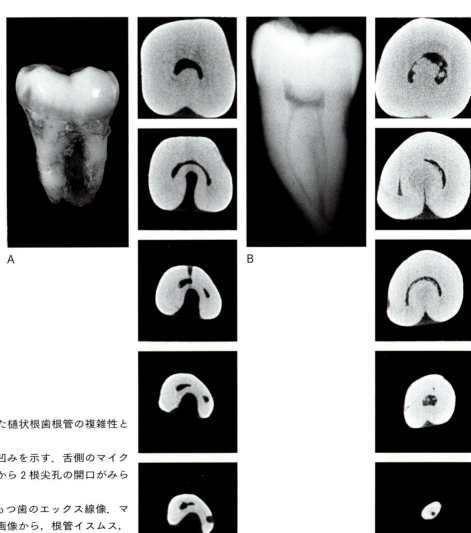

A   B

図78 抜去歯からみた樋状根歯根管の複雑性と困難性
A：深い逆V字形の凹みを示す．舌側のマイクロCTスライス画像から2根尖孔の開口がみられる．
B：浅い舌側面溝をもつ歯のエックス線像．マイクロCTスライス画像から，根管イスムス，根中央の馬蹄形根管から円形の1根尖孔で終わる．

PART 1 解剖編

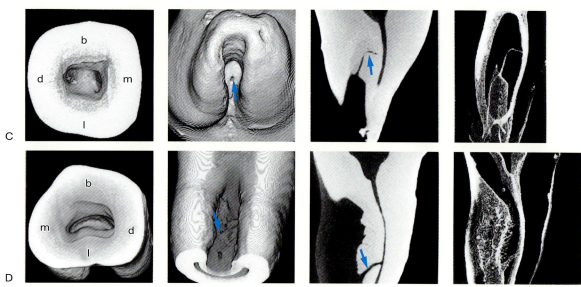

図78（つづき）

C：I型の根管口形態にみられた舌側深窩の副根管（根管側枝）の開口と走行.
左から3D画像の根管口，根尖面観と副根管の開口（矢印部），スライス画像（矢印部：副根管），CT透過像.
D：5型の根管口形態にみられた舌側深窩の副根管（根管側枝）の開口と走行.
左から3D画像の根管口，深窩の小孔（矢印部），スライス画像（矢印部：副根管），CT透過像.
（C, Dは，田中幹久ほか，日歯保存誌 50：532-533, 2007より）

PART
2

治療編

- POINT 1 　歯の非感染性硬組織疾患
- POINT 2 　歯の感染性硬組織疾患(う蝕)の臨床像
- POINT 3 　象牙質知覚過敏症
- POINT 4 　歯髄・歯周組織の疾患の痛みと関連痛, 歯痛錯誤
- POINT 5 　歯内疾患の病態像と診断・処置の原則
- POINT 6 　歯科診療における歯髄電気診の活用
- POINT 7 　ラバーダム防湿下の無菌的歯内治療の実践
- POINT 8 　歯内 - 歯周病変(歯周疾患)の治療
- POINT 9 　抜髄・感染根管における狭小湾曲根管の拡大形成
- POINT 10 　効果的な根管清掃法とは何か
- POINT 11 　根管死腔の生体に及ぼす影響
- POINT 12 　抜髄および根管治療後の治癒形態を知る
- POINT 13 　大きな歯根嚢胞の非外科的根管治療の試み
- POINT 14 　日本の歯内治療はこのままでよいのか

POINT
1

POINT
2

POINT
3

POINT
4

POINT
5

POINT
6

POINT
7

POINT
8

POINT
9

POINT
10

POINT
11

POINT
12

POINT
13

POINT
14

POINT 1
歯の非感染性硬組織疾患

う蝕とは直接関係しない歯の非感染性硬組織疾患に遭遇する頻度は必ずしも高くはないが，それらに関する正しい知識が必要となる．ここでは歯の構造異常を伴う形成不全(図1，2)，歯の外傷および慢性損傷について述べる．

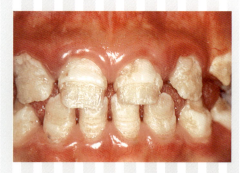

図1　エナメル質形成不全
永久歯前歯に現れた低形成型でエナメル質は黄白色を示し，表面はしわ状凹凸もみられ切縁側は歯質の形成障害が明らかである．歯間の空隙が著明である．

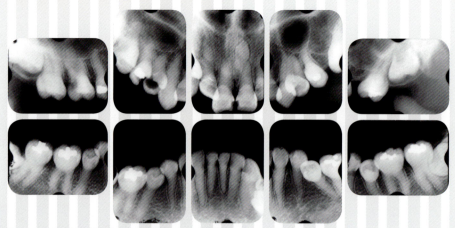

図2　象牙質形成不全症の全顎エックス線写真
ほとんど歯の歯髄腔は消失しているように見える．上顎骨骨中に逆生正中歯を認める．

1-1 歯の構造異常を伴う形成不全

1）エナメル質形成不全 enamel hypoplasia（図1）

歯冠の形成不全部は粗面をなし，白斑，凹窩，実質欠損あるいはまったく形成されないなどの石灰化障害がみられる．全身的原因によるものは多くの歯に現れるが，遺伝性のものは歯冠全体に異常が生じることが多い（図3）．永久歯にも乳歯にも現れる．

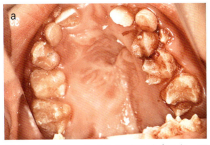
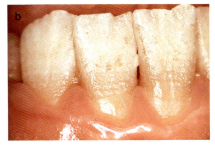
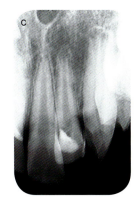

図3　遺伝性エナメル形成不全（10歳，男児）
a：上顎の口腔内所見．切歯を除いて石灰化不全，歯冠全体にエナメル質の崩壊がみられ，歯の着色が著しい．b：$\overline{3\ 2\ 1}$ の唇面観．c：$\overline{1\ 2\ 3}$ のエックス線写真．エナメル質が薄い．

2）象牙質形成不全症 dentinogenesis imperfecta（図2，4〜7）

遺伝的因子により象牙質が原発的に障害される．常染色体優性遺伝を示し浸透性が高く，骨形成不全症 osteogenesis imperfecta を伴うこともある．その肉眼的・組織学的所見では特異な変化がみられる（図5〜7）．歯の色調は透明度の高いオパール様灰褐色を呈し，エナメル質は剥離，破折しやすく，高度の咬耗をみることが多い．歯頸部の狭窄による鐘状の歯冠と歯根の短小化を示す．歯髄腔の閉塞，消失がしばしば起こるので根管治療が困難となることもある．外套象牙質の歯髄側は多くの封入組織もみられ，象牙細管も少なく太さも不定で走向も乱れ石灰化も悪い．Finn（1938）は6,000人の学童中で2家系に本症を認めている．乳歯も永久歯も侵されるが，遺伝学的家系調査も少なく不明な点も多い．

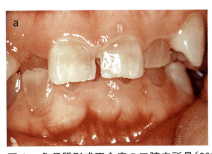
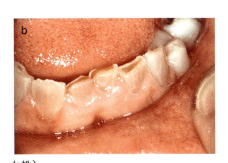
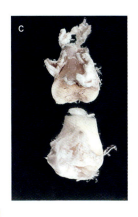

図4　象牙質形成不全症の口腔内所見（20歳，女性）
a：前歯部は薄い紫色を帯びた灰色でオパール様の透明度を有し，縦走する亀裂を示す．b：$\overline{1\ 1\ 2}$ 切縁部は黄褐色の象牙質が露出し磨滅している．多くの亀裂線を認める．c：摘出された $\overline{8}$ の肉眼所見を示す．歯小嚢の一部が破損するも，歯根は形成途上にあり，その色調は透明度が高く桃色を呈していた．本資料は組織学的に調べられた．

PART 2 治療編

象牙質形成不全症の組織学的所見

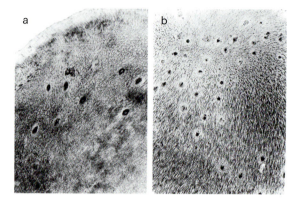

図5　歯冠部象牙質内にみられる封入体
a：脱灰切片所見．外套象牙質には変化はみられないが，髄周象牙質の中層から表層に封入体が多い．b：研磨切片所見（ヘマトキシリン染色）．

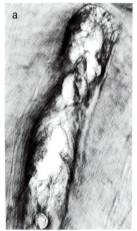 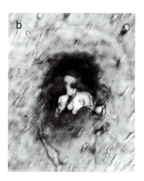

図6　脱灰切片の同倍率拡大からみる封入体構造（ヘマトキシリン・エオジン染色）
a, bは縦・横断像．内層には1～数個の球状ないし楕円形の空隙があり，外層はヘマトキシリンに濃染する好塩基性基質からなり，周囲と画然と区別できる．bは細胞成分を含む．未石灰化または石灰化不全部の存在が考えられる．

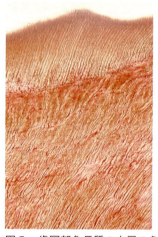

図7　歯冠部象牙質の中層の象牙細管構造の乱れ（脱灰切片，チオニンピクリン酸染色）
細管の数の減少，太さ，走向，分布が不規則で樹枝状，毛筆状を示す．

3）テトラサイクリン着色歯 tetracycline stained tooth（図8）

　TC系抗生物質の服用によって歯の形成障害が起こり，減形成，石灰化不全，着色などが現れることがある．色調は淡黄色→褐色→暗褐色を示す．TC系薬剤は2価あるいは3価の金属イオンとキレート結合するが，そのキレート作用で歯のCaイオンと結合し沈着するという．色調は経時的に濃くなる．

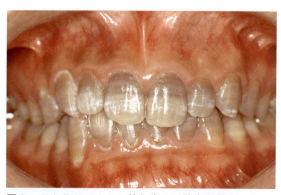

図8　テトラサイクリン着色歯の口腔内所見

1-2 歯の外傷（多くは急性損傷）

　打撲，転倒などにより生活歯にどのような傷害が生じるかは外力の種類，強さ，方向，細菌感染の有無などによって異なる．その結果，歯痛，歯肉の腫脹，歯の動揺や歯の破折などの症状を訴えることも多い．若年者では歯髄の生活反応が受傷後一時期みられないこともあるが，正常な生活力を多くは1〜4か月以内に回復することもあるので待機的診断を行うことも必要となる．外傷に伴う歯の破折は5％前後と少ないが，80％は上顎歯で1に好発する．一過性の衝撃力で起こる外傷による歯根破折では根尖側で水平性のものが経過，予後もよいことが多い．そこで破折部の治癒を考えてみたい．歯根膜も歯髄もそれに関係するが，主役は歯根膜であろう．受傷直後には歯根膜には出血，歯根膜線維の離断や変性などが起こる．しかし歯根膜の再生力が強く，肉芽組織が破折隙に増殖侵入し，セメント質形成が始まる．幼若歯で歯髄の生活力が旺盛で歯髄損傷が軽微であれば，歯髄の再生も期待できる．しかし歯頸側寄りは上皮が侵入しセメント質，象牙質の新生を妨げる．

　歯冠の亀裂や歯根の不完全破折の進展が原因して咀嚼時の不快症状，歯痛の持続，歯肉の腫脹感，歯の動揺などの多様な症状を訴えていることもある．診査，診断において歯科医を悩ますこともあろう．外傷の分類は John I. Ingle ら（1976）に従い図示化した（図9）．

　歯の外傷とその継発症の診断と処置法を決定するには的確な診査が必要となる．すなわち，①歯肉軟組織の損傷，②歯槽突起の損傷，③露髄の有無，④歯の転位，⑤歯の動揺，⑥打診（垂直，水平），⑦触診，⑧歯髄電気診（EPT），⑨冷温痛，⑩歯の色調（変色），⑪歯周ポケット診査，⑫エックス線診査（歯根破折の存在，挺出・圧入，歯根膜腔の拡大，エックス線透過像，歯根の形成度，根管の異常など）を調べる．患者の自覚症状は，①自発痛，②歯の接触時の不快感や咬合痛，③冷温刺激や甘酸味時の痛み，④歯の動揺，⑤歯肉部不快・違和感などである．

　外傷による亜脱臼歯の26％に歯髄の壊死（失活）が生じるという．損傷による歯髄内出血ではふつう灰色を帯びた歯の変色は失活の指標の一つと考えられる．軽微な出血は回復することが多いが，歯髄神経のほとんどは受傷後4か月以内に起こる．歯根完成歯では虚血性歯髄壊死に陥ると血管の再生は稀と考えられている．

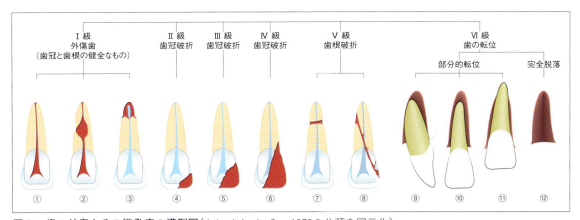

図9　歯の外傷とその継発症の模型図（John I. Ingle ら，1976の分類を図示化）
①歯髄の失活，②内部吸収，③外部吸収，④露髄なし，⑤露髄あり，⑥歯肉縁下に及ぶ，⑦水平破折，⑧垂直およびチゼル様破折，⑨唇・舌側転位，⑩挺出，⑪嵌入（圧入），⑫脱落

PART 2 治療編

外傷歯分類Ⅰ，Ⅱ，Ⅲ級症例

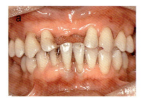
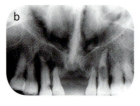
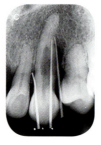
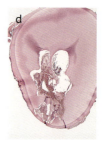
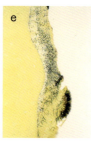
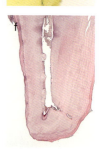

図10　Ⅰ級の外傷歯でう蝕のない|3 の特発性内部吸収例（飯島 正氏のご厚意による）
a：1|1 欠損で長年義歯を使用．|3 の鉤歯による負荷が外傷となり，慢性歯髄炎→炎症性肉芽組織化→根管壁の内部吸収と穿孔→歯髄の液化壊死→根尖病変を継発している．b：パノラマエックス線写真．c：歯周ポケット内にガッタパーチャポイント挿入エックス線写真．垂直性骨吸収，白線の消失，骨縁下ポケット，咬合性外傷が疑われる．d：歯根中央部1/3の広範囲に広がった内部吸収は舌側と遠心の根壁に深く進んで舌側では穿孔している．変性好中球もみられるが，歯髄は液化している（横断像，HE染色）．e：吸収窩に接して細菌苔の存在（グラム染色）．f：根尖部根管も液化を示すも吸収窩はみられない（縦断像，HE染色）．

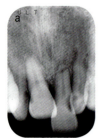
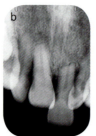
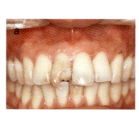
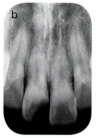

図11　1|1 の衝突事故による受傷例（34歳）
a：受傷時．b：13か月後．外部吸収を示すも生活歯で異常はみられない．

図12　Ⅱ級の露髄のない歯冠破折（梅干を噛み込む）
a：1| の唇面観．b：エックス線写真．

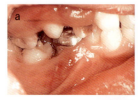
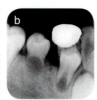
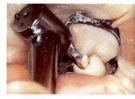
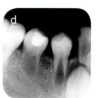
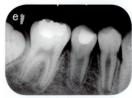
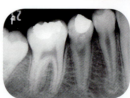
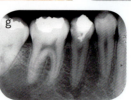

図13　Ⅲ級の外傷歯で露髄のある歯冠破折（8歳，根未完成歯小臼歯の中心結節）
a：軽度の自発痛と冷水痛（漿液性歯髄炎様の痛み）を訴える．5| に棒状の中心結節の存在．b：術前エックス線写真．5| は萌出直後で歯根形成を開始したばかり．c：棒状の中心結節の切削摘出．d：歯髄に水酸化カルシウム応用の覆髄直後．e：術後15か月（9歳）．歯根形成2/3段階．f：術後4年（12歳）．歯根形成の進行．g：術後9年4か月（17歳）．歯根尖も完成．本法は損傷した歯冠部歯髄の一部をNaOCl溶液と3％ H_2O_2 併用によるchemical surgeryで溶解除去する術式であり，partial pulpotomy（pulp curettage）と呼ばれ，直接覆髄法には適さない症例に応用する．主に幼若永久歯を対象とするが，ラバーダム防湿下の厳密な無菌的操作が必須となる．

POINT 1 歯の非感染性硬組織疾患

外傷歯分類Ⅴ級症例

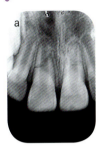
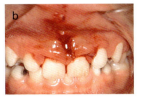
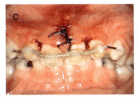
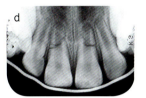
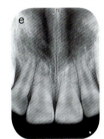
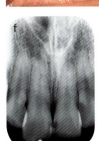

図14　Ⅴ級の外傷による歯根破折（大石繁康らの治験：9歳男児）
a：初診時エックス線写真．1|1 に歯根破折線，歯髄電気診（EPT）では閾値の上昇を示した．b：上口唇の腫脹と血腫，上唇小帯と歯肉軟組織の裂創形成．c：患歯の整復固定と創傷部の縫合．d：ワイヤーと接着性レジンによる固定直後のエックス線写真．e：2年2か月後のエックス線写真．f：10年後のエックス線写真．EPTの歯髄生活反応は受傷30日以降いずれも正常反応を示した．

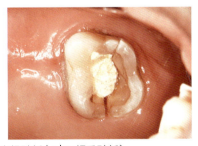

図15　無髄歯の歯根破折（7|の頬舌破折）

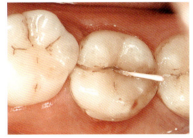

図16　歯の近遠心破折（38歳，男性）（北島ら，1992）
顎関節症状を訴えて受診後6か月経過時．冠根破折が現れた．|7 の歯冠破折部にガッタパーチャポイントが挿入されている．頬側遠心に10mmの歯周ポケット形成．抜歯後，耳部付近の痛みは完全に消失した．

〈歯根の水平破折〉

　Andreasen（1970）によれば永久歯列では0.5〜7％で，11〜20歳で 1 に多発するという．歯槽骨骨折を伴うこともある．歯根破折は根尖1/3〜歯根中央に多い．

　歯根破折の診断は，歯根部歯肉の圧痛，歯冠部破折片の挺出移動，歯の動揺，エックス線診査などによってなされる．

〈歯根の垂直破折〉

　歯根の長軸と同じ方向に起こり，予後はきわめて悪い．多くは歯根の唇頬側と舌側，または近心と遠心を含んでいるために歯の保存は困難となることが多い．根管充填後，治療を中断し修復補綴処置を施さないときや同処置後に歯根歯質がひび割れなどの不完全破折に始まり，完全破折をきたす例も遭遇する（図15）．エックス線写真では破折片の転位もみられることもある．

1-3 歯の慢性損傷

1）物理的損傷

（1）磨耗症 abrasion（楔状欠損 wedge shaped defect）（図17）

〈原因〉
- 習慣性，職業性による．パイプ喫煙者，裁縫師，大工など
- 歯ブラシの誤用
- 義歯クラスプの摩擦

〈症状〉
　特定の場所の病的すり減りが磨耗面にみられる．多くはくさび状，皿状を呈す．表面は滑沢，知覚過敏を伴うこともある．

（2）咬耗症 attrition（図18）

〈原因〉
- 生理的範囲を越えた咬合力
- 歯ぎしり（bruxism）
- 咀嚼筋の発達・骨植堅固
- 硬固物の嗜好
- 不正咬合

〈病状〉
　切線，咬頭の磨滅，平滑化，露出象牙質がやや陥凹し茶褐色，ときには知覚過敏を伴う．

2）化学的損傷

（1）酸蝕症 acid erosion（侵蝕症 erosion）

〈原因1〉
　レモン，ブドウ，夏みかんなどの有機酸の多い柑橘類の異常嗜好（図19）．

〈症状〉
　上顎前歯部唇側歯頸部1/3に好発することが多い．皿状の歯質欠損を呈し，女性に多い．口唇線 lip line にほぼ一致した線を境にする．

〈原因2〉
　異常酸性分泌液の停滞，すなわち胃酸の嘔吐を習慣性に繰り返す（図20）．

〈症状〉
　上下顎前歯口蓋側舌面から，とくに上顎臼歯の口蓋側が早期に影響を受ける．

〈原因3〉
　外来酸性物，酸蒸気の侵襲による酸性のガスやミストが作用する．強酸を扱う職業性のものなど，今日ではあまりみられないものと思われる．

〈症状〉
　下顎切歯に多くみられ，切縁側に強い．

磨耗症

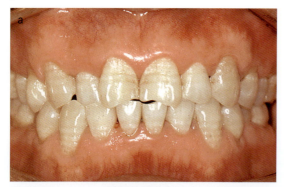 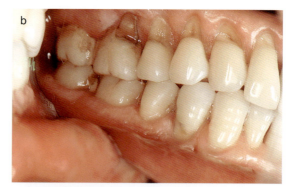

図17　釘をくわえる職業性損傷（大工）（a）と歯ブラシの誤用による歯の慢性損傷（b）

咬耗症

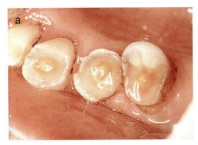
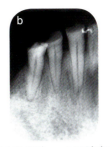

図18　 5 4 3|部の咬耗症（72歳，男性）．同部の知覚過敏を訴えて受診．a：口腔内写真，b：同部エックス線写真．

酸蝕症

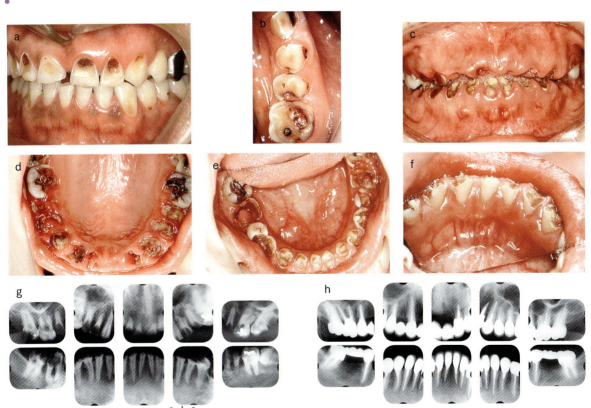

図19　柑橘類による酸蝕症．a：$\frac{3}{3}\frac{\;}{\;}\frac{3}{3}$部（43歳，男性），b：|6 5 4 3|部（31歳，女性），c〜g：全顎に進行（20歳，女性），h：歯の保存治療による機能回復後のエックス線写真．

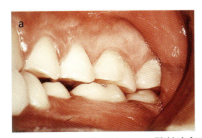
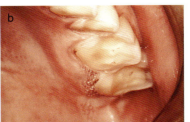
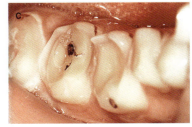

図20　胃酸の逆流嘔吐による酸蝕症（35歳，男性）．a：左頰側面観，b：上顎左側口蓋側面観，c：下顎左側咬合面観．

POINT 2

歯の感染性硬組織疾患（う蝕）の臨床像

　う蝕はミュータンス・レンサ球菌がもっとも重要な原因菌として認識されており，唾液の性状と流量，歯の感受性，粘着性食物の摂取，口腔清掃の不備などの口腔環境も発生要因と考えられている．う蝕の好発部位は自浄作用の少ない小窩裂溝，隣接面をはじめとして高齢者では歯根面にもみられる（**図1，2**）．ここではう蝕の臨床像について解説する．

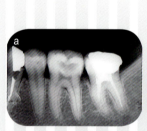
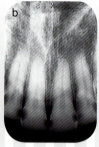
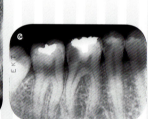
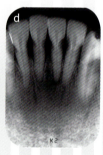

図1　エックス線写真から診るう蝕の好発部位と病変の広がり方の違い
a：6̅の裂溝を中心とした咬合面う蝕（C_2）．脱灰がエナメル象牙境に沿って広がり象牙質内に深く進行している．
b：2̅1̅|1̅2̅の隣接面う蝕（C_2）．エナメル象牙境で側方に広がり象牙質う蝕が進行する．
c：6̅5̅の深い平滑面う蝕．とくに6̅では隣接面う蝕はアンダーカット状のう窩を形成し髄角部に接近している．
d：2̅1̅|1̅2̅の根面う蝕，露出セメント質から始まったう蝕は象牙質まで広がり進行している．|1̅では歯髄の病変も疑われる．

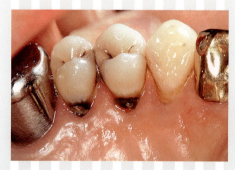

図2　5̅4̅|部舌側歯頸部の慢性う蝕病変
歯肉が退縮し露出セメント質に歯垢が付着し，う蝕変化が始まることが多い．初期病変は案外見落とし易いので注意する．

2-1 象牙質う蝕の臨床像

歯内治療の臨床では象牙質う蝕が問題となる（図3, 4）．象牙細管には象牙芽細胞の突起が侵入しており，細菌が象牙質内に到達しなくても，生じた酸や種々の物質が侵入し変化する可能性もある．コラーゲンを主とする有機質を20％ほど含む象牙質では，脱灰と有機質の分解を起こす．う蝕は脱灰と有機質の崩壊の2相性に進行していく．

1）う蝕円錐

象牙質のう蝕病巣は6層からなることが知られている．病巣の表層から，
①崩壊層：歯質の崩壊，食渣，細菌
②細菌多数層：象牙細管壁の崩壊層で細菌，分解産物と念珠状膨大
③細菌少数層：象牙細管に細菌の侵入開始
④内混濁層：病巣表層から侵入した酸による脱灰開始
⑤透明層：象牙細管内に無機質の結晶の析出・沈着（硬化）
⑥外混濁層（生活反応層）：細菌の毒素，温熱刺激などによる象牙芽細胞突起の変化

以上の病変の進行過程で②，③，④の層内で再石灰化による二次的石灰度の上昇をみることがあるという．それは病巣の表層にみることが多く，歯質の脱灰によって遊離した，または唾液中のカルシウムやリン酸イオンの再結晶化が考えられている．

象牙質う蝕の臨床像

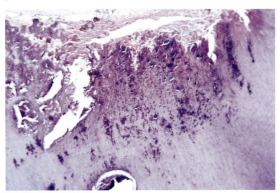

図3　象牙質う蝕（ヒト，HE染色）
う蝕は象牙細管を伝って歯髄に波及している．感染した細管は濃染しており，数珠状拡張もみられる．

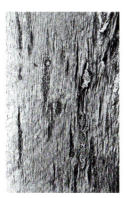

図4　う蝕軟化崩壊層（ヒト，HE染色）
空洞もみられ，内部に崩壊物質と多くの細菌が存在する．

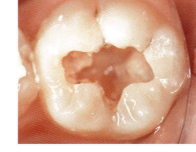

図5　急性う蝕病変をもつう窩の開拡
若年者の裂溝う蝕に多く発生し，病変はきわめて速やかに歯髄に波及する．軟化象牙質は淡黄色で軟らかい．

PART 2 治療編

2）急性う蝕と慢性う蝕の特徴と罹患歯質

　軟化象牙質が淡黄色で軟らかく，進行が速い若年者の急性う蝕（図5）では⑤と⑥に比して①〜④の占める幅の比率が大きい．一方，慢性う蝕ではとくに⑤の層の占める比率が大きく，う蝕進行がおそいので①と②の層の占める比率が低い．

　臨床上の軟化象牙質は③の細菌少数層の一部を含むものと考えられている．臨床的にはコラーゲン線維が破壊された細菌が存在する第一脱灰層と脱灰が部分的に起きている層を区別し，コラーゲン線維がまだ破壊されていない第二脱灰層は再石灰化の可能性があるとしてう蝕検知液（1％アシドレッドプロピレングリコール）を用いて識別する方法がある．しかし，第二脱灰層には細菌の侵入がみられることもあり，不顕性露髄の疑われるような深在性窩洞には用いられない．う蝕の電気抵抗値（インピーダンス）測定検査によりう蝕罹患性を客観的に判断する方法が合理的である．すなわち，象牙質う蝕では250kΩ以下を示し，15.1kΩ以上では「露髄なし」，15.0kΩ以下では「露髄あり」と診断できたが，今日ではこれらの測定機器（カリエスメーター，エンドドンティックメーター，ルートカナルメーターなど）が市販されておらず，診査，診断法において一部混乱がみられる．

3）う蝕による象牙質と歯髄の反応（変化）

　いくつかの考え方があり，必ずしも一致していないが，要約しておきたい．エナメル質う蝕でも象牙芽細胞層の破壊や細胞浸潤，硬化象牙質や透明層・修復象牙質を形成し生活防衛反応を示すという．図6は歯頸部象牙質う蝕の歯髄反応を示す．

　う蝕の活動性には急性期と休止期があり，交替しながらに間歇的に進行するとする考え方（intermittent caries activity）がある．これらは個体差における歯質の性状（透過性），年齢，歯髄

の抵抗力の違いなども関係すると考えられている．図7は高度の酸蝕症例の崩壊の著しい2|1の非脱灰研磨標本のCMRである．う蝕の表層部と脱灰層の最深部には再石灰化を示す高石灰化層がみられ，脱灰層の中央にも認められることからも，う蝕の間歇的活動説も十分理解できる．

　一般に歯冠象牙質の髄角部がもっとも歯髄変化が激しいといわれるが，う蝕と歯髄の距離が0.5mm以上離れている場合は歯髄の傷害は軽微であるという．また象牙質の脱灰がう蝕細菌の侵入に先行すると信じられているが，う蝕が歯髄に到達しなくても歯髄内に細菌が検出されるとの見解もあり，細菌侵入が脱灰に先行して起こり得る可能性も指摘されている．

4）髄室床象牙質のう蝕病変の病態像

　多根歯髄室床象牙質にう蝕病変が生じた場合，どのように広がり崩壊するかはまったく知られていない．なぜであろうか．髄室床の発生機序がきわめて複雑な事実は，髄管の発生において既述している．石川（1968, 69）は，髄室床の象牙細管の特異性を詳細に報告しているが，原著を参照していただきたい．一般に髄室床構造は上部と下部が分界線で分かれるが（図8），石黒ら（2000）によれば，髄室床のう蝕病変は歯質の崩壊や消失がなくてもマイクロラジオグラムでは髄室床から歯冠象牙質に広がる透過像を示し，脱灰が早期に起こることがわかった．そのう蝕病変がしばしば上部に止まることを明らかにしている（図9）．

　髄室床う蝕がみられても，表在性のものは歯の保存治療は可能であり，根分岐部穿孔を起こさぬように慎重かつ丁寧に処置する必要がある．根分岐部側の下部象牙質とセメント質には髄管の走向も予測されるので，髄室も根管と考えてNaOClと3％ H_2O_2 の交互洗浄をラバーダム防湿下で行うべきである．

POINT 2 歯の感染性硬組織疾患（う蝕）の臨床像

歯頸部象牙質う蝕の歯髄反応

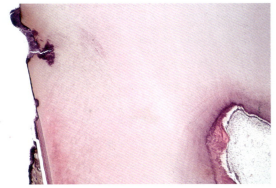

図6　歯頸部う蝕にみられた原生象牙質，第二象牙質と修復象牙質（ヒト，HE染色）

髄室床構造の分界線

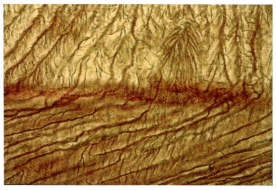

図8　ヒト健全歯にみる髄室床上部と下部の象牙細管の走向の違い（脱灰標本，チオニンピクリン酸染色）

高度の酸蝕症例のCMR像

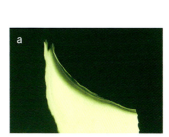
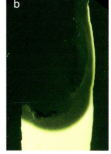

図7　摘出歯根の非脱灰研磨標本の脱灰層のコンタクトマイクロラジオグラム（CMR）
a：1⎦ 表層部と中央部，最深部に再石灰化によると思われる高石灰化層が認められる．
b：2⎦ 表層はプラークで覆われており，高石灰化はみられず急激な侵襲を示す．

髄室床象牙質のう蝕病変

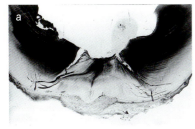
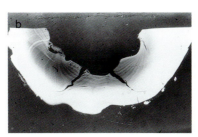
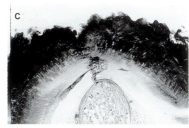

図9　下顎大臼歯の髄室床う蝕病変の組織学的観察（石黒仁和子ほか，2000より）
a：歯冠中央部頬舌断，非脱灰研磨標本の光顕像．髄室象牙質のう蝕病変が歯質欠損を示さない状態にあり，上部中央では細管が走る直走向，両側歯冠部では細管が頬側および舌側下端の象牙質表層から髄室に向かって内上方にS字状湾曲走向し，歯髄面では互いに接近して走る．
b：aのCMR像．上部髄室床では歯冠壁に移行するように広くエックス線透過像が高く脱灰層を示す．その中に細管と直交するエックス線不透過性の線条は象牙質の発育線に相当する．また舌側歯冠移行部の髄室床面にはエックス線不透過性の石灰化像が存在する．
c：別標本の近遠心断，非脱灰研磨標本の光顕像．上部を少し越えて根分岐部近くまでう蝕が進行しているが，下部は明らかに残存している．

POINT 3
象牙質知覚過敏症

　象牙質知覚過敏症 dentin hypersensitivity とは，象牙質露出面の一部分が種々の刺激に対して異常に過敏になっている状態をいう．症状は前歯や小臼歯の歯頸部にもっとも頻発し，その好発年齢は26〜50歳にみられる（図1）．

　ここでは象牙質知覚過敏症の臨床症状，ならびにそのメカニズムについて解説する．

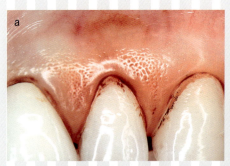
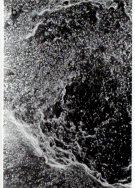

図1　歯頸部知覚過敏症の一例（|2，42歳，女性）
a：冷水，冷気，探針による擦過で高度の知覚過敏症状を示した．ヨードチンキ濃染部もみられる．
b：不定型実質欠損部には，象牙細管の開口，亀裂などもみられる（処置前，レプリカ SEM 所見）．
クリアフィルライナーボンドと SA プライマー併用処置により除痛．

3-① 象牙質知覚過敏症の臨床症状

象牙質知覚過敏症は，歯頸部の象牙質露出面において冷たいものを含んだときとか歯磨き時，臼歯の咬耗面においてはホウレンソウなどのおひたしやパンが象牙質露出面に触れたとき発作的に一過性の鋭く刺すような強い痛みや不快感を覚えるため，日常生活にも支障をきたすことがある（図2）．しかし，自発痛がないのが特徴である．稀に歯冠部において修復物の脱落した窩洞壁面に発症することがあるので注意したい（図3）．

本症の臨床症状は，朝夕，健康状態でも変化することが知られている．過労，睡眠不足，生活力の減退，気候の変化や体調などで亢進することもある．

小臼歯部の歯痛錯誤症例

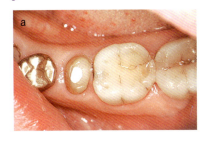
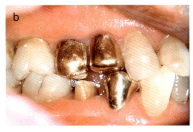
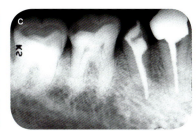
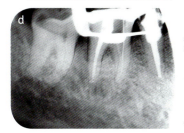

図2　5⏌部の咀嚼咬合時の痛みとして強く訴え前医が抜髄処置を施すも症状が消失しないまま紹介された歯痛錯誤例（72歳，外科医）
a：6 5⏌部の咬合面観．6⏌は咬耗が進み黄褐色を示す．
b：6 5 4⏌，⏋6 5 4の咬合状態．
c：6 5 4⏌部のエックス線写真．6⏌の根管は狭小化し走行の判読困難．
d：6⏌抜髄により痛みから解放される．遠心根は根充，難しい近心根には21 mm，#10のリーマーを挿入，根尖まで到達している．

大臼歯部の知覚過敏症例

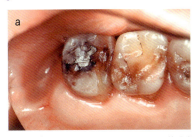
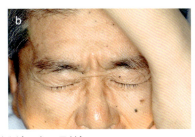
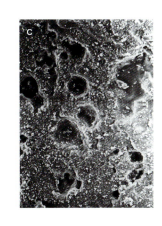

図3　⏌7部咬合面にみられた知覚過敏症例（60歳，男性）
a：⏌7の修復物の一部が脱落し，その窩洞面（溝部）に高度の過敏部が存在した．
b：溝部を擦過時，耐え難い痛み表情変化を示した．
c：過敏部のレプリカSEM所見．30μm大の象牙細管の開口が多数みられる．

PART 2 治療編

3-2 象牙質知覚受容機構の4つの学説

象牙質に機械的，化学的，冷温熱，airblastなどの刺激が加わると痛みを感じる．これらの痛みがどのようにして起こるかはいまだ明確には説明されていない．

そこで，ここでは4つの学説について要約しておきたい．

図4は，小林茂夫教授によりAR Ten CateのOral Histology, Development Structure, and Functionの引用，改変した模式図(B, C, D)に郡司，小林の象牙質知覚受容体説(A)を加え発表されたものである．

Aは，Gunji(1982)，郡司，小林(1983)により提唱された知覚受容複合体説(mechanoreceptive complex theory)を示す．象牙質に加えられた刺激が象牙芽細胞突起の細胞内液の流動・移動が起こり，突起の形態変化を生ずる．それが象牙前質や象牙質最内層に存在する知覚神経終末を機械的に刺激し興奮させるという．実際に象牙前質内の象牙芽細胞内突起(OP)をミトコンドリアを含む神経終末(NE)が包み込むように接触した縦断像を透過電顕像で明らかにしている(図5)．

Bは，象牙質の象牙細管内に神経終末が存在し，これが刺激に対して反応するとする説(象牙質神経支配説)．歯髄・象牙質境から100〜300μmくらいの距離しか神経線維の分布が限られているので，証拠が不十分なため否定的見解が多い．

Cは，Brännström(1963)の提唱した象牙細管内液への移動により刺激が歯髄表層の知覚神経自由終末に伝わるとする説(hydrodynamic theory；動水力学説)．象牙質知覚過敏症の痛みを説明するのに合理的であるという見解が多い．象牙質の刺激によって起こる痛みをすべて本学説で説明しようとすることは困難であろう．

Dは，John Tomesの提唱した象牙芽細胞が受容器として働き，これが刺激を神経終末に伝達するとする説(象牙芽細胞説)．Gysi(1900)により示唆されているが，象牙質知覚過敏部の歯髄側には象牙芽細胞の乱れ，減少，消失がみられることからその痛みを説明するには難点がある．

象牙質知覚受容機構

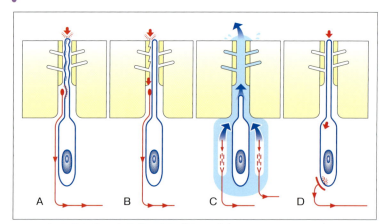

図4　象牙質知覚受容機構の仮説(模型図)(小林茂夫，郡司位秀，ザ・クインテッセンス，4：14-26，1985より引用)

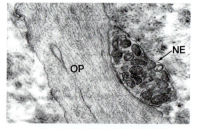

図5　象牙前質内神経終末(NE)と象牙質細胞の突起(OP)の電顕像で神経終末が細胞突起と接触し知覚受容複合体を形成している(小林茂夫：象牙質知覚の形態学的基盤，小林茂夫教授退官記念誌，105，1990より引用)

POINT 3 象牙質知覚過敏症

3-3 過敏部と歯髄にみられる変化

〈石川修二氏（1969）による〉

（1）過敏部は，点状，線状，帯状，くさび状を示す．

（2）過敏部はヨードチンキ濃染することが多い．

（3）擦過診，冷気，冷水に強い痛みを訴えるも，なんとか堪えられる過敏部の電気抵抗値は15（露髄値に相当）〜50KΩと小さい．健全な象牙質切削面は200〜450KΩ，非過敏部は800KΩ以上を示す．

（4）過敏部直下の象牙芽細胞の乱れ，減少，消失がみられる．歯髄表層の充血や炎症性変化を伴うこともある．

典型的な歯頸部知覚過敏症を考えると，歯冠部では神経終末が密に対し，歯頸部では神経終末が疎にもかかわらず象牙質の感受性はきわめて高い．象牙細管が長い間開放状態で過敏性が持続した場合の象牙質・歯髄応答の変化や修復機転は十分には解明されていない．歯髄の炎症性応答を引き起こしている可能性も考えられ，痛みの発症，増悪ともつながる．

3-4 診断・治療法

1）診断・検査法の基本

（1）過敏部と思われる部位を探針で擦過する．

（2）20〜22℃の水を滴下する（冷水試験）．

（3）エアシリンジで空気を吹き付ける（冷気試験）．

2）治療法

（1）口腔清掃法の徹底と再石灰化の促進
12〜2月の寒冷期の発症例では，経時的に痛みが緩解し自然治癒するものもある．

（2）露出象牙質の被覆と細管開口部の閉鎖
 ・8％ $ZnCl_2$ 液のイオン導入
 ・レジン用ボンディング材による被覆
 ・グラスアイオノマーセメント材などによる被覆

 ・シュウ酸カリウム液の塗布などによる表面処理

 ・パラホルム製剤の貼布（ハイパーバンド®など）

 ・乳酸アルミニウム含有歯磨剤の使用

（3）レーザー照射
鎮痛消炎効果のメカニズムはいまだ明らかではない．歯髄への為害作用も問題視されており，慎重に用いる必要がある．

（4）覆髄と修復処置

（5）抜髄，過敏状態の消失しない症例にはやむを得ず抜髄を施す．不可逆性歯髄炎に陥っていると思われる．

POINT4

歯髄・歯周組織の疾患の痛みと関連痛・歯痛錯誤

　歯科受診の動機の60％以上は歯痛であり，う蝕，歯髄疾患，辺縁性または根尖性歯周疾患による歯性疼痛（dental pain）が70％を占める．原因としては，局所末梢組織の器質的変化を伴う病変による三叉神経領域の痛みがもっとも多い．

　一般に歯痛の性状としては，「針で突き刺すような」「ずきずきする」「ちくちくする」「焼けるような」「持続性の」「ある時間をおいて繰り返す（間歇的）」「一過性」「限局性・放散性」「強い・弱い」「鋭い・鈍い」などがある．

　頻度はそれほど高くないが，前述した歯科疾患に伴って顎・顔面領域を中心に痛みが現れることもある．その患歯には臨床症状があまりないが，患歯から離れた口腔外の顔面，頸部，あるいは顎関節部などに痛みが現れることがあり，関連痛（連関痛，異所痛）referred pain と呼ばれる．

POINT 4　歯髄・歯周組織の疾患の痛みと関連痛・歯痛錯誤

4-1 歯痛に関する一般的知識

　一般的にいう歯痛（oral pain）とは，①象牙質・歯髄の痛み，②歯根膜・歯槽骨・歯肉の痛み，③顎骨の炎症や腫脹，三叉神経痛などによる痛みなどに大別される．その痛みには，以下に挙げる事項が知られており，十分に気を付けたい．

（1）痛みの感じ方，表現には個人差がある．同じ病変でも同じ刺激でも感じ方（感受性）は各々異なる．

（2）痛みの大小は識別できるが，量的には比較することは困難である．

（3）痛みの増減はあっても，痛みに対する順応や慣れ（habituation）は不十分である．

（4）過去に受けた治療時の痛みの記憶や悪いイメージ，恐怖，不安，不愉快などの感情や精神状態などによる心因性因子が働いて痛みを誘発または増強させることがある．

（5）年齢により痛みの感受性が異なる．19〜24歳ではもっとも高く，壮年では一定し，老年では鈍くなる．

（6）健康状態により痛みの感受性に差がみられる．病人は感受性が高く，健康人でも睡眠不足，過労，空腹，精神的疲労時には痛みを強く感じやすい．

（7）男性のほうが痛みの感受性が高い（痛みに弱い傾向がある）．

（8）神経質な患者は歯そのものに注意が集中し痛みが増強することがある．

（9）痛みは反射的に身体反応を誘発することがある．血圧の上昇，脈拍の頻速，局所血流の増加，発汗（額や手のひらの脂汗・冷汗），呼吸数の増加など自律神経系に対して鼓舞的促進的に働く．苦痛に顔をゆがめるなどの表情変化を示すこともある．

　実際の臨床では痛みの原因歯を特定できないことはそれほど多くはないが，歯痛の客観的評価を誤らぬようにしたい．患者の個性（パーソナリティ）によっても痛みは修飾することも知られており，「痛い」という訴えがあるときは，つねに医師としての思いやりの心をもって痛みの原因と疾患について把握し診断と治療についての理解・同意を得ることが大切となる．

　歯科治療は，痛みを伴い怖いものであるという固定観念と不信感をはじめから歯科医に抱く人を診るときは十分に注意したい．また歯痛を訴える患者の中には，患者自らの診断を基にして不快な感覚を覚える歯の「抜歯」を強く希望し，それに固執することもあり，術者を悩ませることもある．歯痛ではしばしばその患歯を間違えたり，口腔外の別の部位の痛みとして認識されるような歯痛錯誤例も多く，誤った診断や安易な歯科処置は慎まなければならない．他の医科領域では，患者自らの判断で「手術したい」と願い出るものは皆無に等しい．

〈歯と口腔の痛み〉

　歯痛の多くは，歯髄や歯根膜（歯周組織）の急性炎の罹患時で，若干の性状の違いがあるが，痛みは激烈である．表1は筆者が歯と口腔の痛みについて特徴をまとめたものである．

（1）象牙質・歯髄の痛み

　象牙質や歯髄に加わる種々の外来刺激（擦過，切削，冷・温熱など）は痛み感覚としてもっぱら受容されるが，冷温覚などはみられない．歯髄感覚神経のAδ線維，C線維やAβ線維の分布と機能との関連性は明確ではない．歯髄の急性炎症時には自発痛が顕著となる．歯髄は痛みの定位は非常に悪くはっきりしないことが多い．また，体調により痛みが強くなったり，1日の時間帯により強さが変わることもあるので注意する．

117

表1 歯と口腔の痛みの特徴と鑑別診断表

	象牙質	歯髄	歯根膜 根尖性	歯根膜 辺縁性	歯肉	口腔粘膜
痛みの定位	悪い	非常に悪い	よい	よい	よい	普通はよい
痛みの性状	一過性で短い時間続く	鋭い，牽引性拍動性，破綻性間歇的	鈍い，拍動性，破綻性びまん性，放散性自発痛，持続的強さが体位や時間帯で変わらない	鈍い根尖性歯周組織と本質的には似ている	加圧すると痛みを生じる，違和感	鋭い灼熱痛性刺すような痛み
痛みの増悪	冷・温熱刺激甘味，酸味	冷・温刺激咬合時・食片嵌入疲労時・就寝時	咀嚼・咬合	咀嚼・咬合	食片圧入歯磨き	酸味熱い食品
痛みの強さ	軽度〜中等度稀に高度	普通は高度軽度〜中等度	中等度〜高度	中等度〜高度	軽度〜高度	軽度〜中等度
患歯の状態	う蝕不完全な修復物露出象牙質	深在性う蝕大きな修復物	根尖部歯肉の腫脹・発赤歯の動揺	辺縁歯肉の腫脹・発赤深い歯周ポケットと排膿，歯の動揺	歯肉の急性炎症	びらん潰瘍形成紅暈
診査	温度診（冷・温熱）擦過（切削）診	温度診（冷・温熱）ときには打診（±〜+）所属リンパ節腫脹（−）体温上昇（−）電気診（vital）	打診（垂直）根尖部圧痛リンパ節の腫脹・圧痛（−，±，+）体温上昇（−，±，+）電気診（non）	打診（水平）辺縁歯周組織部の圧痛リンパ節の腫脹・圧痛（−，±，+）電気診（vital）	触圧	病変部の触診
エックス線診査	象牙質病変の存在	歯根膜腔拡大（−，+）根尖部骨硬化像（−，+）	深在性う蝕か大きな修復物の存在根尖病変（+）	辺縁歯槽骨の消失歯周ポケット内プローブ挿入，歯石沈着		

（2）歯根膜（根尖性・辺縁性）の痛み

歯根膜の痛みは歯髄よりも鈍いが，触（圧）覚も加わり痛みの定位がよくなるため打診痛や咬合痛として認められる．その急性炎症時には自発痛は持続的で，時間帯によって痛みの強さが変わることはない．根尖性と辺縁性の痛みは本質的には違いはない．また歯髄炎と根尖性歯周炎との鑑別診断には，電気診，根尖部歯肉の発赤・腫脹・圧痛，局所リンパ節の腫脹，エックス線診などが重要となる．

（3）歯肉・口腔粘膜の痛み

歯肉，舌や口唇を含んだ口腔粘膜は触知覚情報を感じる器官でもあり，口内炎や潰瘍形成などによる痛みの発生源ともなる（図1）．

歯肉と口腔粘膜の痛み

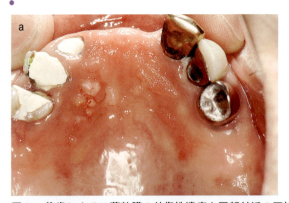
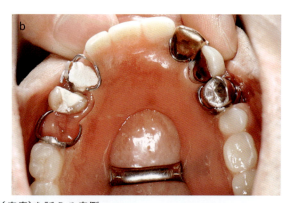

図1 義歯による口蓋粘膜の外傷性潰瘍と同部付近の不快感（疼痛）を訴える症例
a：潰瘍形成所見．b：義歯装着所見．とくに 5 3 部の鉤不適による義歯の動揺が疑われる．

POINT 4 歯髄・歯周組織の疾患の痛みと関連痛・歯痛錯誤

4-2 歯痛錯誤はどのようなときに起こるか

歯痛はしばしば患歯と違った歯や口腔外の顔面や頭部などの痛みとして訴えられることがある．口腔外の疾患の痛みがあたかも歯に痛みがあるように感じられることもある．歯痛錯誤を起こしやすい因子を以下に挙げる．

1）定位の悪い象牙質・歯髄の痛み（図2）

歯髄の痛みの定位は非常に悪いが，案外ぼんやりとした痛みを感じたり，痛む歯をこのあたりとか，前に治療した歯など自分の知る歯を指すこともあり，患歯と一致しないことも多い．

2）放散性の痛み（図3，4）

痛みが原因歯から離れたべつの部位にまで放散して強くなると，どの歯かを明示できないこともある．痛みを起こす刺激が持続して第二次ニューロンで知覚核を過剰に興奮させ，歯の知覚神経の枝全体から痛みが起こるように感じたり，痛みが三叉神経の枝の走向に放散することがある．

歯痛錯誤の症例

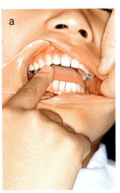
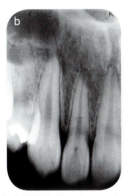
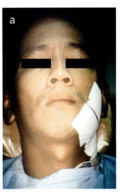
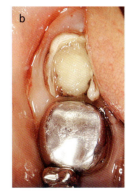

図2　2̲|舌側盲孔う蝕（C₂）で歯痛錯誤を起こしている症例（16歳，女子）
a：痛む歯を指先で示す．3̲|部の冷水痛を訴える．
b：2̲|部エックス線写真からう蝕盲孔部 C₂の存在．

図3　|7̲ の高度の急性化膿性根尖性歯周炎症例にみられた痛みの放散部位と緊急除痛法（49歳，男性）
a：湿布剤が頬部，下顎角，頸部に貼られていた．
b：髄腔を開放し排膿路の確保（リバノール綿栓開放）．患者は痛みから解放され驚く．

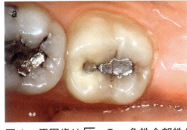
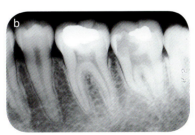
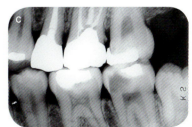

図4　原因歯は |7̲，C₃，急性全部性化膿性歯髄炎の症例（26歳，女性）
a：|6 7̲ 部の自発痛（放散性，持続性）と温熱痛を訴える．
b：|5 6 7̲ のエックス線写真から |7̲ の深在性穿孔う蝕の存在．
c：|6 7̲，|6 7̲ 部咬翼法エックス線写真．

PART 2 治療編

3）関連痛（連関痛，異所痛と同義）

内臓痛の特徴の一つとして関連痛は注目される．腹腔内臓器疾患では，しばしば原因疾患から離れた体壁に関連痛が現れる．内臓痛のインパルスを伝える求心性線維の侵入する脊髄後根から脊髄に入るが，ニューロンの一部に皮膚痛覚線維とシナップス接続があり，複数の末梢部位に分布する神経線維由来の痛みインパルスが収束 convergence すると考えられている．

内臓に異常がないときは，このニューロンは皮膚痛覚線維のインパルスに繰り返し興奮すると皮膚の特定部位の痛みと脳は判断する．たまたま内臓に異常が生じて，このニューロンが興奮すると，皮膚に痛みの原因があると脳は間違って判断することがある．

急性虫垂炎では臍のまわりに，尿管結石では鼠径部皮膚面に，狭心症の心臓痛は左上腕内側，頸部，下顎臼歯や咽頭部などへの関連痛を起こすこともあるという．また関連痛の末梢機序において，末梢の炎症性変化や神経線維の傷害によって中枢神経系に可塑的変化が起こり痛み伝達ニューロンの過敏化 central sensitization が痛みの発生に関係するという考えもある．

歯や口腔疾患では，三叉神経の皮膚支配領域の頭部，顔面，耳，頸部，肩，顎関節部などに関連痛が現れることもある．30〜50歳代の人には比較的に多いという．

三叉神経の第一次ニューロンと第二次ニューロンの接合部の三叉神経脊髄路尾側亜核には色々の部位からの情報伝達が収束する．歯髄や歯周組織の痛み受容器に生じた興奮が大脳中枢を経由して顔面筋や咀嚼筋などの持続的筋収縮（筋の緊張）を生じ局所の循環障害と発痛物質の蓄積を招き，筋全体に存在する受容器に傷害刺激を加えられ痛みサイクルが形成されたり，自律神経の変調をきたすことも考えられている．

図5は，8̄の完全埋伏歯抜歯後，関連痛の発現部位は正中線を越えて反対側に及ぶことはない．6̄7̄部の軽いつっぱり感，しびれ感を覚えたが，半年後には同側の顔面痛，後頭痛も現れ，肩，頸から手にかけてもしびれ，つっぱり，強直感が生ずるという．抜歯窩の異常は認められないが，知覚神経障害が関係した神経因性疼痛と考えられる．非定型歯痛 atypical odontalgia（三叉神経ニューロパシー歯痛）の幻歯痛を発症している可能性も否定できない．

関連痛の症例

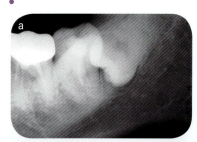
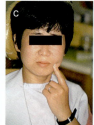
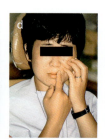
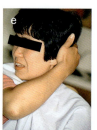
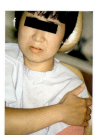
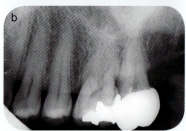

図5 8̄の完全埋伏歯の抜歯後長期の慢性疼痛を生じた症例（33歳，女性）
a：8̄部の抜歯前のエックス線写真．
b：4̄5̄6̄7̄ のエックス線写真．
c〜f：痛み症状を生じている部位を手指で示している．痛みは左側下顎臼歯部に生じたのち三叉神経の支配領域に広がる．

歯に電気刺激を行った実験

図6 Wolffの実験の略図
a：上顎小臼歯の電気刺激を行ったときの痛み．はじめは局所のみであるが，しだいに三叉神経第二枝の支配領域全体に広がる．
b：下顎小臼歯の刺激を行ったときの痛み．はじめは痛みが局所に限局し，次いで第三枝の支配領域に広がる．5分後でしびれ，つっぱりなどが生じ，20分後には頭痛が生じた．
（Glick, 1962, 鈴木賢策, 1972, 77より引用）

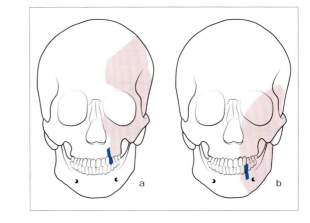

〈電気刺激による歯の痛み〉

頭痛はヒトの歯に電気刺激することにより20分後に生じ，数時間つづいたという報告がある（図6）．電気刺激により歯の痛みはその歯に限局して覚えるが，5分後にはしびれやつっぱりなどを伴っていたという．

4）関連痛の原因となりうる口腔内疾患

（1）う蝕：象牙質う蝕では，圧・温度・振動などの物理的，酸・甘味の化学的侵害刺激で痛みや不快症状が現れる．

（2）象牙質知覚過敏症：歯頸部や咬合面の露出象牙質面の過敏症が関係することがある．

（3）慢性歯髄炎：無症状に経過する潰瘍性炎などが関係していることもある．

（4）残髄（炎）：種々の不快症状を引き起こす原因ともなるが，根管器具の根管内破折，根管壁穿孔や階段形成，根管の見落としに注意する．

（5）慢性根尖性歯周炎

（6）慢性辺縁性歯周炎

（7）歯槽骨の吸収不全（抜歯後の歯槽骨鋭縁）

（8）歯槽骨内の異物

（9）咬合接触関係の不調和（咬合早期接触や咬合干渉など）：鉤歯や歯冠修復物が原因していることもある．下顎大臼歯に鋳造冠装着7日後に突然顎関節部に現れたきわめて不快な激痛と症状を筆者自らが39歳時に患者として経験した．咬合調整により痛みからまさに劇的に完全に解放された．今も同僚の歯科医から受けた深い感銘を忘れることはない．

POINT5

歯内疾患の病態像と診断・処置の原則

　歯髄を健常態で長く維持できれば，持続的な象牙質形成，象牙細管の石灰化物による閉塞などの防衛機構，歯髄の免疫機能の発現などが期待される．歯髄を残すことができればエナメル質や象牙質の破折を防止し抜髄も回避できる．しかし，歯髄診断が不適切なまま安易に行った歯髄を残す保存療法はいっとき経過が良好でも長期的には確実性，予知性の低い治療ともなりかねない．とくに抗菌薬に頼った治療法は歯髄に慢性炎症が持続し，徐々に萎縮・変性や壊死化が進行する例も多く，評価は低い．

　症例ごとに適正な診断と治療法がなされてこそ，効率的，より確実で良好な治療成績を上げることができる．そこで，ここでは歯髄処置の基本的な考え方を示す．

表1　歯髄疾患の分類と歯髄の処置法

欧米での分類	本邦での分類	歯髄の処置法
可逆性歯髄炎		
・急性症状のないもの（無症状型）	歯髄充血	歯髄の保存療法
・急性症状のあるもの（急性型）	急性一部性単純性歯髄炎	歯髄の保存療法
不可逆性歯髄炎		
a.　急性症状のあるもの（急性型）	急性全部性単純性歯髄炎	歯髄の除去療法
	急性一部性・全部性化膿性歯髄炎	歯髄の除去療法
	急性壊疽性歯髄炎	歯髄の除去療法
b.　急性症状のないもの（慢性型）	慢性閉鎖性歯髄炎	歯髄の除去療法
	慢性潰瘍性歯髄炎	歯髄の除去療法
	慢性増殖性歯髄炎	歯髄の除去療法
歯髄炎による硬組織変化		
・石灰変性（根管の石灰化）	上行性（逆行性）歯髄炎	歯髄の除去療法
	突発性歯髄炎	歯髄の除去療法
・内部吸収	歯の内部吸収	歯髄の除去療法
歯髄壊死	歯髄壊死・壊疽	感染根管治療

POINT 5 歯内疾患の病態像と診断・処置の原則

❺-❶ 歯髄疾患の分類と歯髄の処置法

　欧米の分類と本邦(歯科医師国家試験出題基準)の分類との関連性を示す(表1). 本邦では, 歯髄炎(歯髄疾患)は現在も病理組織診断名が採用されているが, 各種の臨床診査法に基づく臨床診断と病理組織学的診断は必ずしも一致するとは限らないという問題が残されている. 欧米での可逆性と不可逆性歯髄炎, 痛みのあるまたは痛み症状のない歯髄炎の区分は, 合理的にみえるが, 肝腎の"reversible"と"irreversible"とをどのように鑑別(判定)するかは示されていない. 直視の困難な歯髄腔という硬い硬組織内の

充血, 浮腫, 細胞成分の病的変化, 滲出などを伴う痛み症状とが一致するわけではないので, 分類法において特段の進歩解決がなされたとは考えられない. 歯髄炎で発生する痛みは歯科臨床ではしばしば経験する. 痛み自体は患者側では身体を防御する大切な感覚ではあるが, 肉体的, 精神的負担も大きく不利な影響を与える. 歯髄病変の重症度と痛みとの間には相関性はないが, 痛みの激しさは歯髄の炎症の激しさを意味するものと考えられる. 痛みの訴えを正しく把握し速やかに対処したい.

❺-❷ 歯髄と根尖歯周組織の急性炎／慢性炎の特徴と処置法(表2)

1)可逆性歯髄炎

　歯髄に軽度〜中等度の炎症状態を示すが, 刺激を取り除くと健常態に回復するものをいう. 冷刺激に対する疼痛などを短時間示す歯髄充血や初期の歯髄炎の急性一部性単純性歯髄炎などにみられる. 歯髄充血では自発痛はみられない. 初期う蝕には無症状型が多い.

2)不可逆性歯髄炎

　原因の刺激を取り除いても, 歯髄の炎症は持続し, 回復しないものをいう. 放置すると歯髄壊死に陥ることが多い.

3)歯髄の急性炎症症状(急性型)

　診査時24時間以内に冷または温刺激などで30秒〜1分以上の持続する誘発痛を示し, 自発痛を伴う場合をいう.

4)化膿性炎

　夜間痛や温熱痛も現れることもあるが, 冷や

すと痛みが鎮静化することもある. 一方, 慢性炎ではほとんど症状を認めない. 歯髄は痛覚のみのため, 痛みの定位が悪く歯痛錯誤や関連痛を起こすこともあり診断には十分注意する.

5)根尖歯周組織に発現する急性炎と慢性炎の臨床症状

　急性炎には患歯に自発痛があり, 痛みは鈍い・鋭い, 持続性, 間歇性, 放散性, 限局性で, 強い打診痛, 根尖部の発赤・腫脹, 顔面の浮腫, リンパ節は急性炎では柔らかく, 腫脹・圧痛などを認めることがあるが, 慢性炎ではほとんど無症状か軽度で, リンパ節は硬く腫脹・圧痛も著しくない. 歯髄炎とは明らかに判別できる.

6)自覚症状の把握(問診)

　主訴, 現病歴, 治療歴などを聴取する. 自発痛の有無, 誘発痛の持続や痛みの強さは診断するうえで重要となる.

PART 2 治療編

表2　歯髄疾患と急性根尖性歯周炎の症状と治療法，経過と予後

	臨　床　病　理	臨　床　症　状	
歯髄充血	歯髄血管内に赤血球が過量に充満した状態で血管の拡張，蛇行がみられる．歯の形成途上や乳歯歯根吸収時の生理的充血とう蝕や外来刺激による病的充血がある．永続すると強いうっ血を生じ，歯髄の水腫を生じる．	う蝕(C_2)，咬耗・摩耗の大きな修復物がみられる．冷刺激や甘酸味に一過性（数秒〜1分）の牽引性疼痛を示すが，自発痛はない．風邪，上顎洞疾患，月経，妊娠時，歯髄結石存在時にも症状を示すことがある．	
急性漿液性歯髄炎（一部性，全部性）	拡張，充血した歯髄の毛細血管を中心に形質細胞，リンパ球を主とした円形細胞浸潤が歯冠部から歯根部へと広がる．歯髄充血から移行するものが多い．	自発痛は一部性で半数例にみられ，限局性，間欠性で30秒から1分以上続く．全部性では，牽引性，放散性で数時間以上にも及ぶ．冷刺激や甘酸味，う窩への食片圧入による誘発痛は30秒から1分以上も続くが，健康な象牙質が残存しており，露髄はみられない．	
慢性潰瘍性歯髄炎	歯髄の一部が露出し不顕性または真性露髄を呈し潰瘍形成をみる．線維素や白血球などの滲出物や膿汁が徐々に滲出する．その直下歯髄組織には白血球，形質細胞，リンパ球の浸潤，線維芽細胞や毛細血管の増殖がある．線維化の進行した部分に石灰化がみられることもある．	C_3，自発痛は軽度かほとんどない．食片などのう窩内の圧入により露髄部が閉鎖すると，内圧を亢進し痛みを生じる．	
慢性増殖性歯髄炎（歯髄息肉または歯髄ポリープ）	生活力の旺盛な若年者の歯髄がう蝕または外傷により露出したとき，茸状ポリープ状に肉芽組織が増生したもの．毛細血管に富んでおり，表面が重層扁平上皮によって覆われていることもある．	C_3，鮮紅色のポリープがう窩内にみられ，咬合時に傷ついたり圧迫されたりして痛みを起こすことがある．温度的化学的刺激に対し痛みを示さない．	
壊疽性歯髄炎	歯髄の大半が化膿性炎と腐敗菌の感染で破壊され壊疽に陥っているが，根尖部歯髄組織が生存しており，同部に高度の炎症像を示す．	C_3，急性化膿性歯髄炎と同様の症状を示すが，根尖部生活歯髄に接して根管内に強い腐敗臭がある．	
上行性（逆行性）歯髄炎	辺縁性歯周炎の歯周ポケット，隣接歯の根尖病巣，顎骨骨髄炎などから髄管，側枝，根尖孔を介して歯髄に感染する．化膿機転は根管を上行し，歯冠部に広がる．比較的太い根管に多い．	C_0〜C_2，深い歯周ポケットや隣接歯の根尖膿瘍がみられる．急性化膿性歯髄炎と同様の症状を示す．	
急性化膿性歯髄炎（一部性，全部性）	歯髄の表層や内部に膿瘍を形成する．主として化膿菌の侵入が多形核白血球を主とした細胞浸潤，化膿機転を示す．	C_3の深在性う蝕で，多量の軟化象牙質の存在する不顕性または仮性露髄，あるいは歯髄腔が完全に外部と交通する真性露髄を示す．痛みは一部性炎で，拍動性間欠性の自発痛と冷温刺激で増強する．全部性炎では，拍動性，持続性，放散性となり夜間は激烈となる．所属リンパ節の腫脹，圧痛は小児で現れやすい．	
歯髄壊死	歯髄組織，細胞が壊死した状態で壊死部が融解をきたす湿性（液化）壊死とミイラ化する乾性（凝固）壊死に区別する．	自覚症状はほとんどない．歯の変色（暗褐色）と透明度の消失をみる．温度診，電気診に反応を示さず，打診に濁音をみるが，根尖性歯周炎を合併すると打診反応を示すようになる．	
歯髄壊疽	歯髄全体が腐敗分解して壊疽に陥ったものを歯髄壊疽と呼ぶ．多発性歯髄の化膿巣または壊死歯髄に腐敗菌が感染して悪臭のあるどろどろした泥状の汚わい物を示す．	歯髄壊疽では，根管内容は特有の腐敗臭（インドール，スカトール，プトレシン，カタベリン）を生じる．	
急性根尖性単純性（漿液性）歯周炎	歯根膜に限局した充血，炎症性細胞浸潤，漿液性炎がみられる．	歯の挺出感と弛緩動揺などがあるが，疼痛はあまり激しくない．	
急性根尖性化膿性歯周炎（第1〜4期）	根尖組織の化膿性病変が歯根膜から歯槽骨，骨髄，歯肉，その他の軟組織まで波及し，破骨細胞や破セメント細胞が現れ歯槽骨やセメント質の吸収がみられる．	歯の挺出感，弛緩動揺，打診反応を示すが，咬合痛または咀嚼時の違和感を伴う激しい自発痛がある．第3〜4期には，骨膜下膿瘍や歯肉膿瘍を形成して歯肉の発赤，腫脹，圧痛をみる．顔面が腫脹し浮腫を示すこともある．所属リンパ節の腫脹，圧痛，発熱を伴うこともある．	
内部性吸収	髄室や根管内歯髄に慢性炎症があり，肉芽組織が生じ多核巨細胞や破歯細胞で象牙質を吸収する．吸収窩には骨様組織 osteoid がみられる．吸収も広く波及して穿孔し，歯根膜とつながるものもある．	自覚症状はない．歯冠部に生じると内部歯質が吸収で菲薄化し，歯頸部付近にピンク色を呈することがある（pink spot）．10〜40歳に多いが，ごく稀にみられる．水酸化カルシウムを用いた生活断髄，外傷，矯正治療歴などを有する上顎前歯や下顎大臼歯に報告がある．エックス線診で円形または卵円形の根管の透過像として発見されることが多い．	

124

POINT 5 歯内疾患の病態像と診断・処置の原則

治　療　法	経過・予後
原因除去と歯髄の消炎鎮痛療法を施す. 全身状態が関係するときは，経過観察（待機的診断）を行う.	高度に進展すれば，歯髄炎に移行したり歯髄の萎縮変性などの退行性病変を起こす. 早期治療により歯髄の保存可能
一部性炎は原因除去と歯髄の消炎鎮痛療法を施す. 全部性は歯髄の除去（抜髄）を施す.	全部性炎に至れば，予後は不良で歯髄死に陥る.
抜髄 生活断髄（根未完成歯）	歯髄の生活力と外来刺激の平衡状態が持続すれば無症状に経過するも潰瘍部は根尖方向に深くなる. 化膿性炎に陥り，早晩歯髄壊疽に至る.
抜髄 生活断髄（根未完成歯）	咬合などによる外傷や感染を受けると化膿性炎に移行し，歯髄壊疽に至る.
抜髄	早晩，歯髄壊疽から根尖性歯周炎を継発する.
抜髄	炎症が強くなると歯髄壊疽に陥り，根尖性歯周炎をきたす.
抜髄	化膿巣が広がり，歯髄壊疽に変じ，根尖性歯周炎を継発する. 炎症性滲出物の排出路ができたときとか刺激が弱まったとき周囲の肉芽組織の増殖と線維化による病巣の限局化が進み歯髄の組織抵抗が増加したときには慢性炎となり，慢性潰瘍性歯髄炎に移行する.
感染根管治療	湿性壊死と歯髄壊疽はその化学的，細菌的刺激から次第に根尖性歯周炎症状（咬合痛や歯の挺出感）を呈するようになる.
感染根管治療	
原因除去を主体とする早期治療で治癒良好 感染根管治療	急性化膿性炎または慢性炎に移行する.
感染根管治療. 根管の開放,化学療法剤の投与や膿瘍切開などを施す.	歯肉膿瘍が自潰して瘻孔を形成し慢性根尖性歯周炎に移行するものと，顎骨骨髄炎，顎骨周囲炎，蜂窩織炎に進展するものがある.
抜髄，肉芽組織を完全に除去する. 大きな穿孔例は外科的処置も必要となる.	内部性吸収が進行し歯根膜腔に穿孔時は，吸収が内部から始まったものか外部からかはわからなくなる.

PART 2 治療編

7）他覚症状の診査と歯髄保存療法の適応

　視診，触診，打診，温度診，歯髄電気診（EPT），エックス線診，透照診，咬合診，切削診，麻酔診，嗅診，歯の動揺度測定，電気抵抗値（インピーダンス測定）による露髄の診査，待機的診断などの診査法があるが，必要な診査（検査）を行う．歯髄の病態を知る方法はまだ確立されていないが，診査から得た客観的情報を総合して判定する．自発痛，持続する誘発痛，著明な打診痛がみられる症例は，歯髄の保存が困難なことが多い．生活歯の根尖部や根分岐部にエックス線透過像を認めるときは深い歯周ポケットを疑うが，根尖孔や根管側枝，根分岐部付近の髄管から感染との関連性を精査する．露髄の有無は電気抵抗値を調べることにより，客観的に判定することが望ましい（図1～3）．露髄があれば，歯髄は感染しており，除去療法（多くは抜髄）が適用される．患者の年齢はおおいに考慮する必要があるが，歯髄電気診（EPT）のしきい値の変化も対照歯と比較しながら，異常のないことを確認することを忘れてはならない（図4～7）．暫間的間接覆髄法（IPC法）は深在性う蝕においてう蝕象牙質を一層残したまま，軟化象牙質の再石灰化と修復象牙質を形成させる治療法で炎症歯髄の殺菌，消毒も併せて期待するが，歯髄の生活力の旺盛な根未完成歯で可逆性歯髄炎の範囲に適応すべきである．深在性う蝕にみられる慢性潰瘍性歯髄炎は禁忌症（contra-indication）となるが，3Mixなどの抗菌剤を用いるう蝕歯質の再生療法は薬剤が発癌性や相互作用も問題視されており，推奨されていない．傷害を受けた組織がどのように治癒再生し，歯髄は潜在能力の象牙質形成の恒常性を維持できるかは実証されていない．

病理組織所見による考察

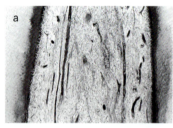
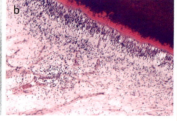
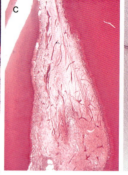
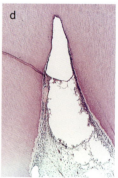
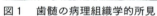

図1　歯髄の病理組織学的所見
a：冠部歯髄にみられる充血．象牙芽細胞層は乱れていない（HE染色）．
b：窩洞形成による軽度の充血と円形細胞浸潤（イヌ，HE染色）．c：歯周疾患罹患歯の血管の拡張・充血と高度な細胞浸潤．不可逆性炎が起こっている（1⏌，HE染色）．d：髄角部の歯髄膿瘍．咬合面には接着性レジン修復（⎿8，HE染色）．

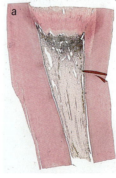
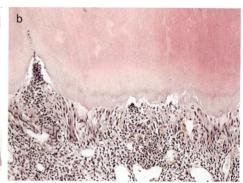

図2　水酸化カルシウム断髄法4か月後にみられた辺縁漏洩による一部性化膿性歯髄炎（カニクイザル，HE染色）
a：弱拡大．新生象牙質橋の裂隙から細菌が侵入し化膿性炎を起こしている．
b：強拡大．

POINT 5 歯内疾患の病態像と診断・処置の原則

病理組織，口腔内エックス線所見による考察

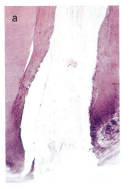 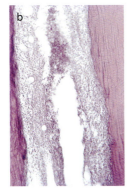

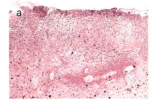 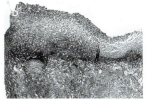

図4　露出歯髄表面の潰瘍形式（HE染色）
a：線維素や好中球からなる滲出物がみられ，直下は細胞浸潤の強い毛細血管に富む肉芽組織からなる．b：表面は多量の膿球層の堆積，下方には不規則な石灰化物がみられ，歯髄は細胞浸潤の強い肉芽組織で血管は拡張している．

図3　下顎大臼歯の歯周疾患に継発した上行性歯髄炎（HE染色）
a：根尖孔から化膿機転が根部歯髄に進んでいる．b：上部根管歯髄に炎症が波及し好中球の浸潤も強い．

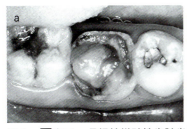 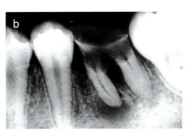 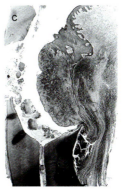

図5　6̄部の一見慢性増殖性歯髄炎様所見と鑑別診断の重要性
a：大きなう窩を満たす息肉．b：エックス線写真．根分岐部と根尖部透過像．c：歯根膜ポリープであることを示す．頭部，頸部と柄部からなり，上皮層，窩壁に接し膿球層，根側に接する柄部には歯根膜線維の増生がみられる．

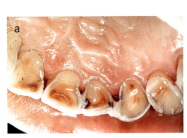 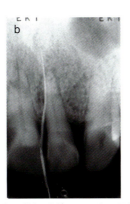 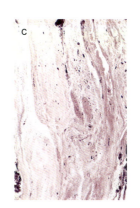

図6　歯の高度の摩耗による歯髄の退行性変化（壊死）（|2̄，62歳，男性）
a：舌側にみられた摩耗面所見．b：唇側歯肉の瘻孔からガッタパーチャポイント（#30）を挿入したエックス線写真．c：摘出歯髄は壊死に陥っている．

図7　8̄|の歯周ポケットの深さ（頰側10mm），排膿を示し，急性根尖性単純性歯周炎症状を訴える（34歳，女性）
a：エックス線写真．根尖部透過像を示すも歯髄電気診（＋）．b：摘出歯の根尖膿瘍（HE染色）．

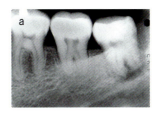 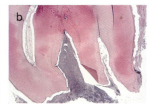

127

POINT6

歯科診療における歯髄電気診の活用

〈歯髄の病態変化を探る聴診器的役割〉

　歯髄電気診（EPT）は，医師が心臓や呼吸の音などからだの内部の音を聴いて病気を診断する際，参考にする聴診器的役割を担っている．つねに健全な対照歯（コントロール）との反応を比較しながら他の臨床所見（患歯の既往症，温度診，打診，エックス線診など）とを総合して診断を行うが，EPTの反応が正常値，閾値の低下と上昇などの結果（成績）を知ることは修復・補綴処置，歯内治療，歯周治療を適正に施すうえでもきわめて肝要である．歯髄の生活力は，その歯髄神経支配ではなく，血液循環に依存するとの考え方がごく一部にあるが，現段階ではやはり精度の高い歯髄電気診断器を選択応用するのが望ましい．EPTは歯髄の生死判定のみに用いるとの誤解がごく一部にあるが，知覚の亢進，生活力の低下も知ることができ反復性もよいことからして，歯科診療における臨床応用価値は，広く正しく評価されなければならない．

6-1 歯髄電気診とは

　歯髄電気診（Electric Pulp Test, EPT）は歯面から歯髄に向かって 5〜50μA の弱い電流を流し歯髄の生活反応を診る検査法である（図1）．エックス線診査とともに歯科診療におけるもっとも重要な基本的検査の一つである．各種の歯科治療を施す際，まず診断上の客観的指標として有効である．複雑な歯髄の生活または炎症状態については病理組織学的にはかなり高い一致率をみており，その反応閾値は有用な示唆を与えてくれる（図2）．

歯髄電気診断

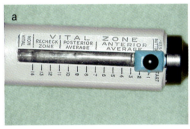
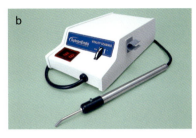
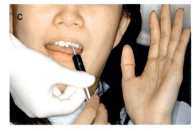

図1　歯髄電気診断器
a：Burton 社製の Vitalometer．100V 電源から3.8V 降圧した交流を用いる．
b：Analytic Technology 社製の Pulp Tester．出力状態（0〜80）はデジタル表示される．電池式．
c：痛みを感じたら手を上げてもらう．グローブ使用時は電極プローブに患者の手を接触させ回路をつくっている．

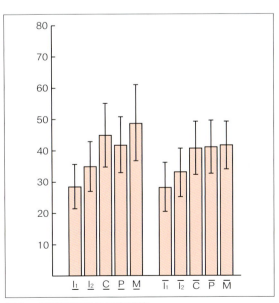
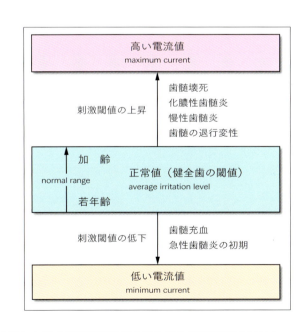

図2　歯髄電気診の反応閾値
左：Analytic Technology 社製の Pulp Tester を用いた健全歯における電流刺激閾値の平均値と標準偏差（北村ほか，1979より）．
右：EPT と歯髄の病態変化との関係．

6-2 EPTの応用範囲と有用性

1）外傷（打撲）歯の歯髄の生死判定

POINT 1 の図14（p.105参照）で示した9歳の歯根形成途上の1|1における歯根破折例を考えてみたい．

図3は本症例の10年にわたる歯髄電気診の成績で，明らかに歯根の形成とともに電気的反応の positive response を示す．通常，神経終末部（nerve ending）の完成と歯根尖の完成がほぼ一致するとされるが，Raschkow の神経叢の形成がおくれるために疼痛閾値が高く生活歯でも応答がないことも知られている．受傷歯では慎重に診断を行うことになる．対照歯（control）と比較する意義も大きい．図4は11歳時にプールで水泳中に衝突・打撲による上顎前歯部の毛髪様根管を示す急性全部性歯髄炎の例で，EPT 刺激閾値低下を示した|1が原因歯であった．

2）う蝕歯歯髄の生死判定

歯髄の生死判定にはもっとも信頼度が高いが，生活歯でも歯髄が決して正常であるという証拠とはならないが，歯髄の病態変化を知るうえで参考となる（反応閾値の変化）．

3）レジンや歯冠修復歯などの歯髄の生死判定

窩洞の深さや辺縁封鎖適合性などが関係することが多いが，種々の歯髄障害や根尖病変を成立させていることがある．

図5は，|6の近心根管が原因の急性歯槽膿瘍症例で，頰側歯肉にポリープ状肉芽様瘻孔（fistel）があり，発赤・腫脹が著明である．びまん性エックス線透過像が根分岐部に広がっている．不適合金属冠撤去後の EPT では生活反応を認め，遠心根は根管口部で知覚が存在し，根管別に歯髄の生死が異なることがわかった．

4）変色歯の歯髄の生死判定

外的，内的な原因によって起こるが，歯髄の出血に起因することもある．外傷や抜髄時に出血する．根管充填材成分のヨードホルム，銀粉の歯質内浸透も考えられる．死歯の症状として変色していることが多い．

図6は，小学校低学年時に2 1|1 2にビタペックス応用の根管処置を受けており，歯の変色は根管充填材成分の影響を否定できない．EPT では生活反応は示さなかった．

歯髄電気診の成績

	2|	1|	|1	|2	2|	1|	|1	|2
初診時	Non	10	13	Non	11	9	11	11
30日	10	6.5	5.5	12.5	6	8	9	6
100日	9	7	9	11	7	7.5	10	9
1年6か月	7	7	8	7	8	7	9	8
2年2か月	6.5	6.5	8	6	9	6.5	8	10
10年6か月※	25	22	21	27	25	24	22	30

図3　Burton 社製の Vitalometer による歯髄電気反応閾値変化（POINT 1 の図14の症例）（※印は Analytic Technology 社製の Pulp Tester を使用）

打撲歯の歯髄

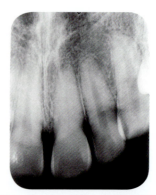

図4　11歳時にプールで衝突・打撲の既往をもつ打撲歯|1にみられた毛髪様根管（25歳，男性）

金属冠撤去後の遠心根歯髄は生きていた（根管別で歯髄の生死が異なる）

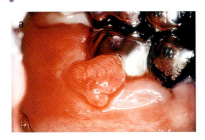
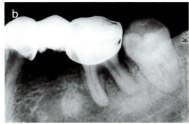
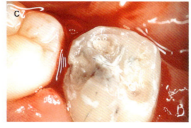
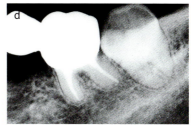

図5　6̄ の近心根管が原因の急性歯槽膿瘍（42歳，女性）
a：6̄ 部歯肉所見．
b：びまん性エックス線透過像．
c：金属冠撤去後のう蝕病変の存在．
d：3年後リコール時のエックス線写真．

変色歯の歯髄

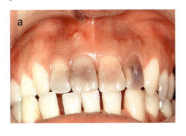
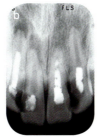

図6　歯の変色（28歳）
2̄1̄|1̄2̄ は根管既処置歯を示す．

瘻孔が原因歯と不一致例

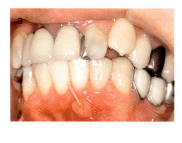
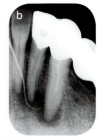

図7　瘻孔が原因歯の |3̄ と異なる健全歯の |1̄ に存在する（45歳，女性）
a：健全歯に開口する瘻孔．
b：ガッタパーチャポイントが |3̄ 部に達している．

5）瘻孔や根尖病巣の原因歯と隣接歯の生死判定

　瘻孔（fistel）と患歯との関係はその位置が必ずしも一致するとは限らない．瘻孔からガッタパーチャポイントを挿入してエックス線撮影したり，EPT の応用が不可欠となる（図7）．1歯に限局する根尖膿瘍がびまん性に隣接歯に広がることもあり，逆行性に歯髄に感染，炎症，壊死を起こすこともある．

　図8は |2̄ の不完全な根管治療が原因となり根尖膿瘍が前後に広がり，隣接の |3̄ に高度の歯髄炎を誘発した症例である．初診時は |3̄ 2̄ 1̄ の唇側歯肉腫脹と疼痛を訴えたため抗菌薬（5日分）を投与，次回のアポイント前日（初診から4日目）には |3̄ 部の自発痛＃，冷温熱痛＃で来院した．初診時と再来院時の EPT 値は |3̄ 7.5→8，|4̄ 12.5→8，|5̄ non →9.5を示し，|3̄ は正常閾値を示したが，打診痛＃で，|3̄ の「逆行性歯髄炎」と診断し抜髄となった．2％キシロカインの麻酔は1.8mLct 3本を用いて除痛が奏効した．|2̄ の根管治療は |3̄ の根充1か月後に開始した．図8の |3̄ の太い根管側枝や根尖孔からの感染経路が十分理解できる．

6）歯根囊胞と隣在歯への影響

一方，数歯に広がる歯根囊胞もしばしばあり，原因歯の発見や隣在歯への影響をEPTを活用して調べる必要がある．図9は，3 2 1|1 部に広がる歯根囊胞様エックス線像で，|3 とは別に|2 に原因する病変が|1 部にまで広がっている（a）．

EPTの歯髄生活反応が半年以上にわたる囊胞の保存治療経過とともに変化する過程を明らかにしている（c）．|2 において non vital あるいは12前後の recheck zone の値が4か月後には正常閾値の6前後を示している．|2 の歯髄は|3 と同様な状態にあるものと考えられる．

根尖病巣が原因歯

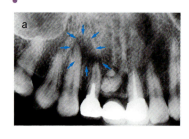 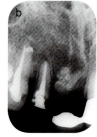

図8　|2 の不完全な根管治療が原因となり根尖膿瘍が拡延した症例（32歳，男性）
a：初診時のパノラマ写真．|2 の患歯からびまん性のエックス線透過像の広がりを示す．4日後 |3 の逆行性歯髄炎で激痛を訴える．
b：|2 の根管治療は，|3 の抜髄，根充後1か月から開始，|3 根充43日経過．|3 の太い根管側枝にシーラーが填塞されていることに注目．

歯根囊胞が原因歯

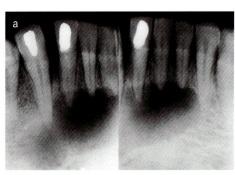 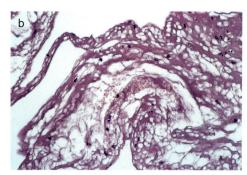

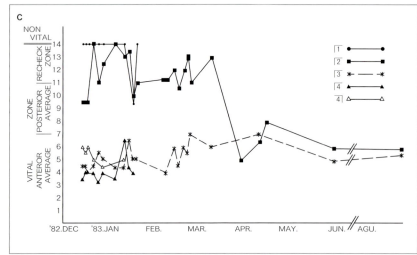

図9　3 2 1|1 部に広がる歯根囊胞様症例（51歳，男性）
a：術前のエックス線写真．|3 部と|2 部を原因歯とする2つの病変．
b：一時期 EPT で生活反応のみられた|1 の摘出歯髄には網様萎縮と好中球が存在する（HE染色）．
c：3 2 1|1 の保存的根管治療中の EPT 反応成績に注目．

7）歯周疾患と根尖性歯周組織疾患との鑑別と生死判定

原則的には，歯周疾患罹患歯は歯髄の生活反応を示すが，歯周ポケットが深くなれば，根管側枝，髄管などの副根管や根尖孔を介して二次的に歯髄に複雑な病変を惹起する．また歯周疾患由来の根尖病変もしばしば発現する（図10）．歯周疾患罹患歯の多根歯では，EPT診査では慎重に電極プローベを動かし上顎では頬舌的あるいは下顎では近遠心的に詳しく調べることが肝要である．

8）歯髄温存療法，覆髄法や生活歯髄切断法の予後診査

とくに生活歯髄切断法後には閾値の上昇が認められることが多い．

9）麻酔効果の判定

麻酔が奏効していれば何ら反応を示さない．

以上から，歯髄電気診査において，知覚の亢進，生活力の低下が生死判定のみならず知ることができる．診査の反復性もよいことが明らかであり，臨床応用価値は歯周診査（歯周組織検査）にも決して劣らない．根管という硬組織で囲まれた歯髄の病的変化を診断するには多くの困難性を伴うがゆえになおさら歯科診療の基本的，客観的診査法としての重要性と有用性を再確認し，保険診療でも再評価すべきであると提言する．

歯周疾患罹患歯の歯髄

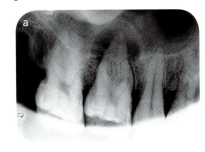
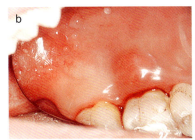
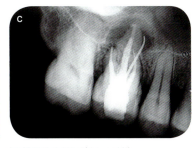
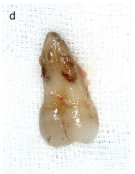

図10　6⏌に限局した高度の歯周疾患（41歳，男性）
a：受診時のエックス線写真．舌側に歯周膿瘍を形成している．EPT生活反応（頬側9またはnon，舌側12と閾値の上昇），歯周ポケット舌側12mm，舌側根部に類円形透過像の存在．
b：舌側の歯周膿瘍．
c：歯髄の逆行性の不可逆性炎を疑い，抜髄，経過観察，ポケット除去を試みるも困難，ポケット内にガッタパーチャポイント挿入時エックス線写真．
d：舌側根の摘出，根尖半には歯石などが付着．

POINT 7
ラバーダム防湿下の無菌的歯内治療の実践

〈不要な細菌汚染から根管系を守る〉

　ラバーダム防湿法は，1863年ニューヨークの歯科医師Barnumによって紹介され，すでに一世紀半をとうに過ぎている．歯髄・根管処置を対象とする歯内治療を奏功させるには，医科領域の外科手術における手技と同様に無菌法を施すことが不可欠である．

　簡易防湿下での歯内治療は，偶発的事故（器材の嚥下，気管内吸引，薬剤の漏洩）で訴えられる可能性がある（図1，2）．

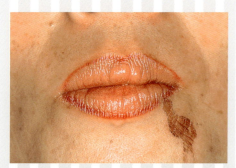

図1　初心者がラバーダム防湿法をしないで|2 の根管の交互洗浄を5％NaOClと3％H₂O₂で行い，薬剤漏洩による腐蝕事故7日後の所見

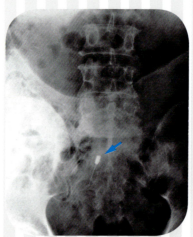

図2　簡易防湿下で根管治療を行い，嚥下されたリーマー器具の移動を示すエックス線写真（事故発生24時間後）

POINT 7 ラバーダム防湿下の無菌的歯内治療の実践

7-1 ラバーダム防湿法の励行

　ラバーダムの着脱は1～2分で可能であるので，なおざりにしてはならない．治療術式の合理化，術者と患者の緊張，疲労の緩和にも役立つことを強調したい（図3～5）．

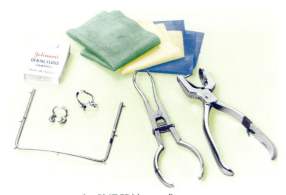

図3　ラバーダム防湿器材の一式
ラバーダムシート（厚さ thin, medium, heavy），ラバーダムパンチ，ラバーダムクランプ，クランプフォーセップス，フロスシルク，ヤング型フレーム

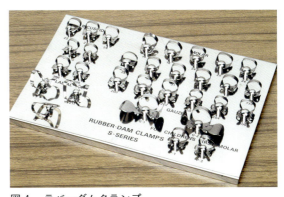

図4　ラバーダムクランプ
SSWシリーズを示す．30種以上もある．

ラバーダム防湿法

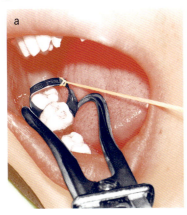
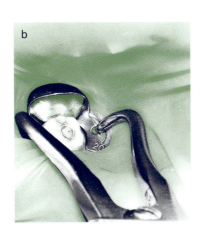
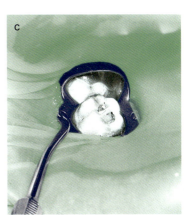
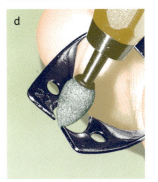

図5　下顎大臼歯への適用と勘所
a：クランプ試適時，その滑落防止のためスプリングをシルクで縛る工夫もある．
b：有翼型クランプにシートを取り付け，フォーセップスでクランプのフランジを広げて歯頸部に装着する．
c：クランプがしっかりと頰舌側歯面の近遠心端4点での適合（four-point contact）を確認し装着する．ヘラ型充填器でウイングからシートを外し下に入れる．
d：クランプの適合が悪いときはカーボランダムポイントでクランプを削って調節する．

135

7-2 ラバーダム防湿法の重要性

1）無菌法の重要性とその根拠

口腔内には種々の微生物が棲息しており，注意しないと二次感染の危険性が生じる．Kakehashiら（1965）のラットを用いた普通飼育（口腔内に細菌が存在する）と無菌飼育（口腔内に細菌が存在しない）の有名な比較実験からも明らかにされている．ラットの上顎臼歯の咬合面窩洞で人工的露髄を起こしたところ，細菌棲息の有無で成績が大きく違っていたという．無菌飼育では，露髄部に食片圧入を認めたにもかかわらず14日後にはdentin bridge形成が始まり歯髄の修復治癒するのに対し，普通飼育では8日目には全例が化膿・崩壊し経日的に壊死に陥り1か月後には根尖部の慢性炎症と膿瘍形成を起こした．これらは細菌感染は歯髄に決定的影響を与える事実を示唆している．もちろん病原性（毒性）と数，宿主の抵抗性によっても影響が左右されるものと思われるが，微生物の存在が影響する事実は，Torneckの動物実験でも明らかであった．田久（1986）のサルの抜髄根管における象牙質削片による根管充填の病理成績でも実証されている（図6）．すなわち，細菌汚染bacterial contaminationのないものは，骨性瘢痕治癒を促進し根尖孔を生物学的に閉鎖するが，汚染のあるものは小膿瘍形成が進み修復機転を阻害し障害を被っていたのである．

抜髄根管における象牙質削片の細菌汚染の有無と病理成績

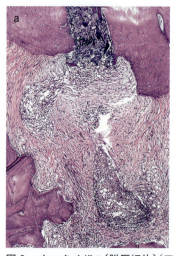
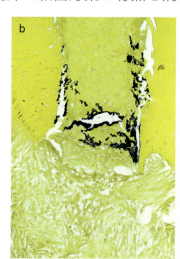
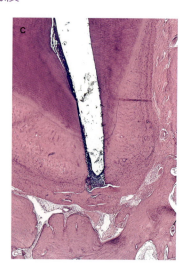

図6　カニクイザル（脱灰切片）（田久より引用）
a：根尖部に細菌汚染削片があり，根尖歯周組織に小膿瘍が存在する（術後8日，HE染色）．
b：aの別切片では細菌の存在（グラム細菌染色）．
c：細菌汚染のないきれいな象牙質削片が根尖に填塞されており，根尖孔は骨性瘢痕治癒している（術後264日，脱灰切片，HE染色）．

2）根管に細菌感染を起こす潜在的原因

（1）感染性の象牙質や汚物，プラークなどを根尖へ送り込む
（2）唾液・歯肉溝滲出液
（3）非滅菌の器材

　以上の事項を十分考慮しつつ欠陥のある修復物も細菌感染源となるので，術前に除去して処置することもあろう．歯質崩壊の大きいときは，う蝕病変を完全に除去し隔壁が必要となる（図7）．

　ラバーダム装着後，唾液や歯周ポケット滲出液の漏洩を調べるには3％オキシドールを適用し発泡試験も有効となる．また，漏洩を制御するためラバーダムシートをフロスシルクで結紮固定することもある．最後に孤立した患歯とラバーダムシートをヨードチンキとアルコールなどで消毒する．術野に絶対に圧搾エアーなどを吹き付け乾燥してはならない．空気中の雑菌を付着させることになる．

3）ラバーダムの使用経験，患者の希望と不快感

　ラバーダムの使用状況は，Goingsら（1967）では臨床医の36％は不使用か稀に使用するとの報告がある．専門性に特化した治療法とは考えるべきではない．本邦では，「不採算である」「面倒くさい」「患者がいやがる」などの理由であまり使用されていない．三好ら（1996）は大学病院ではじめての経験者が120名中117名で97.5％であった．初回使用時には患者はしばしば不安感を覚えたが，次回からは安心感を持ちラバーダムの使用を希望した．使用中は口腔の乾燥感を訴える患者と眠気を催す者がおのおの60名ほどみられた．今後の診療でラバーダムを希望する者は118名であった．ラバーダム装着の目的を術前によく説明し，理解させておくことが大切である．

ラバーダムの隔壁調製と連続防湿法

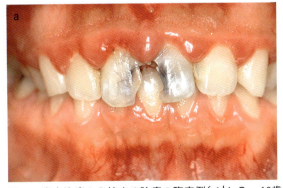
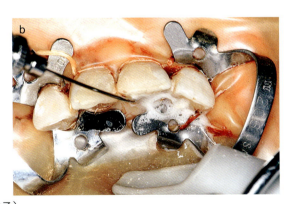

図7　歯内治療から始まる除痛の臨床例（1|1 C_3，16歳，女子）
a：歯髄の化膿性炎症状を訴えて受診，歯質の高度の崩壊所見．除痛のため抜髄処置をまず施す．
b：接着性レジンによる隔壁調製後，2|2 にクランプを適用，1|1 はフロスでシートを結紮固定，無菌的環境下で麻酔抜髄を施す．5％ NaOCl 液と3％ H_2O_2 の交互洗浄による発泡は根管清掃に役立つ．

POINT8

歯内 − 歯周病変（歯周疾患）の治療

　歯髄の病変によっても歯周疾患によく似た歯肉の炎症，辺縁・根分岐部歯槽骨の破壊を起こすことがある．概して病変も短期間に進行するのが特徴である．主な刺激因子は髄腔内の細菌，毒性物質，変性産物などが根尖孔，根管側枝や髄管を介して波及することによる．

　一方，進行した歯周疾患罹患歯では，歯の弛緩動揺，二次的咬合性外傷も加わり歯髄の不可逆性炎が直接歯周組織を破壊する原因とならなくても持続して無症状のまま歯髄が壊死化することも多い．いわゆる"歯内 − 歯周疾患"endodontic and periodontal lesions は互いに強い因果関係にあることを理解しておきたい．

8-1 歯内‐歯周病変の分類と臨床

　歯内‐歯周病変は，かつては抜歯の適応症であったが，今日では保存治療の対象になっている．根尖1/3を残す抜髄法 partial pulpectomy は，感染経路を残すので推奨できない．臨床では，歯内‐歯周病変の原因を症例ごとに慎重に診査し診断を下すことが大切となる．

　ここでは，Simonら（1972）の分類について述べるが，"歯内‐歯周疾患"は実際には高度の歯周組織破壊を伴う特異なタイプの歯周病変でもある．とくに単一歯に限定した歯内‐歯周疾患の合併症は，十分に良好な予後を期待できる（図1～5）．

　辺縁歯周組織と根尖周囲組織とは，組織発生でも連続した一つの歯周組織として機能を担っている．歯周治療学と歯内治療学は独自の発展を遂げたため，歯内‐歯周病変の予防，診査，診断，治療手段（手順）において必ずしも見解が一致していないかもしれない．歯髄と歯周組織との相互関係は認めつつも，2つの疾患がどのように影響し合うかは，研究者間でも一定していないことも多い．したがってここでは歯内治療学的立場で論じることになろう．

歯内‐歯周病変の分類

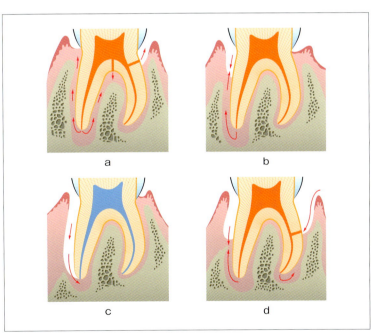

図1　Simonらの分類
a：Class Ⅰ　歯内疾患が原因の病変．根尖孔，根管側枝を瘻孔経路としたり，根尖孔や髄管を経路とする根分岐部病変．
b：Class Ⅱ　歯内疾患が原因であるが，歯周疾患も併発している．
c：Class Ⅲ　歯周疾患が原因の病変が根尖に波及するも歯髄は生活している．
d：Class Ⅳ　歯周疾患が原因で二次的に歯内疾患を伴う病変（図の右）．
　　Class Ⅴ　歯内疾患と歯周疾患がつながった真の歯内‐歯周合併病変（図の左）．

PART 2 治療編

● 歯髄が融解壊死し歯周疾患様症状を示す例

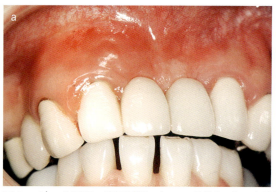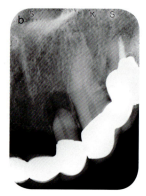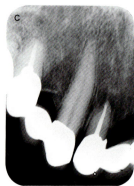

図2　2|の生活歯の歯冠補綴4年10か月後（44歳，女性）
a：2|部の歯肉所見．深い歯周ポケット形成，排膿，出血を示す．
b：根尖病変の発現．
c：根充18か月後．

● 抜髄とフラップ手術の併用例

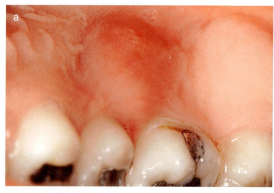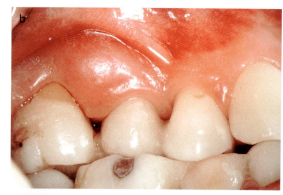

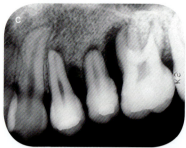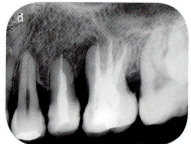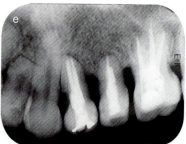

図3　|4 5 6 の歯周疾患の進行とともに歯髄病変も疑われた（初診時15歳，女子）
a：|5 6 部の歯周膿瘍形成（初診時）．
b：|6 根充9か月，|5 根充4か月後の|5 6 部頬側の歯周膿瘍形成，|4 5 6 部には暫間固定が施されている．
c：初診時|4 5 6 部エックス線写真．
d：|6 根充15か月，|5 根充10か月，同部のフラップ手術5か月経過，骨の再形成に注目（17歳時）．
e：|4 根充5か月経過，骨の再形成は著明（27歳時）．

140

POINT 8 歯内-歯周病変（歯周疾患）の治療

根分岐部病変様疾患と内歯瘻形成例

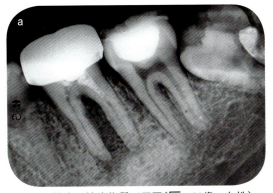
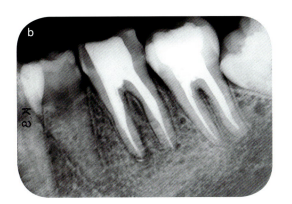

図4　根管内の壊疽物質が原因（6⏋，21歳，女性）
a：術前エックス線写真．
b：根充5か月後，根間中隔部の白線に注目．

舌側根のトライセクション応用例

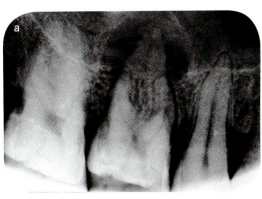
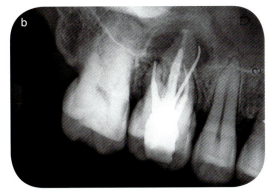
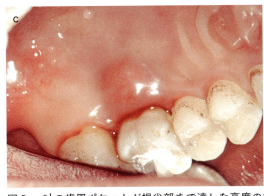
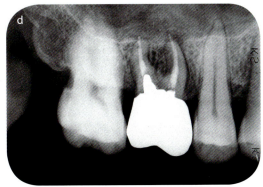

図5　6⏋の歯周ポケットが根尖部まで達した高度の歯周病変に歯内治療を優先させた例（41歳，男性）
a：舌側根尖には類円形の透過像と頬側根を含み歯根膜腔の拡大，EPTはしきい値の上昇を頬舌ともに示す．
b：6⏋抜髄・根充1か月．ガッタパーチャポイントが深い歯周ポケット内にある．
c：舌側の歯周膿瘍．
d：6⏋根充5年経過．

141

PART 2 治療編

8-2 歯内 – 歯周病変の診査，診断と治療

1）歯内 – 歯周病変の診査・検査法

1. 歯髄電気診（EPT検査）：歯髄の生死と反応閾値を調べる．
2. 歯周ポケットの深さ（底部の位置）
3. エックス線撮影（根尖・歯槽骨頂の吸収像）
4. 歯肉の炎症状態（歯肉の発赤・腫脹・圧痛・瘻孔）
5. 歯の動揺
6. 歯の打診反応（歯根別）と打診音（清・濁）
7. 疼痛の種類
8. 咬合の状態
9. 歯根の破折や吸収の有無

2）歯内 – 歯周病変の治療手順と原則

　上記の検査を行い，タイプ分けを診断し治療を進める．咬頭嵌合位（中心咬合位）または側方運動時の外傷性咬合があれば咬合調整を行う．痛みが激しいときは除痛処置を優先させる．病変の原因にかかわらず歯周治療に先立って歯内治療から始めるのが原則である．

3）高度の歯周疾患罹患歯歯髄にみられる病態像

　通常，50歳前後から歯髄には象牙芽細胞の変性萎縮，消失，細胞数の減少も報告されている．全部被覆冠の形成1か月後も過敏症状が続くときは歯髄の修復機転において要注意となる（図2）．歯周疾患罹患歯には，歯髄のうっ血，水腫，出血などの炎症性変化や循環障害による退行性変化が強く現れることが知られている（図6a，表1）．複根歯では根管別に歯髄の病態が異なることも多い．歯髄電気診によって，歯髄の壊死，知覚（感覚）の亢進，生活力の低下などの反応閾値の変化を調べたい．打診音（清音，濁音），打診に対する違和感を歯根別に知ることも歯周組織の病態を診断するうえで役立つ．

　また無症状に経過するなかで，深い歯周ポケットからすでに根管には細菌汚染と慢性炎を伴う逆行性歯髄炎 ascending pulpitis が成立していることも多い．筆者は，高度の歯周疾患罹患歯の1回治療は絶対に避けるべき禁忌症と考えている（図7）．しかし，ラバーダム防湿下の無菌的制腐的な適正治療が絶対条件であるが，高度の歯周疾患には積極的に抜髄法を適応させるべきであると考えている．

　その利点としては抜髄することにより，①生活機能を減じた炎症性歯髄が除去される，②歯髄への血液供給が歯周組織に転換される，などが挙げられる．これらにより骨の再生が促され，骨植が堅固になる例をしばしば経験している（図3）．

POINT 8 歯内‐歯周病変（歯周疾患）の治療

高度の歯周疾患罹患歯歯髄にみられる不可逆性病変

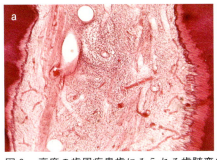 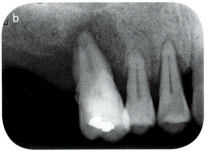 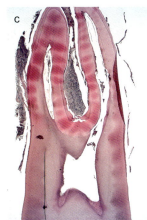

図6　高度の歯周疾患歯にみられる歯髄変化
a：歯髄の萎縮変性，充血，水腫，出血など炎症に陥っている．
b：エックス線写真で見る高度の歯周破壊（6̲，43歳，男性）．
c：bの 6̲ の光顕像．歯髄の壊死により死腔の存在，早期の歯髄処置が必要であったように思われる．

表1　高度の歯周疾患罹患歯※歯髄の病理組織所見

組織学的診断	Setzerほか，1963	Benderほか，1972
非炎症性正常歯髄	5（16）	12（21）
萎縮・変性歯髄	12（37）	18（32）
歯髄炎	12（37）	21（37）
全部性歯髄壊死	3（9）	6（10）
	32	57

※う蝕や修復物（−）　　　　　　　　　　　　（　）：％

広範囲の歯肉腫脹例

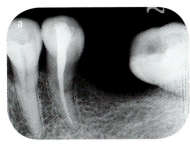 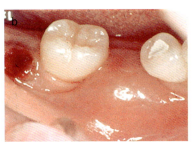 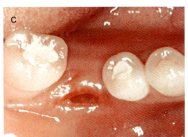

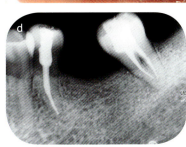

図7　"臨床的健康歯髄"の診断のもとに麻酔抜髄即時根充が施された 5̲ が原因（42歳，女性）
a：5̲ 麻酔抜髄即時根充の10日後のエックス線写真．
b，c：6̲ 部に膿瘍を形成し，担当医は化学療法を施すも38日後も改善せず，切開排膿を試みたが瘻孔となった．
d：治療を引き継いだ筆者は 5̲ 再根管治療を行い，数日後 6̲ 部瘻孔は消失，再根充した．無症状の歯周疾患には逆行性に根管内細菌叢の形成と歯髄の化膿崩壊が起こっていることを忘れてはならない．

POINT 9

抜髄・感染根管における狭小湾曲根管の拡大形成

〈手用リーマーとKファイルの上下運動の重要性〉

　根管の拡大形成（cleaning and shaping）の目的は，無菌的環境下で炎症歯髄組織の全摘出（pulp extirpation），あるいは壊死歯髄組織片の除去（debridement）を行い，根管壁の感染歯質などを手用器具などで機械的化学的に清掃拡大し，根管充填材で閉鎖するための根管壁と根尖の形態を整えることにある（図1）．その成否は治療の経過や予後成績にも関係する．

　ここ20年間根管の拡大形成時に用いる器材の開発も進み，多くの術式も発表されている．その基本となるのは standardized technique であり，Ingle によって提唱された手用リーマー・ファイルの国際標準規格（ISO 規格）化（図2, 3, 表1）は，根管治療の能率化，システム化に大いに役立っており，予後成績も飛躍的に向上させている．

　他の根管拡大形成法としては，step-back technique は根尖1/3を少なくとも No.25か30の器具で拡大し，順に太い器具で歯頸側に向かって1mmくらいずつ短めに形成する．一方，crown-down technique は，根管口からゲーツグリデンドリルあるいは Ni-Ti 器具ではじめ根尖方向へ分割的に拡大形成する．さらにロータリーNi-Tiファイルによる方法などが登場し，一部の臨床家において利用されている．

9-1 根管の拡大形成法

　根管の拡大形成法には多くの選択肢があるが，大切なことは，「治療の安全性と確実性」ではなかろうか．本邦ではいまも依然として手用のリーマーとKファイルがもっとも応用されていると思われる．そこでこれらの器具を用いるstandardized technique の勘所について述べる．

Standardized endodontic technique

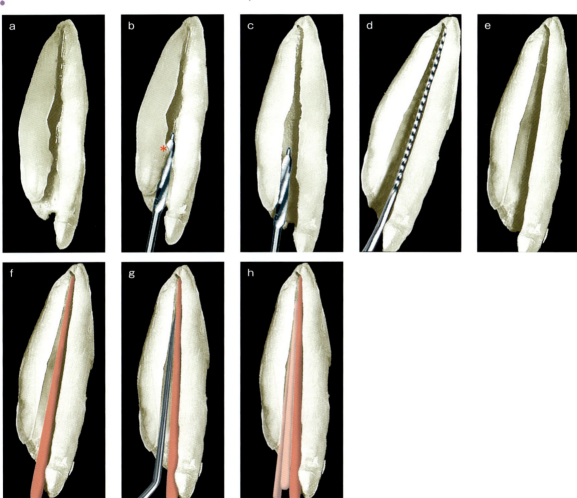

図1　抜去歯縦断面(3)による standardized endodontic technique の術式
a：髄室開拡直後．
b, c：舌側の lingual shoulder(＊印)の削除，ピーソーリーマーによる根管口部のロート状形成により直視直達が容易となる．
d：Kファイルによるテーパー状の拡大形成(根尖部はリーミング，他はファイリング)．
e：根管の拡大形成終了時．根尖孔の開口位置と形態に注目．根尖の apical seat(抵抗形態)，保持・便宜形態の付与．
f：マスターポイントの試適．
g：スプレッダーによる側方加圧と根尖への加圧．
h：lateral condensation 時．根尖 2～3mm は正円形の apical collar の保持形態を有し，他は外開きの flare 形成の結果，マスターポイントは根尖 2～3mm 域を占める．

手用リーマー・ファイルの国際標準規格（ISO規格）

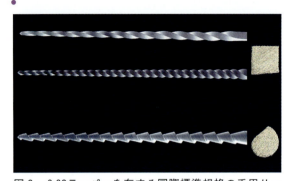

図2　0.02テーパーを有する国際標準規格の手用リーマー，Kファイル，Hファイル
Hファイルは No.60，他は No.40，右は横断面形態を示す（写真は MANI, INC. のご厚意による）

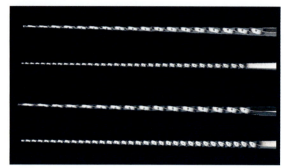

図3　細い根管内にはじめて挿入する No.10，15の長さ21mm の短いリーマーとKファイルは根管拡大の key instrument となる．根尖までの穿通性や湾曲方向を探ることができる．器具を回転させずに上下運動で行う．Kファイルはねじれの数が多いので押し込む際の腰が強い（写真は MANI, INC. のご厚意による）．

表1　国際標準規格によるリーマー・ファイルの寸法（直径）とカラーコード（ISO 3630-1，2008年）

器具のサイズ	直径(mm)					カラーコード
	d_1	d_2	許容誤差	d_3	許容誤差	
06	0.06	0.12		0.38		ピンク
08	0.08	0.14	±0.01	0.40		グレー
10	0.10	0.16		0.42		紫
15	0.15	0.21		0.47		白
20	0.20	0.26		0.52		黄
25	0.25	0.31		0.57		赤
30	0.30	0.36		0.62	±0.02	青
35	0.35	0.41	±0.02	0.67		緑
40	0.40	0.46		0.72		黒
45	0.45	0.51		0.77		白
50	0.50	0.56		0.82		黄
55	0.55	0.61		0.87		赤
60	0.60	0.66		0.92		青
70	0.70	0.76		1.02		緑
80	0.80	0.86		1.12		黒
90	0.90	0.96		1.22		白
100	1.00	1.06	±0.04	1.32	±0.04	黄
110	1.10	1.16		1.42		赤
120	1.20	1.26		1.52		青
130	1.30	1.36		1.62		緑
140	1.40	1.46		1.72		黒

d_1：刃部先端部，d_2：刃部先端3mm部，d_3：刃部16mm部
（刃部の直径が長さ1mm あたり0.02mm ずつ増加する）

9-2 髄室開拡

髄室開拡（access opening）は，すべての根管に器具が直達できるように根管口を明示するように access cavity を形成することをいう．バーの方向を歯の長軸方向に合わせ髄室蓋を穿孔，除去する．不十分な髄室開拡（小さな窩洞）は根管の拡大操作を困難にし，器具の破折，側方穿孔などを起こす．髄室開拡後，窩壁，髄壁の仕上げを，フィッシャーバーなどを用いて行う．根管口部と各壁面が角度を作ることなく平滑に移行するように整形する（図4～6）．

髄室開拡の実際

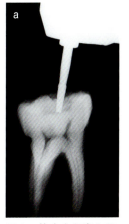
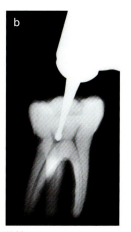
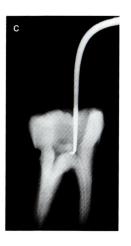
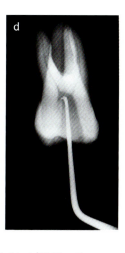

図4　抜去大臼歯を用いた髄室開拡
a：エナメル質の穿孔には小型のテイパーシリンダーかラウンドタイプのダイヤモンドバー（ポイント）を用いる．
b：髄腔穿孔には全長22mm の No.3，4，5のラウンドスチールバーが用いられる．低速用コントラアングルの頭から10mm 飛び出せば大臼歯などで開拡が可能となる．髄室の広い遠心側を穿孔している．
c：髄室蓋（天蓋）の残存がエンドドンティックエキスプローラー（No.3）による探索でわかる．
d：6⏌の遠心側髄角部の残存が明らかである．

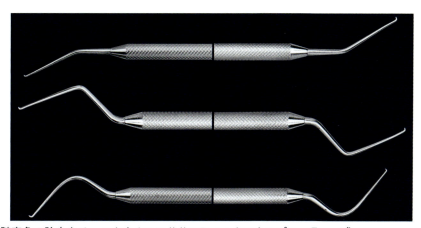

図5　髄室蓋や髄室角の除去をチェックするエンドドンティックエキスプローラー一式
前歯用（No.1），上顎臼歯用（No.2），下顎臼歯用（No.3）の器具両端に小さなフックが互いに異なる方向に屈曲しているので，あらゆる窩洞壁面に用いられる（著者考案，YDM）．

9-3 根管口拡大

1）根管口の確認

直探針による根管口の確認が重要となる．つぎに No.15か10の長さ21mm のリーマーかKファイルで根管の通過性（湾曲方向）と根尖到達度を調べる．絶対に器具を回転させず，上下運動のみで軽く押し込む．根尖まで達しないうちに回転させる技法は厳に慎む．

2）根管口のロート状形成

狭小湾曲根管では，はじめから一気に抜髄や根管長測定のできないことが多い．狭窄根管口部に長さ21mmのKファイルのNo.15か10を上下運動で容易に入るところまで押し込み，少なくともNo.25くらいまで拡大する．根管口部の外壁（近心根の近心壁，遠心根の遠心壁）をファイリング操作で歯質を削除し，リーマー，Kファイルの方向と湾曲根管の方向を一致させることが大切となる．この操作を効率的 aggressive に行うにはピーソーリーマーが優れており，数百回転の低速正回転で頬舌的に意識し根管口部の1/3を拡大形成すればよい．とくに近心根の分岐部側の遠心は根壁が菲薄な danger zone に注意したい．コアの形成時も要注意である．髄室壁面と根管壁面が平滑に移行するようになるとともに，根管口部の湾曲が取り除かれるので，根尖湾曲のみが拡大形成の対象となる．ロート状形成が奏功するとリーマーやKファイルのゆがみを起こす事故も予防でき，器具も根尖に直達することとなる．これらの操作過程において，やはり化学的清掃を頻回に行うことが必須であり，リーマー操作を容易にする事実は強調するまでもない（図1, 3, 6）．

髄室開拡法と根管器具の操作法

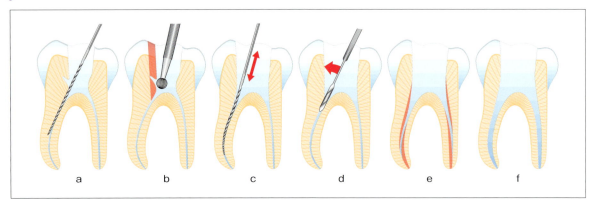

図6　下顎大臼歯の例
a：不十分な髄室開拡と髄壁膨隆部が障害となり，根管の階段形成．
b：スチールバーによる髄室角と髄室膨隆部の削除．
c：Kファイルの上下運動のファイリング操作で近心根管口部近心壁を広げる．
d：ピーソーリーマー（No.1, 2）で髄壁と根管壁を移行させ，リーマーの方向と湾曲方向を一致するように直線的ロート状形成．
e：Kファイルで根管の内外湾曲部を直線的に形成する．
f：根管の拡大形成完了．拡大の基準は，根尖のきれいな白色象牙質粉の確認とオリジナルの太さの2〜3サイズ大きめとする．

9-4 根管の機械的清掃拡大に用いる器具

1）リーマー

テーパーの付いたワイヤーがねじり加工され，刃部の横断面はメーカーの任意で異なるが，No.15〜50は正四角形で，内のりを大きくしてねじりモーメントは小さくして変形・破折防止に備えている．No.55以上は正三角形である．器具を時計回りに1/4〜1/3回転ずつ小刻みに右回転させ切削拡大する（reaming action）．一方，時計方向（器具挿入時）と反時計方向（象牙質削除時）の回転を用いるリーミング操作を推奨する考えも一部にあるが，筆者は狭小湾曲根管では，小刻みな上下運動を主体とし，リーマーを湾曲に沿って曲げて（pre-bended）押し込み，穿通する技法を大切にしている．No.30以上は柔軟性 flexibility，弾性がなくなり直線的に進む zipping 傾向があり注意する（図7）．このような事故は上下運動を主体とした操作法で防げる．また，リーマーには削片を排出させる溝（twisted cutting blade；切れ刃）のピッチが大きい特徴があり，削片を押し出さないようにしたい．無理な回転により切れ刃のねじれが戻ったり折れるので注意する．リーミングによる拡大操作は，7̄の樋状根管を除く多くの根尖部3〜4mm部の円形根管が対象となる．筆者は犬歯を除き，21mmの短い器具で穿通，拡大を行っており，もっとも安全で有効であり，根尖の指

頭感覚にも優れている．25mmの器具を使用することはきわめて少ない．

2）Kファイル

リーマーと同様にねじり加工で断面も正四角か正三角である．ねじり数は2倍ほど多い．リーミングもできるが，過度な回転で破折しやすい．リーマーと同サイズの器具の filing action（牽引操作）で拡大形成するのが原則である．根尖部には挿入したファイルを1/4右回転させて引き抜く切削法（quarter-turn filing）を行う．とくに狭小湾曲根管では，Kファイルは有効である．すなわち，上下運動により根管の湾曲部を切削し，根管を直線的に形成する点でも有効である（図6）．細いファイルを根尖まで押し込むにもリーマーよりも腰が強く根管壁を切削することも可能であり，短い21mmが繁用される．やはり25mmを使うことはきわめて少ない．

3）Hファイル

円形断面のワイヤーの切削加工で，刃部は円錐を重ねたように切れ刃がテーパー状に並んでいる．filing action による切削効率は優れているが，回転により破折する．主に歯冠側のフレアー形成に用いるが，幼若永久歯などの太い根管が対象となる．

|リーマー・Kファイル操作の注意点|

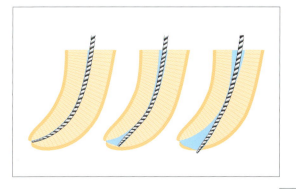

図7　リーマー・Kファイルの不注意な回転操作を行うと，根管は扇形に形成されてしまい ledge, zip, perforation が起こる．No.25以上は根の外側湾曲部が直線化し形態の変化を起こしやすいので注意する．

4）ピーソーリーマー

根管口部を効率的に直線的形成ができる．平行な面をもつ刃を有し，ISO規格（070，090，110，130，150，170），ステンレススチール製の6種類がある（図8）．先端は刃のないnon cutting tipのガイドがあり，階段形成，穿孔防止の働きをする．No.1～3が臼歯根管に使われる．欧米ではポスト孔の形成に推奨されているが，本邦では根管口のロート状形成において広く普及している．

5）ゲーツグリデンドリル（バー）

器具の先端は長円形，短い刃とnon cutting tipがあり，負荷がかかると軸と柄が接合部で破折する（図9）．ISO規格（050～150）の6種類がある．根管歯頸側1/3のフレアー形成に用いられる．さらに低速回転で使わないと過剰切削や穿孔を起こす．

以上2つの動力駆動器具の作業部最大径は案外知られていないが（表2），長さは28，32，38mmがあり，短いものが安全であろう．

ピーソーリーマーとゲーツグリデンドリル

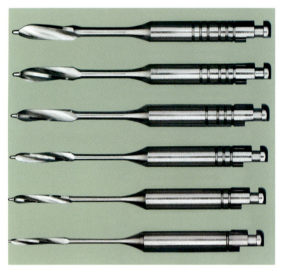

図8　ピーソーリーマー
平行な面をもった刃を有し，先端部にはnon cutting tipがある．根管の方向を探索しながら根管口部，根管壁1/3までをロート状に形成する．主にNo.1～3が使用される（写真はMANI, INC.のご厚意による）．

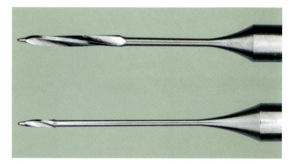

図9　ピーソーリーマーとゲーツグリデンドリル
ピーソーリーマー（上）はサイズNo.1を示し，作業部直径はゲーツグリデンドリル（下）のほうが小さいのに注目する（写真はMANI, INC.のご厚意による）．

表2　根管口拡大形成器具のISOサイズと作業部最大径（直径）

ISOサイズ	ゲーツグリデンドリル	ピーソーリーマー
50	0.50	—
70	0.70	0.70
90	0.90	0.90
110	1.10	1.10
130	1.30	1.30
150	1.50	1.50
170		1.70

9-5 根管の拡大操作のポイント

1）手用リーマー，Kファイルの上下運動の必要性と長所

（1）根尖到達へのもっとも重要な手がかりとなる．

（2）狭窄湾曲根管における階段形成，穿孔，残髄，器具破折を予防する．

（3）回転操作で加わりやすい過剰な力を予防する．

（4）小さなサイズで根管の穿通性と湾曲方向がわかる．

2）小林幸男教授らの考える根管の拡大困難なものに対する対応策（リーマーの操作法）

（1）はじめに選択すべきリーマーの適正な太さと種類：原則的にはNo.15，20を使用して手に感じる抵抗によって判定する．根管に刺さる抵抗が手に感じ取れることが大切であるが，力を加えても無理があって貫通困難，あるいは刺さる抵抗がなくて人工的閉鎖のおそれがある場合は小さいNo.10を使う．

（2）エックス線所見での根管の湾曲に一致させてリーマーを曲げ，挿入方向と強いつまみ方を着実にする．

（3）上手な上下運動とその力の加え方でリーマーの回転をいかに少なくするか．

以上の事項を十分に理解することで拡大操作を的確に行うことが可能となる．つぎに重要なことは，NaOClと3％H_2O_2の交互洗浄を繰り返す化学的清掃を施し，必要に応じてReam-Aid（昭和薬品化工）などの根管形成潤滑材（図10）を用いて21mmの短いリーマーやKファイルを上下運動で根尖部に滑走到達させる．エックス線写真，リーマーの指頭感覚，電気的根管長測定から実際の根管長を決定する．

根管形成潤滑材

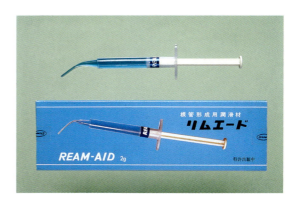

図10　リムエード Ream-Aid
根管形成用潤滑材として用いる．基剤はプロピレングリコールと水からなり，ゼリー状で粘着力がある．

3）根尖到達時の注意点

根尖に器具が達しないうちは絶対に回転させない．根管の階段形成や穿孔を容易に起こすからである（図11）．連続的にリーミング，ファイリングを続けると削片 chips や汚物 debris が溜まり根管が塞がれてしまう．その際は十分な根管洗浄と前に用いた小さなサイズの器具に戻し，繰り返し操作することも重要となる（copious irrigation and recapitulation）．

リーマー，Kファイル（刃部の断面は正方形か三角形）が根尖に達したとき，はじめは小刻みに1/4〜1/3回転させ，引き抜くときには根管壁象牙質面歯質を削除するようにする．

根尖湾曲に対しては，あらかじめ曲げたファイルを上下運動で挿入し（上運動），根管から引き抜く（下運動）際に根尖湾曲部の拡大操作の障害となる根管壁の内外湾曲部を削除し，根尖と根管口を結ぶ線を直線方向に拡大形成することである（adequate straight-line access）．根管拡大形成の完了の目安は，"clean white dentin filing" であるとされ，2〜3サイズ大きく拡大する（図12）．根管の横断面は円形，楕円形とは限らない．扁平形，樋状形（馬蹄型）などの外形の歯種も少なくない．このような不定形根管には根管壁の全周ファイリング circumferential filing を必要とする．根管内の感染源除去と無毒化には，やはり5〜6％NaOClと3％H_2O_2の化学的清掃が重要となる．

側方穿孔例

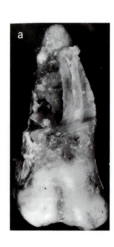
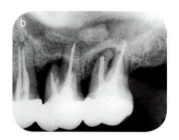

図11　誤った根管拡大形成法に由来する側方穿孔事故
a：学生の模型実習における 6̱ 近心頬側根の側方穿孔例（気密な根管充填状態）
b：6̱ 7̱ の抜髄例のエックス線写真．いずれも近心頬側根の側方穿孔がみられる．
a, bともに誤った回転操作による事故で，根管に突き刺さる感じのないまま強引な回転操作（リーミング）を続けたことが考えられる．

感染根管治療の臨床例

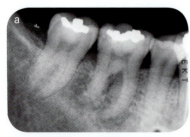
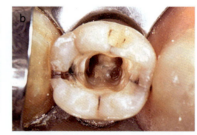
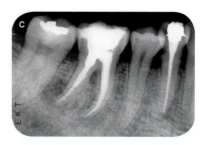

図12　下顎第一大臼歯の一例
a：術前のエックス線写真から強い遠心湾曲を示す．
b：アクセス窩洞は四角形で3根管口が明示されており，化学的清掃も十分施されている．
c：根管充填後のエックス線写真．的確な拡大形成と根管充填を示す．

9-6 抜髄根管と感染根管との拡大形成の違い

抜髄は感染・損傷歯髄を可及的に全摘出するが，感染根管治療では根管内の壊死物質，細菌，膿汁，病変物質などの刺激物質を機械的に除去する共通の目的を有する．感染根管では，根管壁の象牙質内には細菌侵襲がみられ，平均深度0.5～0.6mm，最大深度は1.2～1.3mm，根管象牙質壁の1/4以上に達していることが多い．

根尖の拡大は，いずれも apical cement dentin junction までを目標とするが，根管壁の汚染歯質の清掃拡大を徹底し，拡大操作ミスの起こらぬようにしなければならない．一方，高度の急性根尖膿瘍例において，あえて解剖学的根尖孔を越えて排液を図る目的で No.20～30器具を押し出す技法が必要なこともある．

感染根管の根尖・根側病変

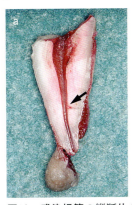 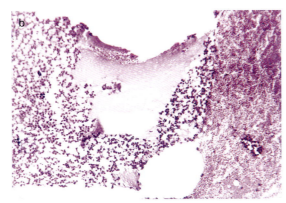 

図13　感染根管の縦断片および病理組織学的所見
a：摘出歯からみた感染根管（縦断片）と根尖・根側病変．根管壁の侵襲と根管側枝の走行（フクシン染色）．
b：根管内の膿汁と細菌（HE 染色）．
c：根管壁象牙質の細菌侵襲（グラム染色）．

根管の清掃拡大を容易にするための方策

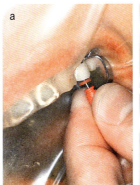 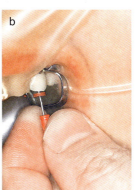

図14　根尖到達時の指頭感覚を大切に
a は21mm，b は25mm で，明らかに21mm のほうが器具操作において有利である．

POINT 10

効果的な根管清掃法とは何か

　複雑・困難性を有する根管系(湾屈曲，根管側枝・髄管，根尖分枝，フィン，イスムスなど)において，主根管の拡大形成による根管内壁には数μm～40μm の軟泥状薄層のスミヤー層 smear layer が生じることがある．それらは象牙質切削屑 dentin mud，歯髄残渣，細菌微生物などからなる．その論点としては，①細菌などの感染源が含まれる，②根管消毒薬の浸透性が阻害される，③根管充填材の根管壁への密着が妨げられる，などが考えられる．

　ここではスミヤー層除去の是非を論じ，併せて効果的な根管清掃(根管内汚物の除去)canal cleaning と根管洗浄法 canal irrigation について考えてみたい．

10-1 EDTAの脱灰清掃法の是非

　スミヤー層が無菌的な dentin mud であれば，この自家組織で象牙細管や副根管の開口部を封鎖し歯周組織に対して保護的効果を期待できる利点として働くので，そのままにしておいたほうが有利でもある（図1）．後述の POINT 12 では，dentin mud（chips）の生物学的な有用性を論じたい．また，根尖 1/3 部には生体の防御機構を示す硬化象牙質 sclerotic dentin が存在し，象牙細管が石灰化し閉塞していることを忘れてはならない（図2）．わざわざ無機質溶解剤の EDTA（ethylenediaminetetraacetic acid）でキレート Ca を作り，象牙質を脱灰して象牙細管開口部を露出させ，侵蝕させる術式は得策とは考えにくい（図3）．

　根管の根尖寄りは象牙芽細胞や象牙前質も消失しており，ラバーダム防湿下の制腐的環境下では感染源になるおそれも少ない．むしろスミヤー層の除去により細菌の受動的浸透を容易にする危険性もある．さらに脱灰・軟化した象牙細管開口部根管壁への root canal sealer の密着，封鎖性の長期的安全，有効性もいまだ検証されていない．根管充填時の根管側枝への充塞率がより高くなるとは考えられない．臨床的意義には疑問点が多く残されている．EDTA は主に根管口部などの根管狭窄部の穿通拡大時の化学的補助法に使用すべきであろう．

舌側根の抜髄，加圧根充86日

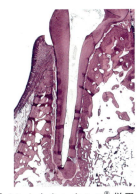

図1　6┘ガッタパーチャポイントとキャナルス®併用（HE 染色，カニクイザル）．根尖近くに根管側枝が開口し，わずかに dentin mud がみられるも，根周囲組織は正常像を示す（田久昌次郎氏のご厚意による）．

生体の防御機構を示す硬化象牙質

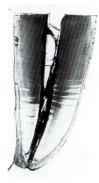 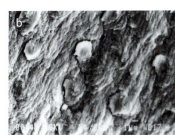

図2　根尖部の硬化象牙質
a：ヒトの歯の研磨標本．
b：6┘の歯根尖割断面の SEM 所見．象牙細管が閉塞している．

硬化象牙質に対する根管洗浄効果（根管壁面 SEM 像）

図3　ヒトの根管壁面（北島佳代子氏のご厚意による）
a：根管拡大後の未処理例．根管壁のスミヤー層．
b：5％ NaOCl と 3％ H₂O₂ の交互洗浄例．不規則な凹凸，わずかな象牙細管の開口，均質無構造を示す．
c：15％ EDTA（歯科用モルホニン）1分使用例．象牙細管の開口と周囲は不規則な凹凸を示す．

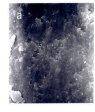 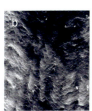 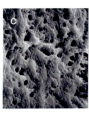

10-2 効果的な根管清掃と根管洗浄法

ここでは効果的な根管清掃と根管洗浄法 canal irrigation を考えてみたい．斉藤ら(2004)は，日本の歯科大学，歯学部付属病院30講座の「根管洗浄に関するアンケート調査」を行っている．その結果では，ほとんどの大学で洗浄にシリンジ類が使われており，拡大途中で洗浄は拡大サイズごとに10.7％，適宜行う85.7％，最終拡大後に行う3.6％であった．使用薬剤は NaOCl が96.3％，H_2O_2 が81.6％，EDTA が44.4％，生理食塩水37.0％であった．

筆者は，根尖部の根管拡大が十分になされていることが前提であるが，5～6％ NaOCl と3％ H_2O_2 と交互洗浄を丁寧に繰り返し行い，最後は NaOCl の生体為害性も十分考慮して生理食塩水で洗う術式を実施するのが最善と考えている．

$$NaOCl + H_2O_2 \rightarrow NaCl + H_2O + O_2\uparrow$$

NaOCl はリーマー，ファイルの機械的清掃作業で取り除けなかった根管側枝や髄管，根尖分岐などの有機物質にも作用して溶解清掃を期待できる．また発生期の酸素による発泡作用 nascent bubbling action で根管内の切削屑 debris などが根管口から外に排出される(図4)．

つぎに，五十嵐 勝ら(1989)のラット腹部皮膚面に NaOCl 溶液(Purelox®)を直接応用して上皮組織の溶解能を比較検討した成績を示す(図5)．その結果からも交互洗浄の有効性を十分に理解し再確認していただきたい．

①交互洗浄法は NaOCl 単独よりも迅速に組織が溶解する，②肉眼的な出血開始時間は，交互洗浄6.4分，NaOCl 放置14.2分，NaOCl 撹拌10.9分，NaOCl 追加10.1分，出血は組織溶解が真皮深層に達したときにみられる，③溶解残存組織には侵襲反応はほとんどみられない，④交互洗浄法は NaOCl 単独に比べ組織の溶解に有効である．本実験は歯根嚢胞の上皮組織を溶解させるうえでの基礎実験ではあったが，硬組織で囲まれた根管内に存在する残留有機物質を溶解除去する可能性を示唆する重要なデータとも考えられる．

歯髄処置ではこの交互洗浄法を5～6分つづけて行うことで歯髄の挫滅創を1mmほど溶解除去され切創にするケミカルサージェリー chemical surgery の概念も適宜応用し得る(図6)．

根管清掃・洗浄法

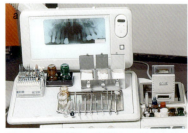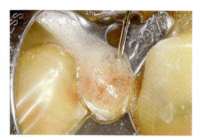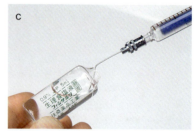

図4　根管清掃・洗浄法に用いる器材と実際
a：根管治療用器材とデジタル温度表示滅菌器．
b：交互洗浄時にみられる発泡作用．
c：生理食塩液で最後に洗い，NaOCl の生体為害作用に対応する．

POINT10 効果的な根管清掃法とは何か

交互洗浄の有効性

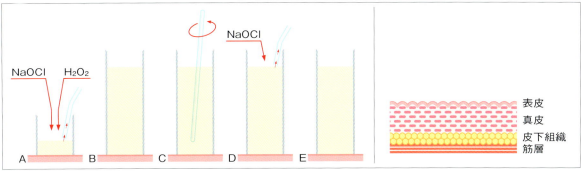

a：実験には5〜6％ NaOCl(Purelox®)を用いる．左から3％ H₂O₂の交互洗浄群，5 ml/min，つねに1 ml を筒内に残す(A)．NaOCl 5 ml 放置群(B)，撹拌群，直径5 mm ガラス棒使用(C)，NaOCl の追加群，5 ml/min (D)，H₂O₂放置群(E)を示す．

b：組織標本の模式図．

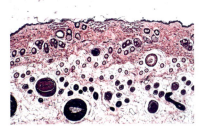 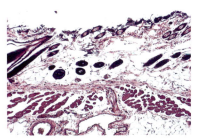 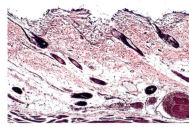

c：左から対照群(組織溶解変化)，交互洗浄5分，NaOCl 撹拌5分を示す．交互洗浄では，表皮をまったく認めず真皮の深層まで溶解が進んでいるが，下層は正常像を保つ．撹拌では表皮は比較的広く欠損を示す．

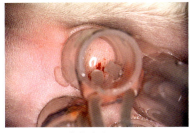 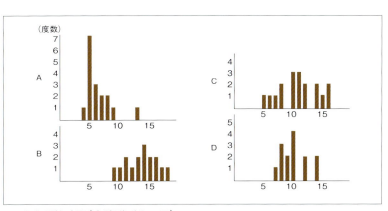

d：間歇的な点状出血．

e：出血開始時間(実験群ごと18回)．

図5 a〜e　NaOCl による上皮組織溶解能の比較(ラット腹部皮膚に直接応用，内径15mm のポリプロピレン筒を6か所接着固定，筒内に薬液注入)

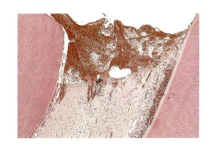

図6　カニクイザル 4 の近心根管口部歯髄の病理組織学的所見
歯髄切断後，交互洗浄によるケミカルサージェリーを施す．

157

POINT 11
根管死腔の生体に及ぼす影響

　根管治療後，根管内にできた空隙は死腔（dead space）と呼ばれる．不完全な根管拡大や根管充填に限らず，ときには根管充填材の根管内異常吸収，根管消毒剤貼布綿栓のまま，まったく無症状に経過する例もある．また高度の歯周疾患罹患歯で萎縮変性，壊死化した空虚な歯髄腔を示す死歯も経験する．いずれもエックス線診では周囲骨組織の病変を伴うことが多い．

　ここでは動物実験と症例を示しながら，根管死腔の生体に及ぼす影響ついて述べる．

11-1 動物実験による考察

最初に死腔の生体への為害作用を及ぼす可能性を指摘したのは，Richet & Dixon（1931）の無菌の金属製盲管の皮下埋入実験である．根管治療はその空隙を適当な物質（根充材）で緊密に閉塞しなければならない．根尖孔から死腔内に肉芽組織が増殖侵入し完全に満たされないと，やがて滲出液・体液が貯留し細菌の培養基ともなるという．さらに貯留した体液は変質すると肉芽組織の増殖が著明となり細胞浸潤が起こるとも考えられている．無菌的操作で行うウサギの皮下埋没実験（hollow tube）では（図1），鉛または象牙製根管模型では，多くは息肉の増殖が長さ2mmくらいにおいて2～4週で起こるも先端部から変性壊死に陥るという．筆者らのサル実験では息肉基底部（根尖孔に相当）には細胞浸潤の炎症像と肉芽腫が成立する（図2）．病原的意義を示す研究は"hollow tube theory"と呼ばれ，内部貯留液の停滞した体液の分解（autolysis），発炎性物質の産生の可能性が考えられている．いずれの実験も多くは1～4週か2か月前後か6か月の成績であった．イヌの抜髄歯では根管充填を行わなくても死腔の影響は現れず否定するSeltzerらの考えもあるが，イヌの根尖孔の形態がヒト，サルとの違いによるものと考えられる（図3）．

大森ら（2007）はサルで根尖孔を越えるオーバーインスツルメンテーション overinstrumentationを実施し，上皮の増殖を伴う歯根嚢胞化の可能性と死腔の影響をエックス線と病理組織で追究した結果，エックス線的には根尖と根分岐部側に1.5か月で大きなびまん性透過像，根管内へは肉芽組織の侵入を認めている．その先端部から変性壊死に陥り，接する生活組織に細胞浸潤を認め，壊死組織は細菌汚染がしばしばみられた．さらに根管の内部吸収，歯根肉芽腫や慢性歯槽膿瘍が成立していた．根管内の無菌性が継続された一例には，石灰化組織による根管の狭窄・閉塞化を示したが，死腔を放置すれば発炎性の刺激源となり，その影響は長期にわたり拡大波及していくことがわかった（図4）．

hollow tube theory

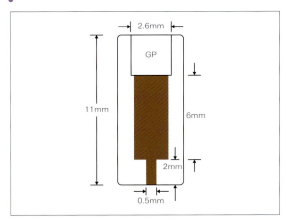

図1　丸山がウサギの皮下に埋没した鉛製根管模型の断面図（円筒状）（丸山宇一，日歯保存誌，19：17，1976より引用改変）
GP：ガッタパーチャ．

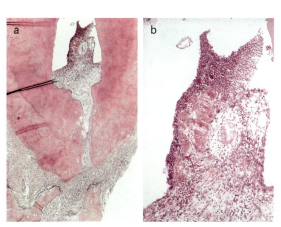

図2　麻酔抜髄後の根管内死腔に侵入した肉芽組織の先端は変性壊死に陥り，著明な細胞浸潤，血管の拡張，充血の炎症像を示す（カニクイザル，⌊1，3か月，HE染色）．b：aの拡大図．

PART 2　治療編

イヌの根尖孔の解剖形態

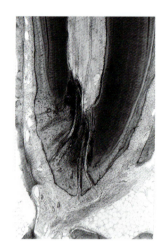

図3　根管が根尖部，ことにセメント質の中で，細かく数本に分かれて三角州における河川の分岐に似ている．死腔の影響が現れ難い組織構造を示す．

抜髄後の根管内死腔が根管周囲組織に及ぼす影響

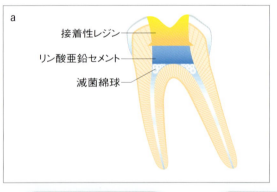
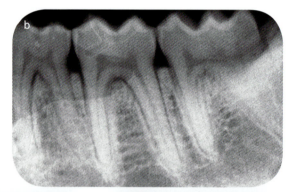
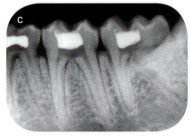
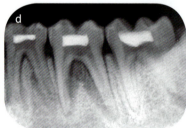
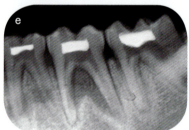

図4 a〜l　カニクイザルによる実験（大森 明ほか，日歯保存歯，50(2)：266-276，2007より引用）
a：根管内死腔の窩洞模型図．
b：6 7 8 部のエックス線写真（術前）．
c：1.5か月時．
d：11か月時．
e：27か月時．

　著変はｄの11か月にみられる．6 遠心根尖と分岐部側の透過像の発現と白線の消失，7 近遠心根の分岐部直下に広がる透過像，8 遠心根尖透過像を認める．ｅの27か月では，根尖病変の周囲に骨硬化帯を示す（次頁へつづく）．

POINT11 根管死腔の生体に及ぼす影響

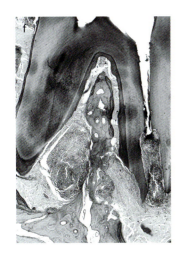
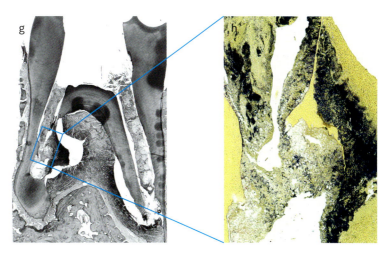

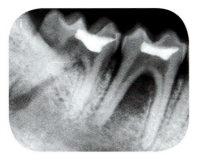
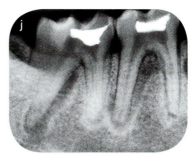

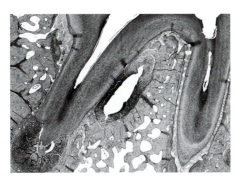
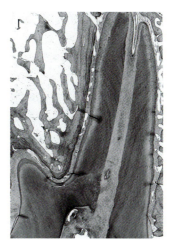

f：6̄ の光顕像（27か月，HE染色）．遠心根は根中央を越えて根管壁に沿って侵入した息肉先端部萎縮変性，細菌もみられ，根尖側の肉芽組織は好中球を含む細胞浸潤も強く，根尖セメント質と象牙質も広く吸収し，線維化を示す．根間中隔部歯槽骨の吸収と肉芽腫様を示す．

g：7̄ の光顕像（27か月，HE染色）．根管口部まで肉芽組織の侵入，近心根の分岐部側には内部吸収による穿孔，歯槽膿瘍と肉芽腫様病変がみられる．

h：gの □ の拡大，細菌の存在（グラム染色）．

i：8̄ 7̄ 部（1.5か月）．

j：8̄ 7̄ 部（31か月）．1.5か月で，8̄ 7̄ において透過像が明らかにみられる．31か月でeと同様に骨硬化帯が存在する．根尖と根側病変は連続している．

k：8̄ の光顕像（HE染色）．遠心根の根尖から根側に広がる慢性膿瘍である．根分岐部直下は正常構造を維持している．

l：8̄ の舌側根の光顕像（HE染色）．髄室床を含む根管の骨様組織形成が起こり，根管口部の綿球を被包していた．細菌⊖例，歯根周囲組織も正常像を示す．

161

PART 2 治療編

11-2 臨床例による考察

　つぎに若手の担当した抜髄例を示す．死腔が発現しても無症状に経過後，8年4か月には耐え難い自覚症状を訴えることになった．死腔の処置としての根管治療を筆者が施すこととなり，治療してある歯の再治療がなぜ必要になったかの説明を求められた（図5）．さらに激痛と歯の動揺のため抜歯を患者から強く指示された．本例は根管充填の根尖到達度が3mm不足し，8年後に歯根嚢胞様の根尖病変を伴う急性症状が現れている．担当医のカルテに電気的根管長測定（Endodontic meter-S）では23.0mm，拡大は＃60とあり，根管充填操作で死腔を残す初歩的ミスがあったものと思われる．

　抜髄直後に FC 貼薬，酸化亜鉛ユージノールセメントで仮封を実施されていた．その次回根充例（ガッタパーチャポイント＋キャナルス®）で，仮封は40日間の長期であった．仮封漏れによる唾液汚染が加わっていた可能性も十分考えられる．

　大森らの実験（in vivo）では31か月で根尖肉芽腫，慢性膿瘍が成立する事実から，侵入肉芽組織の壊死化に細菌性の病原性因子が26歳の根尖歯周組織を傷害し，上皮の増殖を伴う歯根嚢胞化の原因になったとも考えられる．

抜髄後の根管内死腔が生体に及ぼす影響

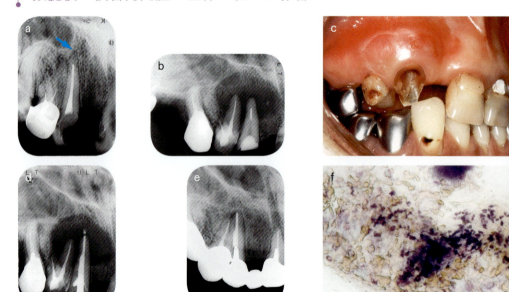

図5　症例：3⎿，抜髄時26歳，男性
a：3⎿麻酔抜髄，次回根充43日後のエックス線写真．矢印部が根尖，約3mmの死腔の存在（不足根充）．
b：3⎿8年3か月後のエックス線写真．4⎿は感染根管1回治療直後（34歳），4⎿を含む大きな類円形透過像と3⎿歯根膜腔の拡大，訴えがないため観察のみ．
c：bの50日後3⎿に起因する広範囲の歯肉の炎症所見．歯の動揺は，⎿5 M₃＞4⎿M₂〜₃＞3⎿M₂，垂直打診は3⎿＋，3⎿の歯周ポケット口蓋側10mm．
d：3⎿の感染根管治療を開始し，39日目にガッタパーチャポイント＋キャナルスN®で加圧根充．
e：3⎿根充17か月時．根尖病変は消失と骨の再形成がみられる．
f：3⎿の治療途中の根管内滲出液から得た細胞診とギムザ塗抹標本で上皮細胞の存在，右上はコレステリン結晶の偏光顕微像で，歯根嚢胞の臨床診断に役立つ．

歯根嚢胞様病変に用いられた根充材の根管内異常吸収

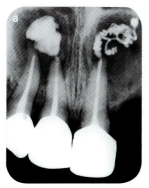 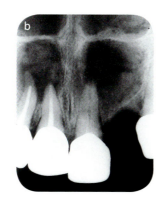 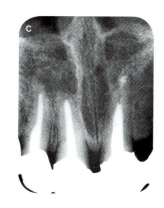

図6　症例：2 1|1，47歳，女性
a：ビタペックス暫間根管充填のエックス線写真．2 1|24日後，|1 7日後．
b：|1 の根管内填塞材の造影性の低下．|1 部の自発痛，歯の挺出感，咬合痛，歯肉の腫脹を訴え，大学病院保存科へ紹介される．
c：2 1|加圧根充17年10か月経過．|1 FR-Ca 糊剤（根尖部）とガッタパーチャポイント＋キャナルス®の積層根充20年9か月経過．骨の再形成がみられる．

樋状根歯の根充材の造影性の変化と歯根膜炎症状の発現

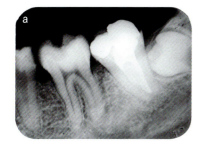 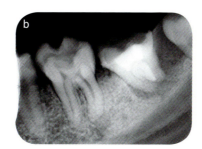 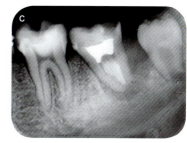

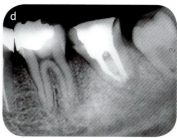

図7　症例：|7，23歳，女性
a：他医院で|7 の抜髄根充（ビタペックス）3年経過時．
b：|7 6年経過時．
c：|7 歯根膜炎症状発現時の歯槽膿瘍病変．
d：|7 感染根管治療，根充（ガッタパーチャポイント＋キャナルス®併用加圧法）3か月後．

〈糊剤充填法の問題点〉

　図6，7 はいずれもヨードホルム系ペーストの糊剤充填法には十分注意が必要であることを示している．特徴としては手技が簡単であり，薬剤の防腐的効果を期待して一部で使用されている．問題点としては，吸収される可能性，吸湿性，収縮性で死腔が生じるとの考え方がある．図6 は根尖孔を通過させる溢出根充を暫間根管充填として前医が応用している．古くは根尖病変が感染と関連あると考えられていた時代に使用されており，骨の再形成を期待する考えもあるが実証されていない．

POINT 12
抜髄および根管治療後の治癒形態を知る

　抜髄後空虚となった根管に対して根管充填材で根尖孔まで緊密に補填・閉塞し歯根膜との連絡を遮断する根管充填 obturation は，歯を永く機能的に保存するために行われる．その成否は治療成績を左右するので失敗は許されない．昔から家を新築する際の重要な土台工事にたとえられている．

　根管充填の時期は，根管の拡大形成，根管の清掃・消毒（無菌性の獲得）とともに根管滲出液の性状・量・腐敗臭を調べ，歯根膜炎症状がないことを確認し決定する．治療ごとに診療録に記録されることであるが，根管滲出液の変化は根尖病変の病態変化を判断するうえで役立つ．滲出液を採取し塗沫ギムザ染色を施し行う顕微鏡検査では，好中球などの細胞成分の消長を診るのもきわめて有効ではなかろうか．

　ここでは抜髄および根管治療後の治癒形態について述べてみたい．

12-❶ 象牙質削片の生物学的有用性

1）根管充填後に起こる治癒形態

今日各種の根管充填材や根管充填法が紹介されている．現在も国内外で広く臨床応用されている材品は酸化亜鉛ユージノール（ZnOE）系シーラーと酸化亜鉛非ユージノール（non ZnOE）系シーラーであろう．本稿では酸化亜鉛系シーラーのキャナルス®と酸化亜鉛非ユージノール系シーラーのキャナルス N®を用いた江口ら（1996）の成績（図1～5）に加え，生物学的根管充填材として応用価値が高いとする報告の多い象牙質削片を用いた田久（1986）のサルの実験成績（図6～8）を示し，併せて創傷治癒形態を考えてみたい．

2）江口らの実験

サルの実験では，ラバーダム防湿下で根尖孔まで根管拡大時頻回に5～6％ NaOCl（Purelox®）と3％ H_2O_2 で交互洗浄を行っている．表1は2つの異なるZnOEシーラーの成分を示す．粉液タイプシーラー（昭和薬品化工）が用いられており，液成分のみが明らかに違うことがわかる．実験は1週から4週にわたり，半数例に根尖から1mmほどシーラーを意図的に溢出させ根尖と歯周組織反応を46歯46根管について調べた．併せてエックス線写真観察も行った（図1～4）．また，キャナルス®3か月後の光顕像を図5に示した．

表1　キャナルス®とキャナルス N®の成分

	粉　末	(W/W%)	液	(W/W%)
キャナルス®	酸化亜鉛	40	ユージノール	83
	ロジン	30	オリーブ油	17
	次炭酸ビスマス	15		
	硫酸バリウム	15		
キャナルス N®	酸化亜鉛	40	高級脂肪酸	50
	ロジン	30	プロピレングリコール	50
	次炭酸ビスマス	15		
	硫酸バリウム	15		

意図的にシーラーを根尖外へ溢出させたエックス線経過観察（カニクイザル）

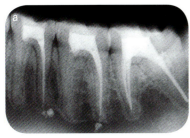
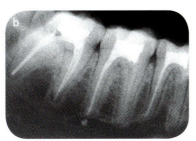
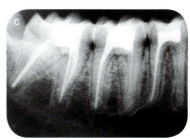

図1　エックス線像では，キャナルス N®の溢出シーラーが2週後に消失傾向が強く現れるのに対し，キャナルス®では4週後も残存傾向が強くみられ，光顕像と一致していた．
a：6⏌7⏌のキャナルス®の溢出残存4週後，溢出後とほぼ同所見．ガッタパーチャポイントと併用．8⏌は溢出（－）．
b：7⏌のキャナルス N®の溢出直後．
c：bの4週後，シーラーは消失．2週後には痕跡的となる．

PART 2 治療編

● キャナルス®例の組織変化

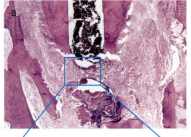
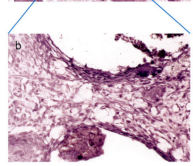
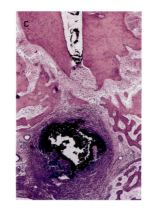
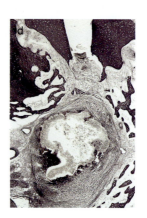
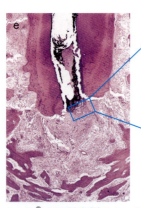
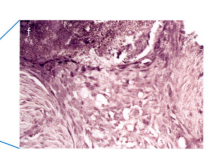

図2　キャナルス®では溢出例の1，2週例に好中球浸潤による膿瘍形成がみられたが，4週例では炎症が軽減し線維性瘢痕化を示した．
a：個体B．3̄，1週例(HE染色)．シーラーが歯槽骨骨稜付近まで微細削片とともに溢出，根尖部にはわずかに好中球を含む細胞浸潤，シーラー周囲には貪食マクロファージを含む線維性結合織による被包化．
b：aの□部拡大．
c：個体A．7̄，4週例．図1aの7̄シーラー溢出例と同一．シーラーの残存がみられる．根尖部セメント質の吸収と新生添加あり．シーラー周辺にはマクロファージ，多核巨細胞の散見，線維芽細胞の増殖を伴う肉芽組織(HE染色)．
d：根尖部と溢出シーラーは線維性組織による被包化が進む(cの別切片，鍍銀染色)．
e：個体A．8̄，4週例(HE染色)．図1aの8̄溢出(−)例，シーラーに接し線維性瘢痕化．
f：eの□部拡大，わずかに貪食マクロファージの存在．

キャナルス N® 例の組織変化

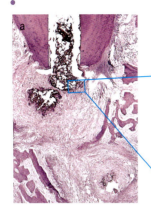
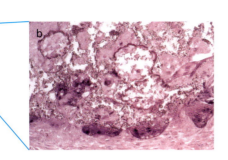
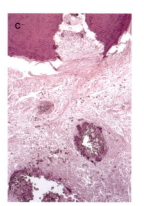
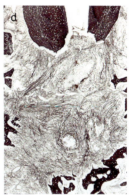

図3　キャナルス N® では著明な炎症像をまったく示さず，1〜4週において溢出シーラーを囲む多核巨細胞が顕著で，マクロファージを伴う肉芽組織の形成がみられた．経時的に線維性瘢痕化が進行するとともに急速に吸収・貪食作用を受け消失傾向を示した．
a, b：個体B．5，2週例．骨髄内まで溢出したシーラーの大半は消失，周囲には貪食マクロファージや多核巨細胞がみられる．根周囲のものは線維性肉芽組織で分画・被包化を示す．著明な炎症像はない（HE染色）．
c：個体B．7，4週例．根尖部は線維性修復を示すが，骨髄内シーラー周囲には多核巨細胞やマクロファージの集積（HE染色）．
d：cの別切片，鍍銀染色，シーラーを囲む線維性修復．

2つのシーラーの液成分の侵入肉芽組織反応

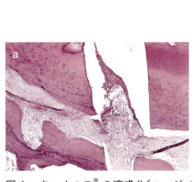
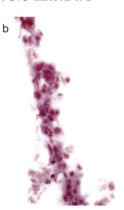
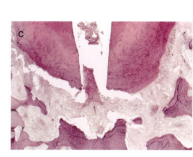
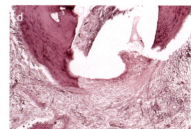

図4　キャナルス®の液成分（ユージノール・オリーブ油）では侵入肉芽組織の先端には強い炎症像を認めたが（a, b），キャナルス N® の液成分（脂肪酸・プロピレングリコール）では軽度の炎症像で組織刺激性が少ないことがわかる（c, d）．
a：個体A．2，1週例．血管と線維芽細胞を含む肉芽組織の先端部には好中球を含む強い炎症像．
b：個体A．2，2週例．同様の炎症像．
c：個体B．3，1週例．軽度の炎症像．
d：個体A．4，2週例．軽度の炎症像．

PART 2 治療編

キャナルス® 3か月後の光顕像

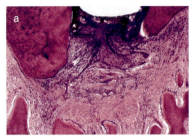
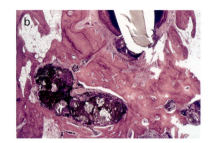

図5　根尖部に上皮索を伴う瘢痕治癒(a)，まだ残存する溢出シーラー塊の周囲にはマクロファージの存在と周囲の活発な新生骨形成を示す．歯根膜の修復が進んでいる(b)．

3）田久の実験

田久の実験では，根尖1～2mmに象牙質削片を填塞するが，①麻酔抜髄即時根管充填群，②FC貼薬・次回根管充填群，③根管開放・FC貼薬・根管充填群で比較した（図6～8）．削片の填塞（apical plugging）は根管口部をピーソーリーマー，あるいは根尖拡大時Kファイルで根管壁を切削，採取し，根充用プラガーで押し込むか，Kファイルで押し込み，電気的インピーダンスの応用で確認した．

なお，根尖手前の空虚な根管にはガッタパーチャポイントとキャナルス®の併用あるいはガッタパーチャ単味とし左右歯ペアとして比較した．

麻酔抜髄即時根管充填群

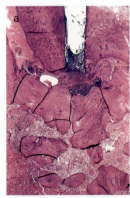
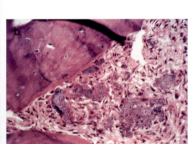
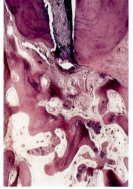
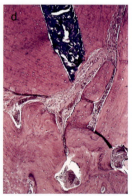

図6　田久の実験①
a, b：個体A．⌈5，2日例．根尖歯根膜は固有の組織構造を拡大時の損傷で失うも血餅中に溢出削片を含む．骨髄内の埋入削片の周囲にはエオジン好性の骨基質形成がみられ，骨芽細胞様の細胞が配列している．炎症性変化(−)．
c：個体D．⌈5，14日例．拡大時に根尖から削片が多く押し出され分散しているが，削片を含む骨梁の活発な再生がみられる．炎症は消退．
d：個体B．⌈6，44日例．根尖の象牙質削片に接して一層のセメント質様硬組織がみられ，根尖セメント質の吸収窩に添加したセメント質に移行している．

FC貼薬・次回根管充填群

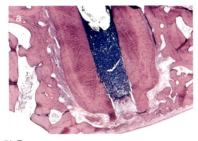
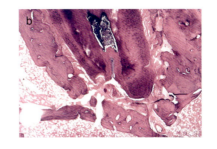

図7　田久の実験②
a：個体A. ⎣7⎦，FC 7日，根充30日例．根尖0.3mm手前まで削片が填塞されており，根管内には肉芽組織の侵入があり，根管壁には膠原線維を含むセメント様硬組織形成がみられるが，血管の拡張，線維成分の増殖もある．歯槽骨の増生（╫）．
b：個体C. ⎣5⎦，FC 7日，根充215日．セメント質様硬組織による根尖閉鎖がみられ，溢出削片を囲むように骨の増生が認められる．

根管開放・FC貼薬・根管充填群

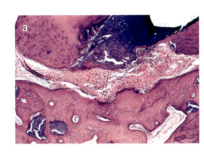
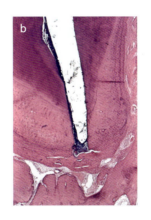

図8　田久の実験③
a：個体B. ⎣4⎦，開放8日，FC 5日，根充58日例．著明な根尖閉鎖と溢出削片を含む骨形成もみられる．
b：個体A. ⎿2⏋，開放5日，FC 6日，根充264日例．著明な根尖閉鎖がみられる．

〈江口ら，田久の実験の評価〉

　ガッタパーチャポイントを含む根充材がセメント状，ペースト状であっても生体組織に接するものであり，無刺激性のものはない．根尖孔外に溢出しない場合でも異物として認識されると思われるが，溢出・埋入した根充材の生体反応を十分理解しておきたい．*in vivo* の動物実験では，材質の組織為害性や組織親和性を生体反応で知ることができる．しかし，組織培養法による細胞毒性の定量評価などは困難であるが，今回示したサルの病理所見は刺激性を評価する方法としては信頼できるものと考えたい．

PART 2 治療編

4）溢出根充材の異物反応

根充材という異物の性状や多寡によっても差異が起こるが，一般に異物処理は江村（1999）によれば，

（1）吸収の貪食・自己融解：刺激性や組織為害性の少ないとき，組織間液やリンパ管で運搬するかマクロファージなどで貪食，autolysis による吸収，排除．

（2）器質化 organization：異物が大きく固形性のとき，肉芽組織が異物の周辺から吸収，貪食，排除し線維性瘢痕組織となる．

（3）分画 demarcation：壊死巣が大きくて肉芽組織で埋められないときなど．

（4）被包 encapsulation：異物や壊死巣が大きい場合線維性被膜に包まれる．

（5）異物巨細胞：異物に肉芽組織が侵入できないときなど．

以上の異物の処理所見は，根尖孔外の歯周組織に溢出した根充材の周辺にもしばしば観察されたが，経週的には炎症反応はまったく認められなかった．ラバーダム防湿下の無菌的処置が徹底していたことを実証している．

ZnOE シーラーの刺激性は，主にユージノールによるものと考えられた．また根尖孔外に溢出したときは non ZnOE よりも吸収されにくかった．non ZnOE では多核巨細胞が顕著にみられ急速に吸収，貪食処理され消失傾向を示した．いずれのシーラーの治癒形態も線維性組織による瘢痕化を示した．

つぎに象牙質削片では，Seltzer ら（1973）が指摘するようなマラッセ上皮を刺激し上皮の増殖もみられず，生体にとって異物ではないばかりか，硬組織形成を促進させる作用は，今まで

報告された HAP や TCP などのリン酸カルシウム系セラミックスよりも優れた興味ある生体材料であった．削片の周囲組織の炎症性変化はきわめて軽微でマクロファージや巨細胞も散見されるが，3か月以内に消失していた．根尖セメント質の新生は 9 日例でみられ，根尖の骨性瘢痕治癒が進んだ．

水酸化カルシウム製剤の FR-Ca では組織為害性の詳細は明らかではないが，溢出時はやはり吸収，貪食作用を受けて修復治癒に向かい根尖部の硬組織形成を促進していた．

5）硬組織形成の誘導能と伝導能

青野ら（1987）は，「歯科における生体新素材の応用」において骨移植材の新生骨に対する機能を 3 種類に分けている．

すなわち，新鮮自家骨移植の際，

1．移植骨に生存する骨髄細胞が骨新生に参画する：骨形成能

2．母床の間葉系細胞を骨芽細胞へ分化させる：骨誘導能 osteoinduction

3．新生骨組織が移植部へ成長増殖する際のガイドあるいは支持として働く：骨伝導能 osteoconduction

しかしこの定義は，高橋（1985）とは必ずしも一致しないためリン酸カルシウム系セラミックスによる硬組織形成が誘導能によるものか伝導能によるかは意見が分かれている．したがって骨形成能はまず存在しないことになる．

木村ら（1993）は，α-TCP と生理食塩液との混和液からなる根充材で，30日例で類骨様の第二セメント質新生硬組織が根管内壁に移行し，根尖の骨性瘢痕治癒を示すことを報告している．

水酸化カルシウム系根充材による骨性瘢痕治癒例

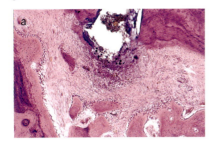
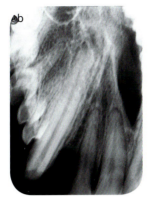
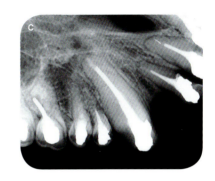
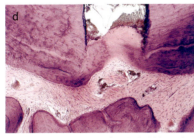
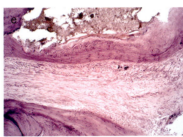

図9　FR-Caの成分（東京歯材社，粉：水酸化カルシウム50，硫酸バリウム30，酸化亜鉛20，液：グアヤコール40，プロピレングリコール20，ヒマシ油20，パラホルムアルデヒド10，無水エタノール10）の抜髄，感染根管治療（FR-Caは現在市販されていない）
a：個体G．1｜，麻酔抜髄30日例．根尖を越えて歯根膜に根充材が溢出，マクロファージを含む軽微の炎症像を示す．
b：個体G．3 2 1｜部の術前のエックス線写真．3｜は歯の破折により露髄，根尖病変を伴う（外歯瘻形成）．
c：bと同一個体．3｜術後9か月，2｜8か月．
d：2｜の光顕像（HE染色）．根尖歯根膜のマクロファージの残存と根尖の骨性瘢痕治癒，炎症像（－）．
e：3｜光顕像（HE染色）．溢出物はほぼ消失し，炎症像（－）．セメント様硬組織による骨性瘢痕治癒を示し，感染根管治療．

6）治癒形態の把握

図9は，水酸化カルシウム系根充材の一つであるFR-Ca（FR：guaiacol-formaldehyde resin）応用のサル抜髄と感染根管治療例を示す．

麻酔抜髄後に起こる治癒形態（様式）は根尖孔部に生じる肉芽組織の線維化，瘢痕化による治癒なのか，あるいは石灰化による治癒なのかは臨床応用する歯科医には十分理解しておくべき初歩的事項である．それらは応用材品の種類によって治癒様式が異なるものと思われるが，歯学生の教育現場でも歯髄に比較して根尖および根尖歯周組織の「治癒の病理」はあまり論じられていない領域でもある．歯内治療学的には，根管充填後の理想的な治癒形態は根尖孔部におけるセメント質の新生あるいは骨性瘢痕治癒を促進する生物学的作用が強調されているが，象牙質削片は興味ある生体材料として捨てがたいものがあるようであり，無菌的処置下での応用価値が優れていることがわかる．

POINT 13

大きな歯根囊胞の非外科的根管治療の試み

　歯根囊胞を根管治療法により奏効させようとする代表的報告としては，Bhaskar のリーマー，ファイルによる囊胞上皮の穿通と急性炎症を惹起させて上皮を破壊し，肉芽腫へ移行させる方法，根管の開放と骨の開窓療法による排液法による減圧療法などがある．しかし治療法としては仮説の域を出ず確立していない．

　ここでは大きな歯根囊胞に対する非外科的根管治療の試みについて，臨床例をとおして紹介したい．

13-① 歯根嚢胞の病態と臨床症状

　根尖性歯周炎の進行に伴い歯根嚢胞 periapical cyst が生じる．歯根嚢胞は形状により2種類があり，pocket bay cyst（ポケット嚢胞）と true cyst（真性嚢胞）に区別される（図1）．前者は嚢胞腔と根管が交通するが後者は直接交通がない．Nair ら（1996）は，根尖病変の15％は periapical cyst でその大半は true cyst であるという．彼らの発現率は他の45％前後よりもきわめて少ないが，嚢胞の定義が厳格であり，妥当であろう．エックス線写真では，多くは根尖に，稀に根側に境界明瞭な類円形透過像とその外側に白線を認めることが多い．一般に9.5～16.0mm 以上の根尖病変は可能性が高いと考えられている．しかし，エックス線写真だけでは鑑別診断はできないので注意する．

1）臨床病理
（1）嚢胞腔の存在．
（2）嚢胞壁は内側から上皮層，肉芽組織層，結合組織層の3層からなる．
（3）嚢胞腔内の滲出液は嚢胞壁の炎症状態の影響で変わる．透明淡黄色漿液，麦わら色粘液，剥離上皮細胞，コレステリン結晶の析出など．

2）発生機序
（1）歯根肉芽腫内の炎症による増殖上皮の量が増えると，中心部の細胞が変性壊死する．微小腔が癒合する．
（2）上皮細胞が膿瘍腔の内面に上皮が裏装して成長する．

3）臨床症状
　細菌感染が強くないときは歯根肉芽腫 periapical granuloma と同様に自覚症状はほとんどない．嚢胞が大きくなり皮質骨が菲薄化し手指の触診でペコペコという羊皮紙音や打診による歯根振盪 fremitus を感じる．

歯根嚢胞の病態

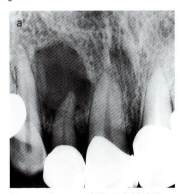
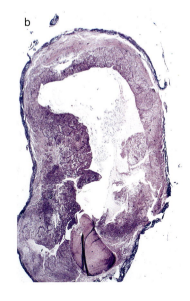
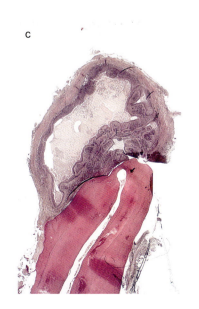

図1　ポケット嚢胞と真性嚢胞
a：エックス線写真（2）．白線で囲まれた境界明瞭な透過像を示す．
b：a の病理組織像，根尖孔と嚢胞腔は交通している（pocket cyst）．
c：嚢胞腔と根管とは直接交通していない（true cyst）．

13-2 歯根嚢胞の非外科的根管治療法

1）筆者の新術式

　以下に2症例を提示し（図2，3），ご批判を賜りたい．いずれも治療後15年以上を経過しているが，患者の外科的処置は避けたいという気持ちと，術者は保存治療を奏効させたいという熱望があったことを明記したい．

〈術式の実際〉

　洗浄針を根管内にゆるく挿入し，根管壁との間に薬液の排出路を確保して根管内に止める．嚢胞上皮層のなす内壁を5％ NaOClと3％ H_2O_2 の交互洗浄法による chemical surgery 効果を慎重に応用し，薬物的に溶解除去して上皮下の肉芽組織を出血させ，その血餅期を経て肉芽組織化を図り，歯の保存治療を完結する．根管処置時の交互洗浄後は生理的食塩液で丁寧に洗い，アクリノール綿栓による根管の開放療法を続け，根尖歯周組織の肉芽化を待つ．肉芽組織の増殖は根管からの排液の減少を確認するとともに，細いリーマー類による触知（痛み感覚），根管滲出液 canal exudate の検査などで判定する．

　根尖まで肉芽組織の増殖をうまく誘導することが重要となる．貼薬，仮封の時期を正しくとらえたい．治療の奏効とともに肉芽組織の瘢痕化が進み，破壊上皮の消失がみられる．

症例1：51歳，男性

図2 a〜n　主訴：$\overline{3\ 2\ 1}$部の軽度の自発痛と違和感．大学附属病院へ紹介受診，$\overline{3\ 2\ 1|1\ 2\ 3}$の水平打診痛＋，とくに$\overline{2|}$唇側→舌側→打診痛♯，歯の変色$\overline{3\ 2|}$強度（1982年12月14日）

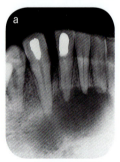 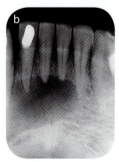

a, b：$\overline{3\ 2\ 1|1\ 2\ 3}$エックス線写真，$\overline{3|}$と$\overline{2\ 1|}$の2つの透過像の存在．

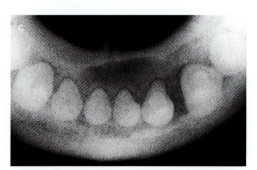

c：$\overline{3\ 2\ 1|1\ 2\ 3}$咬合法撮影写真，舌側皮質骨の圧迫吸収像．

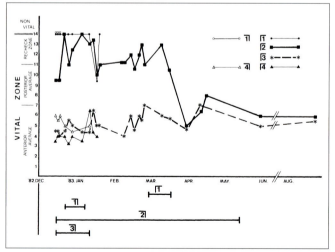

d：歯髄電気診の生活反応の変化と歯種ごとの根管治療状況（次頁へつづく）．

POINT13 大きな歯根嚢胞の非外科的根管治療の試み

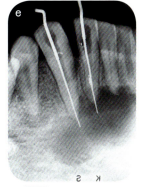
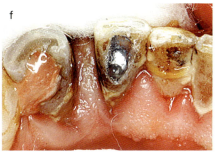
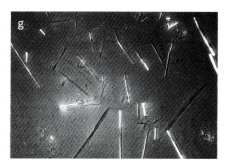

e：3 2｜リーマーをあえて根尖から押し出し排液をする．
f：3 2｜の根管滲出液（排液）．
g：3｜コレステリン結晶．

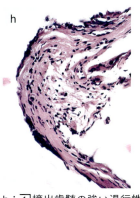
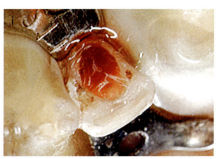
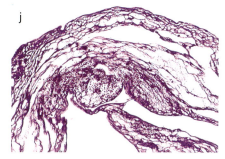

h：｜1 摘出歯髄の強い退行性変化（HE 染色）．
i：｜2 交互洗浄による出血（1983年2月21日）．
j：｜1 摘出歯髄（HE 染色）．

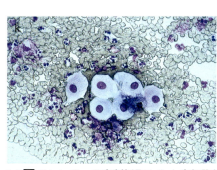
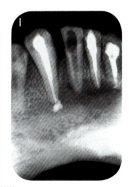
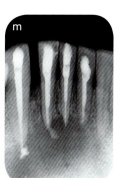
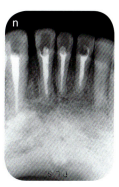

k：｜2 クレンザーで穿刺採取した上皮細胞組織．
l：3｜根充．ガッタパーチャポイント，キャナルス®併用根充2か月後，｜1 根充直後（1983年3月16日）．
m：｜2 根充．ガッタパーチャポイント，FR 糊剤併用直後（ER 溢出，1983年5月12日）．
n：3 2 1｜1（1999年11月8日，68歳），根尖部完全治癒を示す．

175

PART 2 治療編

症例2：35歳，男性

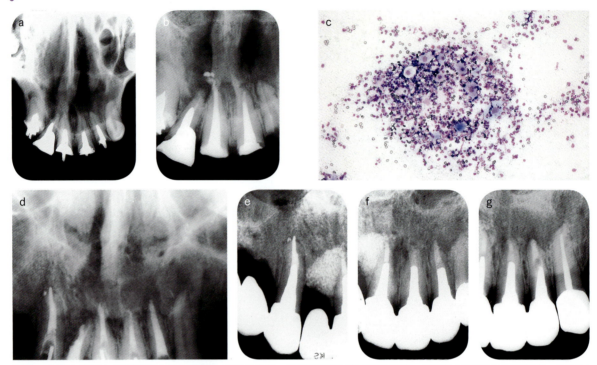

図3 主訴と病歴：左側鼻腔からの排膿，中学2年時，麻酔抜髄後歯冠補綴処置，高校生時同部の歯肉腫脹，毎年同じ症状を繰り返す．

a：3 2 1|1 2 3 咬合法撮影写真．歯根嚢胞様病変が鼻腔底に接し広がっている．2|ポストコアの側方穿孔の疑いあり（1984年7月24日）．
b：1|1 根充時FR-Ca糊剤を一部溢出させる（1984年8月3日）．
c：2|根管の漿液性滲出液中にみられた剥離上皮細胞（ギムザ染色，1984年8月21日）．コレステリン結晶を別試料から確認済．
d：溢出FR-Ca糊剤の吸収と著明な骨の再形成（1985年10月18日）．
e：2|根充2年3か月半（1987年7月9日）．2|補綴的都合で抜歯されアパタイト材とブリッジが応用される．
f：2|根充14年7か月（1999年11月11日）．
g：|3は歯冠修復後歯髄炎に陥り抜髄処置，大きな根尖病変部は骨の再形成を認める．

〈術式の考察〉

今回の2症例は根尖孔を5～7mm越えてリーマー類を単に押し出す技法から，嚢胞腔からの排液を認めた事実により根管と嚢胞腔は連続していない true cyst と考えられるが，十分に非外科的治療が奏効することを実証している．また，嚢胞壁の生検 biopsy は，クレンザーを用いた方法でほとんど無痛的に施せたが，上皮細胞は嚢胞の診断と治療推移，および奏効判定に有用であった．

FR-Ca（p.171参照）においてFR液は一種の陽イオン交換樹脂液でCaと親和性が大きく，無菌下では生活組織に為害性は表在性で少ないとされる．今回の2症例の $\frac{1|2}{2}$ にKファイルで少量の溢出根充を試みた．15年の長期観察からは病巣の肉芽化を促進させた可能性も十分考えられ，骨の再添加に悪影響を及ぼしていないと考えられる．1|2には歯冠補綴処置を想定し，歯冠漏洩 coronal leakage の起こらぬようにFR糊剤は根尖2～3mmに応用し，手前はキャナルス®とガッタパーチャポイントの積層根充を施した．

POINT13 大きな歯根嚢胞の非外科的根管治療の試み

13-3 麻酔抜髄後にみられる歯根嚢胞化の病因

根管充填剤(材)の根尖到達度において，良好と判定されても経時的に歯根嚢胞化する症例を経験することがある．マラッセ上皮遺残を多くもつとされるサルの歯に麻酔抜髄を施し，根尖を越えるリーマー類のオーバーインスツルメンテーション overinstrumentation，ユージノールの起炎性で知られる酸化亜鉛ユージノールシーラーや根管死腔の化学的刺激による，Malassez epithelial rests などの上皮増殖への影響を光顕的に調べた(図4)．

その結果，上皮増殖は4週例にみられた．
(1) とくにオーバーインスツルメンテーション群のシーラー溢出例ではすべてにみられた．
(2) 扁平重層上皮で裏装された嚢胞腔の初期形成段階が4週例でみられたが，腔内には細胞の変性・壊死傾向，液化，各種の白血球，剥離上皮細胞や針状様空隙などが観察された．
(3) オーバーインスツルメンテーション後，根管綿栓を挿填の一例に根尖小膿瘍腔を被うように索状増殖を伴う歯根肉芽腫様病変を認めた．

以上は，細菌感染とは関係なく病変が成立しており，きわめて興味深い示唆を与えているものと思われる．無菌的処置下の成績であり，シーラーに接する病変部は瘢痕治癒に向かうものと考えたい．

歯根嚢胞の発生に関する実験

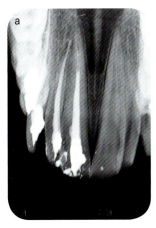
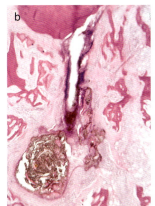
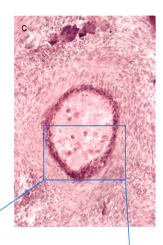
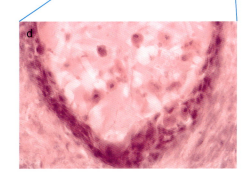

図4　サルの抜髄歯による実験
a：2|オーバーインスツルメンテーションとオーバーフィリング 4週後のエックス線写真．根尖部の透過像の出現．
b：aの光顕像．ガッタパーチャポイントとシーラーの溢出(HE染色)．
c,d：bの同一歯別切片．上皮索の内側の内腔組織は変性壊死し無構造に見えるが，上皮の剥離・膨張，貪食細胞，白血球，泡沫細胞様細胞もみられる．腔内には多くの針状，裂隙状構造(クレフト)を認める．これらはコレステリン結晶と考えられる．

POINT 14
日本の歯内治療はこのままでよいのか

「歯の保存」の要・根幹

　わが国の健康保険法は，昭和2（1927）年に施行され，昭和36（1961）年に国民皆保険が始まる．歯の保存の要と位置付けされている歯内治療は重要な基本治療のひとつを担っている．歯内疾患由来の刺激物質や細菌，内毒素，病原物質，根尖病巣内の炎症性サイトカインやプロスタグランジンなどが血中に流れ込み二次疾患を起こすこともある（病巣感染説）．江面ら（1994, 95）は感染根管治療で肉芽腫性口唇炎や掌蹠膿疱症を完治させている．図1は7⏌の不完全な根管治療に起因する根尖膿瘍が，頸部の軟組織に炎症性滲出物として拡散し，蜂窩織炎cellulitis となったものである．

　根管治療自体は，科学的根拠の基に治療法はすでに確立している（Evidence based medicine）．根尖病変も細心の注意のもと適正な技術により95％前後は自然治癒するものである．技術革新ブーム中ではあるが，施術部位を無菌的に保ち感染制御を忘れてはならない．ここでは歯内治療の現状と改善点につき，自戒をこめて述べてみたい．

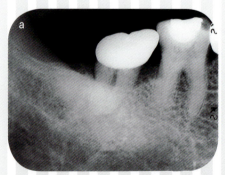 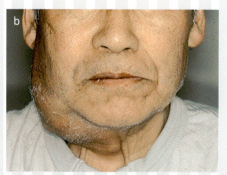

図1　7⏌の不完全な根管治療から生じた根尖膿瘍に起因する重篤な頸部蜂窩織炎（76歳，男性）．大学耳鼻科緊急入院後，歯科保存科に紹介された．
a：7⏌の術前エックス線写真．糊剤根充がみられ，根尖膿瘍の広がりが認められる．
b：顔貌所見．

POINT14 日本の歯内治療はこのままでよいのか

⑭-❶ 歯内治療の見直しと改善点

日本歯科医師会では，平成10年，「日本の歯内療法はこれで良いのか」をテーマに座談会と誌上参加コメントが日歯医会誌（1998年1巻2号，p.27〜55）において現状の歯内治療が開示されており，歯科医療の凝縮された問題点が明らかになっている．それから20年が経過したが，何も変わっていない．今日の事態を少しでも好転させるには必要な見直しと改善が要求される．

1）治療技術評価の妥当性に関する見直し

抜髄・抜髄即充と感染根管処置・感根即充の診療報酬点数において，治療の複雑困難性を考えると「感染根管」が「抜髄」よりも高い点数となるべきである．また，歯を保存治療で救う感染根管処置の大臼歯例は438点に対し，その難抜歯は475点（平成30年4月1日現在）で，不採算で煩わしい根管治療よりも抜歯に逃避しないであろうか．大臼歯を保存する重みを十分考慮し再評価すべきである．

須田（2006）の「抜髄の現状」（失敗しない歯髄保存療法，p.26〜35）から引用すると，歯内治療専門医でない一般の米国開業医の根管治療料金（大臼歯）は，2005年で約8万円であった．当時の日本の社会保険料金の6倍以上であったという．

抜髄は，未処置根管の治療（initial treatment）と考えられているのに対し，感染根管処置の多くは不完全な抜髄法に起因する再治療（retreatment）とも表現される．しかし，適正な根管治療を施すことで，95％前後の確率で外科的歯内治療や抜歯を避けられ，歯の保存治療は奏功することを強調しておきたい．

2）ラバーダム防湿法の再導入

本法の保険加算は，昭和42（1967）年に始まる．

昭和63（1988）年6月からは初診・再診料に含むとし扱われた．物と技術の評価を分ける医科方式が妥当である．良質ラバーは1枚150円はする．ラバーダムを用いる標準医療水準，国民から安心・信頼される医療安全を実践しなければならない．本法を啓蒙・啓発するために，診療室や受付窓口に"当院では歯の神経を治療する際，安心・安全・効率化のために歯にラバーをかけて処置を行います．不明な点はお聞きください"と提示する先生もおられる．簡易防湿法では，不利益をこうむるのは患者と国民であり，世界水準からはるかに遅れた治療を提供していることになる．また卒後研修において，ラバーダム診療の意識と技術をもっと高める必要がなかろうか．ラバーダム防湿下の治療が最善医療として日本の隅々まで推進させたい．

3）歯髄電気診（EPT）の再導入

本法はエックス線診とともに重要な検査法である．昭和26（1951）年に始まり，平成4（1992）年までは認められており算定可能であった．なにゆえに消えたかは不明であるが，保険医療における学会の存在意義と責任は大きい．日本歯科保存学会員の筆者は，平成9年と15年において診療報酬に関わる委員会にEPT再導入の必要性に関する要望書を提出している．本検査は，歯内，歯周，修復治療に限らず補綴，口腔外科，歯科矯正，幼若永久歯を扱う小児歯科の診断と治療の経過，予後成績にも関わるので早急に復活させるべきである．対照歯（control）の比較検査も行うため，しばしば10数分もかかるので基本診療に含めるのは誤っている．「歯周基本検査」と同等に扱うべきである．現在の評価は，歯周関連の検査が重視されており，公正さに問題があるように思われる．

PART 2 治療編

14-2 薬事法改正と歯内治療関連の医療機器・器材の製造・販売中止

　日本の科学技術開発力は世界の最高水準にあると思われるが，小型で手軽に使っていた機器がここ10数年の間に姿を消している．これらは関連学会，産業界の責任，厚生労働省医療機器審査管理制度の運用にも関係しているらしい．現在，医薬品医療機器等法（薬機法）に基づき一斉点検が実施されている．臨産学官が連携し，業界全体で高い意識を共有して解決していただきたい．再申請に要する費用負担，労力などを考えて製造販売中止に追い込まれているのであろうか．

　無菌的処置を必須とする歯内治療の臨床では，簡易型乾熱滅菌器（図2）の供給が停止し，代替製品もなく，大学病院をはじめ臨床家には大問題であろう．

　露髄の診査（インピーダンス測定検査）もカリエスメーター機器が姿を消したため，きわめて客観性に乏しいものとなった．

　感染根管の補助療法として応用されたイオン導入法 Iontophoresis は複雑な根管系に電解質の薬液（ヨードヨード亜鉛，アンモニア銀液，フッ化ジアンミン銀液）を満たし，微少電流を流して金属イオンを導入し抗菌効果を期待するものである（図3～5）．1985年2月まで保険採用されていたが，何らの検証もなくイオン導入器（カントップ）も平成19年5月から市場にはない．その有用性は鈴木(1952)，大谷(1958)が報告している．

　また，つい最近ホルモクレゾール（FC），フェノールカンフル（CC）も販売を終了しているメーカーが複数社において存在する．医薬品は薬事上の規制が厳しくなっている．

　いずれにせよ，適正な診断と根管の拡大形成法の実施がより大切となるが，ラバーダム防湿下で根管の洗浄を丁寧に行うことで，1回治療法の適応範囲を広げることも可能となる．

簡易型乾熱滅菌器

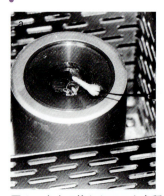 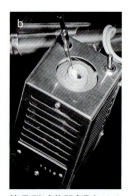 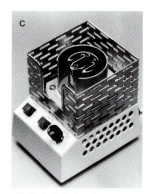 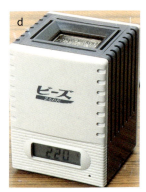

図2　今まで使われていた各種の簡易型滅菌器（現在はすべて発売中止となる）
a：モルテンメタル消毒器（㈱コマツ）．
b：NI式綿栓滅菌器（倉片製作所）．
c：L型滅菌器（㈱コマツ）．
d：ガラスビーズ滅菌器260K（㈱ヨシダ）．槽の深さが4cm，内部温度がデジタル表示され，260℃前後で滅菌．

POINT14 日本の歯内治療はこのままでよいのか

イオン導入法

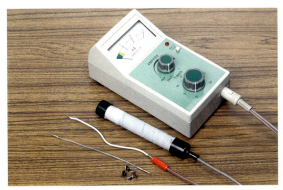

図3 イオン導入器のカントップ・ジュニア（発売中止）.

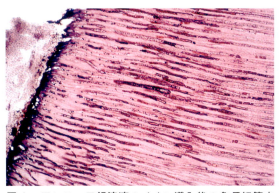

図4 アンモニア銀溶液のイオン導入後の象牙細管内の銀イオン粒子.

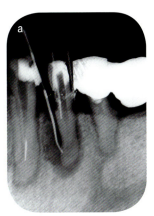
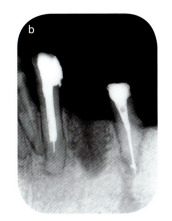
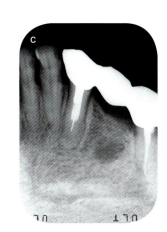

図5 実際の感染根管治療例
a：3̄ 4̄ 5̄ 部の術前エックス線写真（57歳，女性）．3̄ の根尖部近くに破折リーマーの存在．4̄ は保存困難なため抜歯，5̄ は感染根管治療予定．
b：5̄ の根充直後，3̄ は trepan bur で周囲歯質を切削して破折片除去を試みるも断念，アンモニア銀液のイオン導入法を2回に分けて実施し，根充17日目．
c：3̄ 根充約11年後（68歳）．3̄ 5̄ とも根尖周囲組織の修復像を示す．

参考文献

［解剖編］

SECTION 1

1）上條雍彦：口腔解剖学第1巻 第3版. アナトーム社, 東京, 1970.

2）小澤英浩, 岩久文彦, 小片丘彦, 小林　寛, 三好作一郎, 矢嶋俊彦訳：リーブゴット歯科学のための解剖学. 西村書店, 新潟, 168-173, 197-205, 210-211, 276-279, 285-295, 1984.

3）山田英智ほか訳：機能を中心とした図説組織学 第4版. 医学書院, 東京, 80-90, 2001.

4）岡嶋速雄：日本人上顎骨の解剖学的研究 2. 上顎洞. 歯科学報, 60, 439-449, 1960.

5）城山剛彦：歯牙と上顎洞との関係. 歯科医学, 18, 417-460, 1955.

6）東理十三雄, 上田　裕, 新家　昇訳：Hans Evers & Glenn Haegerstam 図説歯科局所麻酔. 南江堂, 東京, 1983：Handbook of dental local anaesthesia. Schultz Medical Information, Sweden, 1981.

7）川崎孝一, 新井恭子, 長谷川有経：歯性上顎洞炎—不完全な根管治療に起因した歯性上顎洞炎例—, エンドドンティクス21歯内療法カラーアトラス（須田英明ほか編）. 永末書店, 京都, 54-58, 2008.

8）中村　實監修：「診療画像検査法」歯・顎顔面検査法. 医療科学社, 東京, 2002.

9）川崎孝一, 五十嵐　勝, 田久昌次郎：根尖部の解剖学. 歯科ジャーナル, 21, 676-692, 1985.

10）吉村泰尚, 長田　保：C.T.の歯内療法領域への応用に関する研究. Dental Diamond, 5, 142-144, 1990.

11）増田多可夫：下顎骨の構造並びに力学的研究 1. 内部構造について. 口腔解剖研究, 16, 498-506, 1957.

12）清水　潔：歯槽骨のレ線解剖学的研究 1. 下顎管. 歯科学報, 60, 433-438, 1960.

13）野間弘康, 佐々木研一編：カラーグラフィック下歯神経麻痺. 医歯薬出版, 東京, 2001.

14）川崎孝一, 北島佳代子：歯とその周囲の解剖学, エンドサージェリーのエッセンス　アトラス・外科的歯内療法（須田英明ほか編）. クインテッセンス出版, 東京, 9-37, 2003.

SECTION 2

1）川崎堅三ほか訳：Ten Cate 口腔組織学 第5版. 医歯薬出版, 東京, 2001：Oral Histology：Development, Stucture, and Function. 5th ed, Mosby year Book, St Louis, 1998.

2）Pashley DH, Liewehr FR：Structure and Functions of the Dentin-Pulp Complex.（Cohen S, Hargreaves KM：Pathways of the Pulp 9th ed. Mosby St Louis, 460-513, 2006.）

3）Gunnar B, Preben H-B, Claes R：バイオロジーに基づいた実践歯内療法学（須田英明総監訳）第3章　象牙質-歯髄複合体：傷害性因子に対する反応. クインテッセンス出版, 東京, 25-47, 2007.

4）砂川光宏, 須田英明：象牙質／歯髄複合体の生理学的機能, 改訂版エンドドンティクス21（須田英明, 戸田忠夫編集主幹）. 永末書店, 京都, 38-45, 2004.

5）藤田恒太郎：歯の組織学. 医歯薬出版, 東京, 22-23, 27, 70-71, 111-112, 125-127, 1963.

6）川崎堅三, 明坂年隆, 小澤幸重, 武田正子, 柳澤孝彰, 山本茂久：ハンディ口腔組織・発生学. 学建書院, 東京, 1995.

7）枝　重夫：年齢増加による象牙質の超微構造の変化. 細胞, 15(10), 19-24, 1983.

8）山崎長夫：歯根透明象牙質の組織学的並びに物理的研究. 口病誌, 26：216-232, 1959.

9）山崎長夫：根管壁とEndodontics—根管象牙質の病態学と臨床との接点. 歯界展望, 41（1）, 99-105, 1973.

10）Seltzer S. Bender IB：The Denta pulp, Biologic Considerations in Dental Procedures 3rd ed. JB Lippincot Co., 1984.

11）Seltzer S：Endodontology. Biologic Consideration in Endodontic procedures. McGraw-Hill Book Co., 1971.

12）Grossman LI, Oliet S, DelRio CE：Endodontics practice 11th ed., Lea & Febiger, Philadelphia, 1988.

13）井上　孝, 下野正基：歯髄の治療・再生力, 治癒の病理 臨床編第1巻 歯内療法（下野正基, 飯島国好編）. 医歯薬出版, 東京, 53-74, 1993.

SECTION 3（右段）

14）前田健康, 高野吉郎：神経からみた歯髄の治癒, 治癒の病理 臨床編第1巻 歯内療法（下野正基, 飯島国好編）. 医歯薬出版, 東京, 75-100, 1993.

15）興地隆史：歯髄保存療法の基礎—歯髄の病態—, 失敗しない歯髄保存療法（須田英明ほか編）. クインテッセンス出版, 東京, 166-174, 2006.

16）前田健康：歯髄神経の研究方法, 歯髄の神経分布 歯髄これでも残す, こうして残す（千田彰ほか編）. デンタルダイヤモンド増刊号, 273, 12-13, 20-23, 1995.

17）興地隆史：齲蝕に対する象牙質／歯髄複合体の応答. 歯界展望, 99（4）, 878-882, 2002.

18）張　健, 東みゆき：歯髄における免疫反応メカニズムを考えるために樹状細胞は何をしているのか？. the Quintessence, 24（7）, 77-84, 2005.

19）吉羽邦彦：象牙質／歯髄複合体の生体防御機構 う蝕, 窩洞形成, 修復処置に対する歯髄内樹状細胞の応答. the Quintessence, 24（8）, 71-77, 2005.

20）興地隆史：根尖周囲組織の生体防御機構 歯内療法の生物学的基盤を求めて. the Quintessence, 24（9）, 53-61, 2005.

21）Kamal AM, Okiji T, Kawashima N, Suda H：Defense responses of dentine/pulp complex to experimentally induced caries in vat molars：an immunohistochemical stndy on hinetics of pulpal Ia antigen-expressing cells and macrophages. J. Endod. 23, 115-120, 1979.

22）前田健康：象牙質知覚と歯髄炎の痛み—歯髄神経の形態学的基盤—. 日本歯科評論, 642, 67-81, 1996.

23）川崎孝一：歯髄の臨床〈カラーグラフ〉. 歯界展望別冊, 1-5, 1980.

24）前田勝正, 相田宜利：第6章 歯髄・根尖性歯周組織疾患と免疫学, 改訂版エンドドンティクス21（須田英明, 戸田忠夫編集主幹）. 永末書店, 京都, 91-102, 2004.

25）五十嵐　悟, 五十嵐　勝, 川崎孝一：サル歯根未完成歯の水酸化カルシウム応用生活歯髄切断後の初期被蓋硬組織形成に関する光学ならびに電子顕微鏡的研究. 日歯保存誌, 32, 1138-1168, 1989.

26）福山　宏, 張　皿：第5章歯髄と根尖歯周組織の病理学, 改訂版エンドドンティクス21（須田英明, 戸田忠夫編集主幹）. 永末書店, 京都, 57-78, 2004.

27）石川悟郎, 秋吉正豊：口腔病理学Ⅰ. 永末書店, 京都, 365-394, 1989.

28）川崎堅三：特集／乳歯と永久歯のちがい歯髄. 歯界展望, 56, 559-569, 1980.

SECTION 3

1）川崎孝一, 五十嵐　勝, 朝比奈壮郎：歯髄と根分岐部の解剖学, デンタルQシリーズ3　歯内-歯周病変の治療（青野正男編）. デンタルダイヤモンド社, 東京, 14-37, 1988.

2）江口美智子, 五十嵐　勝, 川崎孝一：酸と亜鉛非ユージノール系根管用シーラー（CANALS-N）の根尖歯周組織への影響に関する組織学的研究, 日歯保存誌, 39（5）, 1178-1199, 1996.

3）足立美弥, 宮里　毅, 朝比奈壮郎, 上田　重, 五十嵐　勝, 川崎孝一：サルの歯内歯周組織にみられた残存上皮の組織学的観察—発現状況, 分布, 石灰変性—. 日歯保存誌, 37, 575-582, 1994.

4）川崎孝一：ENDO症例の失敗と成功—その臨床学的考察—, 歯界展望, 44（1）, 41-53, 1974.

5）川崎孝一, 大森　明, 松田なおみ：サルの抜髄歯を用いた歯根嚢胞の発生に関する実験的研究. 日歯保存誌, 50, 80-90, 2007.

6）川崎孝一, 大森　明：第7章 根尖性歯周組織疾患, 歯内治療学 第3版（戸田忠夫, 中村　洋, 須田英明, 勝海一郎編）. 医歯薬出版, 東京, 129-158, 2007.

7）Bradin M：Precautions and hazards in periodontal surgery, J periodont, 33, 154-163, 1962.

8）Glickman I：Clinical periodontology. 4th ed., WB Saunders Co., Philadelphia and London, 63, 743-750, 1972.

9）Goldman HM, Cohen DW：Periodontal therapy. 4th ed., C.V. Mosby Co., St Louis, 647-666, 1973.

10）北村勝衛：日本人歯槽隆起部の穿孔並びに歯槽線の湾状欠隙に就いて. 歯科学報, 46, 837-850, 1941.

SECTION 4

1 ）鈴木忠清：人の多根歯根間部に現れるエナメル質の形態と好発面.
口病誌, 25, 273-280, 1958.

2 ）Grewe JM, Meskin LH, Miller T : Cervical enamel projections :
prevalence, location and extent with associated periodontal implica-
tions. J Periodont, 36, 26-31, 1965.

3 ）Masters DH, Hoskins SW : projection of cervical enamel into molar
funcations. J Periodont. 35, 49-53, 1964.

4 ）川崎孝一, 長谷川満男, 原 耕二, 小林幸男：根分岐部にみられる
エナメル突起 発生頻度, 位置, 広がり, 根分岐部病変との関係につ
いて. 日歯保存誌, 19（ 1 ）, 139-148, 1976.

5 ）川崎孝一, 小林なおみ, 塚田百恵, 長谷川満男, 原 耕二：歯根の
根面溝, 分岐溝と歯周疾患—頭蓋骨標本の観察所見を中心として—.
日歯保存誌, 19（ 2 ）, 188-197, 1976.

6 ）Bödecker CFW : The distribution of living matter in human dentin,
cement and enamel. Dental Cosmos, 20, 7 -17, 582-590, 645-657,
1878.

7 ）Bödecker CFW : Nutrition of the enamel of the human teeth. Demt
Cosmos, 53, 1000-1001, 1911.

8 ）Meyer W : Strittige Fragln in der Histologie des Zahnschmelzes.
Vjschr Zahnkeilk, 41, 305-394, 1925.

9 ）川崎孝一：人のエナメル紡錘の知見補遺, 歯基礎医会誌, 7 （ 3 ）,
69-93, 1966.

SECTION 6

1 ）川崎孝一：歯内療法に関連した歯髄腔（歯室および根管）形態の知識,
新臨床歯科学講座 第 1 巻. 医歯薬出版, 東京, 90-107, 1977.

2 ）葭内純史, 高橋和人, 横地千仞：真空注入法による歯髄腔の形態学
的研究（第 1 , 第 2 報）. 歯基礎医会誌, 13：403, 14：156, 1971,
1972.

3 ）大江規玄：歯の発生学. 医歯薬出版, 東京, 1968.

4 ）Lowman JV, Burke RS, Pelleu GB : Patent accessory canals : inci-
dence in molar furcation region. Oral Surg, 36, 580-584, 1973.

5 ）Vertucci FJ, Williams RG : Furcation canals in the human mandibu-
lar first molar. Oral Surg, 38, 308-314, 1974.

6 ）Jørgensn KD : Macroscopic observations on the formation of sub-
pulpal wall. Odont Tidskr 2 , 83-103, 1950.

7 ）大江規玄：ヒト多根歯歯根分岐部の発生Ⅰ, Ⅱ. 歯界展望, 58, 15-
23, 309-317, 1981.

8 ）Bower RC : Furcation development of human mandibular first molar
teeth. J. Period, Res., 18, 412-419, 1983.

9 ）大江規玄, 小澤英浩, 亀山洋一郎：歯の発生学 改訂新版. 医歯薬出
版, 東京, 121-138, 1981.

10）大江規玄：根分岐部の発生, 歯内歯周病変の治療（青野正男編）. デ
ンタルダイヤモンド社, 東京, 38-43, 1988.

11）Ooe T. Gohdo S : The development of the human inter radicular
dentine as revealed by tetracycline labelling. Arch Oral Biol 29, 257-
262, 1984.

12）Orban B, Mueller E : The development of the bifurcation of multi-
rooted teeth. JADA, 297-319, 1929.

13）藤田 靖：マウス上顎第一大臼歯根分岐部の形成過程. 歯基礎医会
誌, 20, 221-228, 1978.

14）小寺春人, 沢村 寛, 井上泰二, 橋本 巖：ブタ下顎第 2 大臼歯の
髄室床形成過程の肉眼の観察. 鶴見歯学, 6 , 77-86, 1980.

15）朝比奈壮郎, 五十嵐 勝, 田久昌次郎, 谷岡功邦, 川崎孝一：下顎
大臼歯根分岐部ならびに髄室床にみられる髄管構造の組織学的観察
—コモンマーモセット例—. 日歯保存誌, 35（ 1 ）, 254-261, 1992.

16）朝比奈壮郎, 五十嵐 勝, 川崎孝一：根分岐部ならびに髄室床の髄
管構造とその発生に関する組織学的観察—カニクイザル—. 日歯保
存誌, 36, 225-240, 1993.

17）田中幹久, 北島佳代子, 谷岡功邦, 川崎孝一：マイクロCTを用いた
コモンマーモセット大臼歯の歯根と髄管の解剖形態に関する三次元
構築と解析. 日歯保存誌, 48（ 6 ）, 946-959, 2005.

18）三好敏朗, 北島佳代子, 森 拓也, 谷岡功邦, 川崎孝一：コモンマー
モセット大臼歯根形成に関する研究—多根歯分岐根と髄管の発
生—. 日歯保存誌, 48（ 6 ）, 960-970, 2005.

19）新井恭子, 田中幹久, 川崎孝一：マイクロフォーカスX線CTを用
いた下顎大臼歯根分岐部副根管の解析. 日歯保存誌, 49（ 5 ）, 637-
647, 2006.

20）張 野, 細矢由美子, 後藤譲治：髄室床部の副根管に関する組織学
的研究—イヌの成熟永久歯と幼若永久歯との比較—. 小児歯誌,
34, 855-874, 1996.

21）張 野, 細矢由美子, 一瀬暢宏, 橋本 巖, 山邊陽出代, 後藤譲
治：髄室床部の副根管に関する組織学的研究—副根管の計測につい
て—. 歯科学報, 96, 1229-1236, 1996.

22）Busch JG, Hulen S : A study of topography of molar furcations. Oral
Surg, 38, 451-455, 1974.

23）Koenings JF, Brilliant JD, Foreman DW : Preliminary scanning elec-
tron microscope investigatons of accessory foramina in the furcation
areas of human molar teeth. Oral Surg, 38, 773-782, 1974.

24）石橋眞澄：歯内療法論考. 永末書店, 京都, 1987.

25）川崎孝一, 五十嵐 勝：歯髄腔の解剖, 最新歯内治療アトラス（砂
田今男, 長田 保編）. 医歯薬出版, 東京, 111-138, 1989.

26）川崎孝一：歯内療法に関連した歯髄腔（歯室および根管）形態の知識,
新臨床歯科学講座 第 1 巻. 医歯薬出版, 東京, 90-107, 1977.

27）大石繁康, 五十嵐 勝, 川崎孝一：ヒト大臼歯の髄室床象牙質にみ
られる黒い線状構造に関する組織学的研究. 日歯保存誌, 35（ 1 ）,
240-253, 1992.

28）小林幸男, 川崎孝一：歯内療法を中心とした歯髄腔の臨床解剖（上）.
歯界展望, 41（ 3 ）, 407-418, 1973.

29）小林幸男, 川崎孝一：歯内療法を中心とした歯髄腔の臨床解剖（中）.
歯界展望, 41（ 4 ）, 601-609, 1973.

30）小林幸男, 川崎孝一：歯内療法を中心とした歯髄腔の臨床解剖（下）.
歯界展望, 41（ 5 ）, 785-793, 1973.

31）川崎孝一：歯髄の臨床 歯髄腔の解剖. 歯界展望（別冊）, 55-64,
1980.

32）Green D, Brooklyn NY : A stereomicroscopic study of the root apices
of 400 maxillary and mandibular anterior teeth. Oral Surg Oral Med
Oral Pathol, 9 (11), 1224-1232, 1956.

33）Green D, Brooklyn NY : Stereomicroscopic study of 700 root apices
of maxillary and mandibular posterior teeth. Oral Surg Oral Med Oral
Pathol, 13（ 6 ）, 728-738, 1960.

34）Hsu YY, Kim S : The resected root surface. The issue of canal isthu-
muses. Dent Clin North Am, 41（ 3 ）, 529-540, 1977.

35）川崎孝一, 五十嵐 勝：歯髄腔の解剖学, 改訂版エンドドンティク
ス21（須田英明ほか編）. 永末書店, 京都, 13-36, 2004.

36）Burch JG, Hulen S : The relationship of the apical foramen of the
anatomic apex of the root. Oral Surg Oral Med Oral Oral Pathol Oral
Radiol Endod, 34, 262-268, 1972.

37）Kuttler Y : Microscopic investigation of root apexes. JADA, 50, 544-
552, 1955.

38）Ingle JI, Beveridge EE : Endodontics, 2nd ed., Lea & Febiger, Phila-
delphia, 1976.

39）藤田恒太郎, 桐野忠大, 山下靖雄改訂：歯の解剖学 第22版. 金原出
版, 東京, 1955.

40）Walton RE, Torabinejad M : principles and practice of endodontics.
2nd ed., WB Saunders, Philadelphia, 1996.

41）Oehlers FAC : Dens invaginatus（dilated composite odontomes）, Oral
Surg, 10, 1204-1218, 1302-1316, 1957.

42）Oehlers FAC : The radicular variety of dens invaginatus, Oral Surg,
11, 1251-1260, 1958.

43）川崎孝一, 大平重子, 相沢正利, 飯島 正：上顎側切歯の歯内歯（dens
invaginatus）にみられた根分岐部病変様所見と歯髄炎に関する歯内治
療的アプローチ. 日歯保存誌, 33（ 1 ）, 206-211, 1990.

44）小野寺章：歯内歯の病理組織学的研究. 歯基礎誌, 13, 428-464,
1971.

45）川崎孝一, 川口淑宏, 永沢 恒：小臼歯部に現れた過剰根（多根歯症）
の臨床的観察. 口病誌, 36（ 4 ）, 137-150, 1969.

46）川崎孝一, 佐渡知宏, 横須賀孝史：マイクロフォーカスX線CTを用
いた上顎第一小臼歯の頬側根に現れる頬・舌側面溝と根管の解剖顎
形態の観察. 歯内保存誌, 46（ 2 ）, 302-308, 2003.

47）須永一洋, 佐藤香子, 貝津 徹, 佐藤友則, 北島佳代子, 五十嵐 勝,
川崎孝一：マイクロフォーカスX線CT装置を用いたヒト下顎小臼歯
の過剰根管の解剖形態. 日歯保存誌, 45（ 1 ）, 133-139, 2002.

48) 反町香子, 北島佳代子, 川崎孝一：2根性の口蓋根を有するヒト上顎大臼歯の異常形態―肉眼的, X線的ならびにマイクロCT所見―. 日歯内療誌, 26(2), 119-123, 2005.

49) Kessler JR, Peters DD, Lorton L : Comparison of the relative risk of molar root perforations using various endodontic instrumentation techniques. J Endod, 9, 439-447, 1983.

50) Abou-Rass M, Frank AL, Glock DH : The anticurvature filing method to prepare the curved root canal. JADA, 101, 792-794, 1980.

51) Everett FG, Jump EB, Holder TD, Williams, GC : The intermediate bifurcational ridge : a study of the morphology of the bifurcation of the lower first molar. J Dent Res, 37, 162-169,1958.

52) 川崎孝一, 近藤道夫, 小林幸男：上顎大臼歯歯根の形態と歯内療法に関する基礎的考察 第1報 第一大臼歯について. 新潟歯学会誌, 2(1), 43-67, 1972.

53) 南場(足達)美弥, 北野芳枝, 江面 晃, 川崎孝一：ヒト下顎第一大臼歯歯根形態の厚径に関する定量的観察―根分岐部側歯質の菲薄なdanger zoneの存在―. 日歯保存誌, 50(6), 785-791, 2007.

54) 大久保直政, 高坂真人, 川口淑宏：樋状根管の根管処置についての臨床的考察(I), (II). 日歯保存誌, 22, 353-363, 1979, 23, 213-218, 1980.

55) Molton DC, Krell KV, Fuller MW : Anatomical and histological features of C-shaped canals in second molars, J Endod, 17, 384-388, 1991.

56) Weine FS, Pasiewicz RA, Rice RT : Canal configuration of the mandibular second molar using a clinically oriented in vitro mettod, J Endod, 14, 207-213, 1988.

57) Cooke HG, Cox FL : C-shaped canal configurations in mandibular molars. J Am Dent Assoc, 99, 836-839, 1979.

58) Ricucci D, Pascon EA, Langeland K : Long-term follow-up on C-shaped mandibular molars, J Endod, 22, 185-187, 1996.

59) 横須賀孝史, 貝津 徹, 上田 重, 川崎孝一：マイクロフォーカスX線CTを用いた下顎第二大臼歯歯根の異常形態と過剰根管の観察. 日歯保存誌, 49(5), 693-697, 2006.

60) 田中幹久, 新井恭子, 北島佳代子, 五十嵐 勝, 川崎孝一：マイクロCTを用いたヒト下顎大臼歯樋状根根分岐部髄室床副根管の観察. 日歯保存誌, 50(4), 530-538, 2007.

[治療編]
POINT 1, 2

1) 松宮誠一, 田熊庄三郎編：図説口腔病理学 第3版. 医歯薬出版, 東京, 1978.

2) 二階宏昌, 伊集院直邦, 下野正基編：歯学生のための病理学 口腔病理編 第2版. 医歯薬出版, 東京, 1999.

3) 石川悟郎, 秋吉正豊：口腔病理学I 改訂版. 永末書店, 京都, 1978.

4) Finn SB : Hereditary opalescent dentin. I. An analysis of the literature on hereditary anomalies of tooth color. J Amer Dent Assoc, 25, 1240, 1938.

5) 川崎孝一, 伊藤昌男, 石原伊和男, 松元 仁, 永沢 恒：象牙質形成不全症(Dentinogenesis Imperfecta)の臨床的ならびに組織発生学的観察. 口病誌, 37(4), 172-188, 1970.

6) Ingle JI, Beveridge EE : Endodontics 2nd ed, Lea & Febiger, Philadelphia, 1976.

7) 飯島 正, 江面 晃, 倉島宏和, 川崎孝一：上顎犬歯にみられた特発性吸収例の病理組織学的一考察. 日歯保存誌 秋季特別号, 30, 119, 1987.

8) 川崎孝一, 五十嵐 勝, 大石繁康, 荒井 桂：露髄または歯根破折を伴う幼若永久歯の保存治療. 歯界展望, 62(5), 847-867, 1983.

9) 大石繁康, 五十嵐 勝, 荒井 桂, 川崎孝一：外傷による幼若永久歯歯根破折の1治験例―10年経過例―. 日歯保存誌, 38(5), 1368-1375, 1995.

10) 北島佳代子, 五十嵐 勝, 宮里 毅, 川崎孝一：顎関節症患者の下顎大臼歯部に歯の破折と歯肉の膿瘍形成をみた2症例. 日歯内療協誌, 13(2), 187-193, 1992.

11) Andreasen JO : Etiology and pathogenesis of traumatic dental injuries. A clinical study of 1298 cases. Scand J Dent Res, 78, 339-342, 1970.

12) Andreasen JO : Luxation of permanent teeth due to trauma, A clinical and radiographic follow-up study of 189 injured teeth. Scand J Dent Res, 78, 273-286, 1970.

13) Tronstat L：外傷を受けた歯における歯髄反応(和泉晴一郎, 宮新美智世訳, 大谷 満監訳). 日本歯科評論, 516, 190-203, 1985.

14) 北島佳代子, 三好敏朗, 五十嵐 勝, 川崎孝一：外傷を受けた上顎切歯の失活歯にみられた歯髄の光顕ならびに電顕的観察. 日歯保存誌, 39(6), 1568-1580, 1996.

15) 川崎孝一, 北島佳代子, 北野芳枝, 大竹 聡, 五十嵐 悟：高度な食餌性歯牙酸蝕症の一症例. 日歯保存誌, 30(2), 737-743, 1987.

16) 川崎孝一, 北島佳代子, 北野芳枝, 大竹 聡, 五十嵐 悟：歯牙酸蝕症の臨床的考察―柑橘類および胃酸による酸蝕症例―. 日本歯科評論, 535, 49-61, 1987.

17) 高木 實編：口腔病理アトラス. 文光堂, 東京, 1998.

18) 石木哲夫：口腔内の諸形質と異常 臨床歯科遺伝学Genetics in Dentistry(田中克己, 石木哲夫, 落合靖一, 福原達郎, 中田 稔). 医歯薬出版, 東京, 83-101, 1981.

19) 須賀昭一：齲蝕の病変 図説齲蝕学(須賀昭一編). 医歯薬出版, 東京 139-184, 1990.

20) Trope M, Tronstad : Long-term calcium hydroxide treatment of a tooth with iatrogenic tooth perforation and lateral periodontitis. Endod Dent Traumatol, 1, 35-38, 1985.

21) Andreasen JO, Hjørting-Hansen E : Intraalveolar root fractures, radiographic and histologic study of 50 cases. J Oral Surg, 25, 414-426, 1967.

22) Kluge VR : Auswirkung einer Zweimaligen Traumatisierung auf einen unteren Frontzahn. Dtsch Zahnarztl Zschr, 19, 800-808, 1964.

23) 米田榮吉：酸蝕のとき 歯科における痛み―痛みのコントロール(長尾正憲, 大橋 靖, 堀内 博, 東理十三雄編). デンタルダイヤモンド増刊号, 13(8), 34-39, 1988.

24) Stafne EC, Lovested SA, Minn R : Dissolution of tooth subston cl lemon juice, acid beverages and acids from some other sourees. JADA, 34, 586-592, 1947.

25) 興地隆史：外傷歯, 移植歯, 根未完成歯と高齢者の歯髄保存療法はどこまで可能か 失敗しない歯髄保存療法(須田英明, 興地隆史, 中村 洋, 吉山昌宏編), クインテッセンス出版, 東京, 151-163, 2006.

POINT 3

1) 小林茂夫：象牙質の知覚過敏とその変化 図説齲蝕学(須賀昭一編). 医歯薬出版, 東京, 209-224, 1990.

2) Itoh K : The distribution of nerves in human deciduous and permanent teeth. Arch Histol Jap, 39, 379-399, 1976.

3) Gunji T : Morphological research on the sensitivity of dentin. Arch Histol Jap, 45, 45-67, 1982.

4) Gunji T, Kobayashi S : Distribution and organization of odontoblast processes in human dentin. Arch Histol Jap, 46, 213-219, 1983.

5) 郡司位秀, 小林茂夫：歯髄の神経と歯牙硬組織の神経支配. 細胞, 15, 380-386, 1983.

6) 石川修二：象牙質知覚過敏症に関する臨床学的ならびに組織学的研究. 口病誌, 36, 278-292, 1969.

7) 須田英明：象牙質の透過性と歯の痛み 治癒の病理／臨床編第1巻 歯内療法 歯髄保存の限界を求めて(下野正基, 飯島国好編). 医歯薬出版, 東京, 113-132, 1993.

8) Bränström M, Aström M : A study on the mechanism of pain elicited from dentin. J Dent Res, 43, 619-625, 1964.

9) Bränström M : Dentinal and pulpal response 1 Application of reduced pressure to exposed dentine. Acta Odont Scand, 18, 1-15, 1960.

10) 堀内 博：歯髄の痛み受容器について―歯髄内化学受容器と病態. 歯科ジャーナル, 9, 463-467, 1979.

11) Fearnhead RW : Histological evidence for the innervation of human dentine. J Anatomy. 91, 267-277, 1957.

12) Fearnhead RW : The neurohistology of human dentine. Proc Roy Soc Med, 54, 877-884, 1961.

13) 庄司 茂：歯頸部知覚過敏症の原因. 歯界展望, 65, 735-744, 1985.

14) 池田英治：物理的および化学的刺激に対する歯髄神経線維の応答性の変化. 口病誌, 55, 570-584, 1988.

15) 前田健康：象牙質知覚と歯髄炎の痛み―歯髄神経の形態学的基盤―. 日本歯科評論, 642, 67-81, 1996.

16）山本　寛，須田英明：象牙質知覚過敏と歯髄処置の分岐点．日本歯科評論，642, 83-99, 1996.

17）小林茂夫，郡司位秀：エナメル象牙境の知覚の伝達―象牙質を刺激するとなぜ痛いか―．the Quintessence, 4, 14-26, 1985.

18）Mumford JM：歯と口腔顔面の痛み（河村洋二郎監訳）．医歯薬出版，東京，204-293, 309-385, 1981.

19）小林茂夫：象牙質知覚の形態学的基盤―当教室の研究を中心に―．小林茂夫教授退官記念誌（新潟大学歯学部口腔解剖学第二教室新大会編），97-112, 1990.

20）高村正徳：象頸部知覚過敏症の発現頻度に関する研究．日歯保存誌，18（1），25-34, 1975.

POINT 4

1）鈴木賢策：弱い歯の痛み．日歯医師会誌，17（9），637-644, 1964.

2）鈴木賢策，石原伊和男：最新歯内療法アトラス．医歯薬出版，東京，67-87, 1972.

3）鈴木賢策：明解歯内療法学．永末書店，京都，1977.

4）河村洋二郎：顎関節症について．歯界展望，26, 161-169, 1965.

5）Glick DH：Locating referred pulpal pains. OS OM OP, 15（5），613-623, 1962.

6）岡　達：顎関節症の研究　成因および臨床像を中心に．口科誌，16, 116-123, 1967.

7）砂田今男：顔面痛と歯．歯界展望，46（2），224-235, 1975.

8）砂田今男，江尻峻治：顔面痛　顎関節痛の原因章．日本歯科評論，419, 29-31, 1977.

9）砂田今男：歯痛と顔面痛．日本歯科医学会会報，5（2），3‐7, 1979.

10）砂田今男：顎関節症―保存の立場から―．歯界展望別冊／痛みの臨床，57-60, 1985.

11）砂田今男：連関痛．歯界展望別冊／痛みの臨床，65-68, 1985.

12）砂川光宏，砂田今男：歯髄疾患または歯周疾患による連関痛　最新歯内治療アトラス（砂田今男，長田　保編）．医歯薬出版，東京，75-90. 1989.

13）鶴田夫美，藤原　勲，山本由美子，早川淑子，黒崎紀正：顎関節症患者の動向と実態．口病誌，53（3），608-614, 1986.

14）Walton RE, Toranbinejad M：Principles and practice of endodontics. 2nd ed. WB Saunders, Philadelphia, 1996.

15）宮崎東洋，徳田英光：ニューロパシックペイン，ペインクリニック，17, 45-52, 1996.

16）福田謙一，金子　譲：③神経因性疼痛　④関連痛．デンタルハイジーン，25（9），880-886, 2005.

17）池田英治，須田英明：歯内治療に関連する慢性痛（侵害受容性疼痛と神経因性疼痛）について．日歯内療誌，29（2），107-113, 2008.

POINT 5

1）Berman LH, Hartwell GR：Diagnosis.（Cohen S, Hargreaves：Pathways of the Pulp 9th ed.）Mosby Elsevier, 2‐39, 2002.

2）Reit C, Peterson K, Molven O：歯髄・根尖性歯周組織疾患の診断，バイオロジーに基づいた実践歯内療法学（須田英明総監訳）．クインテッセンス出版，東京，11-22, 2007.

3）石橋眞澄：歯内療法学．永末書店，京都，125-148, 1992.

4）松屋敬志：歯内療法と診査・診断，改訂版エンドドンティクス21（須田英明，戸田忠夫編集主幹）．永末書店，京都，121-148, 2004.

5）赤峰昭文，吉嶺嘉人，須田英明：第5章 歯髄疾患 歯内治療学 第3版（戸田忠夫，中村　洋，須田英明，勝海一郎編）．医歯薬出版，東京，71-113, 2007.

6）Walton RE, Torabinejad M：Diagnosis and treatment planning. Walton・Torabinejad：Principles and Practice of Endodontics 2nd ed. WB Saunders, Philadelphia, 52-74, 1996.

7）大平重子，北島佳代子，五十嵐　悟，川崎孝一：歯根未完成歯に適応される水酸化カルシウム応用の生活歯髄切断法に関する光顕ならびに透過電顕観察―初期庇蓋硬組織形成と小孔裂隙の発現―．日歯保存誌，37（2），671-689, 1994.

POINT 6

1）大多和由美，町田幸雄：歯髄の電気診断 治癒の病理／臨床編 第1巻（下野正基，飯島国好編）．医歯薬出版，東京，35-42, 1993.

2）Mumford JM：Pain perception threshold on stimulating human teeth and the histological condition of the pulp. Brit Dent J, 123, 427-433, 1967.

3）Klein H：pulp responses to an electric stimulator in the developing permanent anterior dentition. J Dent Child, 45, 199-202, 1978.

4）松本光吉：Pulse列電気刺激による歯髄診断の研究―痛覚閾値と病理組織所見との関係―．口病誌，39, 551-564, 1972.

5）北村隆行，高橋　徹，堀内　博：新しい型の自動歯髄診断器について．日歯保存誌，22, 592-597, 1979.

6）川崎孝一，五十嵐　勝，足達美弥：歯科診療における歯髄電気診の活用，歯髄の病態変化を探る聴診的役割．Dental Product News, ㈱ヨシダ，53, 42-46, 1989.

7）伊藤昌男：歯髄の電気診断―電機診断器の正しい臨床応用のために―．歯界展望，40, 931-940, 1972.

8）三条大助：歯髄の生死診断．歯界展望，59, 107-116, 1982.

9）Reynolds RL：The determination of pulp vitality by means of thermal and electric stimuli. Oral Surg, 22, 231-240, 1986.

10）Petersson K, Söderströn C, Kiani-Anaraki M, Lévy G：Evaluation of the ability of thermal and electrical tests to register pulp vitality. Endo Dent Traumatol, 15, 129-131, 1999.

11）北村隆行：新しい電気歯髄診断器について― AT社のDigital Automatic Pulp Tester ―．歯界展望，54（6），1045-1050, 1979.

12）冨田昭夫：電気抵抗値による歯髄炎の鑑別診断の研究．口病誌，29, 304-319, 1962.

POINT 7

1）Scott GL：CHAPTER8 Isolation. Walton・Torabinejad：Principles and Practice of Endodontics 2nd ed. WB Saunders, Philadelphia, 119-131, 1996.

2）Kakehashi S, Stanley HR, Fitzgerald RJ：The effects of surgical exposures of dental pulps in germ-free and conventional laboratory rats. Oral Surg, 20, 340-349, 1965.

3）鈴木賢策，石原伊和男：最新歯内療法学アトラス．医歯薬出版，東京，121-136, 1972.

4）Going RE, Sawinski VJ：Frequency of use of the rubber dam.：a survey, J Am Dent Assoc, 75, 158-166, 1967.

5）Torneck CD, Tulananda N：Reaction of alveolar bone and cementum to experimental abscess formation in the dog. Oral Surg, 28, 404-416, 1969.

6）Elderton RJ：A modern approach to the use of rubber dam, Dental practitioner, 21, 187-193, 226-232, 267-273, 1971.

7）Tagger M, Massler M：Periapical tissue reactions after pulp exposure in rat molars. Oral Surg, 29（2），304-317, 1975.

8）Reuter JE：The isolation of teeth and the protection of the patient during endodontic treatment. Int. Endo J, 16, 173-181, 1983.

9）Smith GE, Richeson JS：Teaching of rubber dam technique in North America. Operative Dentistry. 6, 124-127, 1981.

10）三好敏朗，板垣　彰，遠藤育郎，宮田　毅，北島佳代子，横須賀孝史，江口美智子，大平玄久，江面　晃，五十嵐　勝，田久昌次郎，北野芳枝，大石繁康，五十嵐　悟，大平重子，大森　明，上田　重，荒井　桂，川崎孝一：歯内治療時のラバーダム防湿に関する現状と意識調査，日歯保存誌，39（1），315-323, 1996.

11）興地隆史：ラバーダムと歯髄保存 失敗しない歯髄保存療法（須田英明，興地隆史，中村　洋，吉山昌宏編）．クインテッセンス出版，東京，105-111, 2006.

12）佐々木るみ子，吉川剛正，吉岡隆知，須田英明：歯内療法時のラバーダムは不快か？歯科医師と患者の意識調査．日歯内療誌，27（1），2‐5, 2006.

13）北村隆行，堀内　博：IV-3ラバーダム防湿．歯界展望別冊／歯髄の臨床，135-142, 1980.

POINT 8

1）松崎英津子，米田雅裕，廣藤卓雄，二階堂美咲ほか：根分岐部病変を伴う歯内―歯周疾患の一症例．日歯保存誌，59（1），124-131, 2016.

2 ）特定非営利活動法人日本歯周病学会編：歯周病の検査・診断・治療計画の指針2008．医歯薬出版，2009．

3 ）安藤恵利子，木村聖一，荒木久生，申 基喆，南 直幸，宮田 隆，西川博文：歯周疾患が歯髄の生死に及ぼす影響について．明海歯学誌，17（ 3 ），481-488，1988．

4 ）Langeland K, Rodrigues H, Dowlem W : Periodontal disease, bacteria, and pulpal histopathology. Oral Surg, 37, 257-270, 1974.

5 ）柳村知子，高塚真理子，清水智子，野田俊克，原 耕二：歯周病と歯髄疾患との関係―主として病理組織学的研究―．日歯周誌，25，324-339，1983．

6 ）吉川 亮，林 明美，奥田一博，原 耕二：高度の辺縁性歯周炎を伴った失活歯における根管内およびポケット内細菌叢の動向．日歯周誌，29，1132-1144，1987．

7 ）Stahl SS : Pathogenesis of inflammatory lesions in pulp and periodontal tissues. Periodontics, 4 , 190-196, 1966.

8 ）内海順夫：歯髄の加齢と病変．歯界展望，59，735-742，1982．

9 ）Seltzer S, Bender IB and Ziontz M : The interrelationships of pulp and periodontal disease. Oral Surg, 16, 1474-1490, 1963.

10）Bender IB and Seltzer S : The effect of periodontal disease on the pulp. Oral Surg, 33, 458-474, 1972.

11）川崎孝一，五十嵐 勝，朝比奈壮郎：歯髄と根分岐部の解剖学，DQシリーズ 3 歯内・歯周病変の治療（青野正男編）．デンタルダイヤモンド社，東京，14-37，1988．

12）Koenings JF, Brilliant JD, Foremen DW : Preliminary scanning electron microscope investigations of accessory foramina in the furcation areas of human molar teeth. Oral Surg, 38, 773-782, 1974.

13）川崎孝一，五十嵐 勝，宮里 毅，江面 晃： 3 章- 2 歯内治療が必要な症例，カラーアトラス 歯周-補綴治療（井上昌幸，原 耕二編）．医歯薬出版，東京，32-46，1991．

14）高塚真理子，原 耕二，川崎孝一：歯内-歯周病変の治療方針および真性歯髄・歯周病変の治療，デンタルQシリーズ 3 歯内-歯周病変の治療（青野正男編）．デンタルダイヤモンド社，東京，136-155，1988．

15）森 克栄，飯島国好：歯周疾患との相関 根管治療とその周辺（森 克栄編）．医歯薬出版，東京，195-214，1985．

16）Simon JHS, Glick DH, Frank AL : The relationship of endodontic-periodontic lesion. J periodontal, 43, 202-208, 1972.

17）浅井康宏，岡田 孝，渡辺英弥：歯髄腔と歯周組織と交通 いわゆる副根管に起因する病変とその処置，デンタルQシリーズ 3 歯内-歯周病変の治療（青野正男編）．デンタルダイヤモンド社，東京，78-89，1988．

18）Seltzer S, Bender IB : The demtal pulp 3rd ed JB Lippncott, Philadelphia, 1984.

19）Cohen S, Hargreaves KM : Pathways of pulp. 9th ed. Mosby, St. Louis, 2006.

20）Grossman LI, Oliets, Carlos E, Del R : Endodontic practice : 11th ed. Lea & Febiger, Philadelphia, 1988.

21）Weine FS : Endodontic therapy. 5th ed. Mosby, 1996.

POINT 9

1 ）Dental root canal instruments. International Standard ISO, 3630-1, 2008.

2 ）川崎孝一，大森 明：歯内治療用器材の規格化と根管の拡大形成および填塞について，クインテッセンスイヤーブック1979歯内治療学（長田 保編）．クインテッセンス出版，東京，49-65，1979．

3 ）川崎孝一，江面 晃：臼歯の髄室開拡―そのコツと注意事項，カラーアトラス 歯科臨床講座11巻．医歯薬出版，東京，711-718，1986．

4 ）川崎孝一，会田富士子，長谷川満男，伊藤宗明，小林幸男：歯内療法における根管拡大に伴う根管壁穿孔について，第 1 報 歯種別発現状況．新潟歯学会誌， 4 （ 2 ），76-88，1974．

5 ）Walton RE, Torabinejad M : Principles and Practice of Endodontics 2nd ed. WB Saunders, Philadelphia, 152-233, 1996.

6 ）戸田忠夫：第 8 章 根管処置，歯内治療学 第 3 版（戸田忠夫，中村 洋，須田英明，勝海一郎編）．医歯薬出版，159-187，2007．

7 ）Peters OA, Peters CI : Cleaning and shaping the root canal system. Pathways of the Pulp 9th ed Cohen S, Hargreaves KM : Mosby, St Louis, 290-357, 2006.

8 ）宮井香林，須田英明：根管長測定と根管の清掃拡大・形成法 システマチック根管治療―安全性・効率性・確実性の追求―．東京都歯科医師会誌，54（ 9 ），39-44，2006．

9 ）江面 晃，川崎孝一：上下運動を主体としたリーマー，K-ファイルによる根管拡大法の力学的研究．日歯保存誌，32（ 4 ），1115-1128，1989．

10）小林幸男：抜髄．医歯薬出版，東京，43-85，1957．

11）小林幸男：ブローチリーマーの使い方．歯界展望，18，811-819，1961．

12）小林幸男，伊藤宗明：リーマーの上下運動を主体とする力学的研究 下顎前歯および上顎小臼歯について．日歯保存誌，18，252-258，1975．

13）小林幸男，伊藤宗明：リーマーの上下運動を主体とする力学的研究 大臼歯の近心頬側根管について．日歯保存誌，18，259-263，1975．

14）川崎孝一，五十嵐 勝，脇屋礼慈，松村裕子，不破野エミ：狭窄彎曲根管の処置（拡大）―手用リーマー，Kファイルを用いて行う上下運動―．歯科ジャーナル，17，419-436，1983．

15）小林千尋：機械的根管拡大法について．日本歯科評論，646，75-85，1996．

16）Goering AC, Michelich RJ, Schultz HH : Instrumentation of root canals in molar using the step-down technique. J Endod, 8 , 550-554, 1982.

17）Clem WH : Endodontics in the adolescent patient. Dent Clin N Am, 13, 483-493, 1969.

18）Abou-Rass M, Frank AL, Glock DH : The anticurvature filling method to prepare the curved root canal. JADA, 101, 792-794, 1980.

POINT 10

1 ）Grossman LI, Meiman BW : Solution of pulp tissue by chemical agents. JADA, 28, 223-225, 1941.

2 ）浅井勝久，藤田豪俊，中里博泰，西村康弘，早川久喜，水谷忠司，古瀬裕平，中村 洋：次亜塩素酸ナトリウムの有機質溶解に関する研究―1.コラーゲンを使用して―．日歯保存誌，27（ 1 ），166-172，1984．

3 ）Trepagnier CM, Madden RM, Lazzari EP : Quantitative study of sodium hypochlorite as an in vitro endodontic irrigant. J Endod, 3 , 191-196. 1977.

4 ）Hand RE, Smith ML, Harrison JW : Analysis of the effect of dilution on the necrotic tissue dissolution properties of sodium hypochlorite. J Endod, 4 , 60-64, 1978.

5 ）Cunningham WT, Balekjian AY : Effect of temperature on collagen-dissolving ability of sodium hypochlorite endodontic irrigant. Oral Surg, 49, 175-177, 1980.

6 ）今村麻枝男：歯内療法における各種根管洗浄法による清掃効果について（第 1 報）連続横断式片の観察による各歯種間の比較．日歯保存誌，36（ 4 ），1160-1173，1993．

7 ）Stewart GG : The importance of chemomechanical preparation of the root canal. Oral Surg, 8 , 993-997, 1955.

8 ）Gutierrez JH, Garcia J : Microscopic and macroscopic investigation on results of mechanical preparations of root canals. Oral Surg, 25, 108-116, 1968.

9 ）Svec TA, Harrison JW : Chemomechanical removal of pulpal and dentinal debris with sodium hypochlorite and hydrogen peroxide vs normal saline solution. J Endod, 3 , 49-53, 1977.

10）五十嵐 勝，渡辺 学，松村裕子，山口エミ，脇谷礼慈，飯島 正，坂詰理紀，吉崎定夫，田久昌次郎，飯島のぞみ，田久美弥子，川崎孝一：歯根嚢胞の保存療法のための次亜塩素酸ナトリウムによる上皮組織溶解能に関する実験的研究―ラット皮膚への応用―．日歯保存誌，32（ 5 ），1466-1472，1989．

11）北島佳代子，三好敏朗，佐藤牧子，佐藤香子，佐渡知宏，井野場朗子，庄司桂子，川崎孝一：根尖部の根管壁象牙質に対する根管清掃効果に関する走査電子顕微鏡の観察―透明象牙質とスミヤー層について―．日歯保存誌，44（ 1 ），140-152，2001．

12）柵木智晴，中村 洋：効率的な根管の清掃，消毒．デンタルダイヤモンド，9，56-61，1997．

13）片岡博樹，須田英明：スメア層 根管治療における臨床的意義．The Quintessence, 15, 446-448, 1996.

14）吉岡隆知，片岡博樹，須田英明：EDTAを用いた根管洗浄．日本歯科評論，669，175-180，1998．

15) 森田　誠，橋本武典：リン酸と次亜塩素酸ナトリウムの根管治療への応用─新たな歯内療法の術式を求めて─．歯界展望，94（2），329-345，1999.

16) 増田宜子，山田嘉重，木村裕一，八幡祥生，坂上　斉，鈴木重紀，高林正行，藤島昭宏，宮崎　隆：根管洗浄剤による歯科用仮充填材に及ぼす影響について─表面形態の観察と表面粗さの分析─．日歯内療誌，35（1），16-23，2014.

17) Sen BH, Wesselink PR, Turkun M : The smear layer : a phenomenon in root canal therapy. Int Endod J, 28, 141-148, 1995.

18) 柴田泰二：根管清掃にEDTAを応用した基礎的研究．日歯保存誌，33，1085-1101，1990.

19) 小澤寿子，東野あさみ，今村俊彦，金井克樹，楠　雅博，新井　高，中村治郎：根管拡大清掃後の根管内壁面の走査電顕的観察─根中央部と根尖部との比較─．日歯保存誌，25，148-158，1982.

20) 斎藤達哉，吉田隆一，越智雄太郎，関根源太，北村　進，仲宗　歩，河野　哲，関根一郎：日本の歯科大学・歯学部附属病院における根管洗浄に関するアンケート調査．日歯保存誌，47，744-751，2004.

21) Villegas JC, Yoshioka T, Kobayashi C, Suda H : Obturation of accessory canals after four different final irrigation regimes. J Endod, 28, 534-536, 2002.

22) Taylor JK, Jeansonne BG, Lemon RR : Coronal leakage;effects of smear layer, obturation technique, and sealer. J Endod, 23, 508-512, 1997.

POINT 11

1) 大森　明，川崎孝一：抜髄後の根管内死腔が根管ならびに周囲組織に及ぼす影響に関する病理組織学的観察．日歯保存誌，50（2），266-276，2007.

2) 川崎孝一，宮里　毅，赤松俊嗣：不完全な根管治療に起因した歯根嚢胞様病変に対する診断と非外科的根管治療法．日歯内療誌，28（2），101-107，2007.

3) 川崎孝一，五十嵐　勝，北島佳代子，渡辺　学：歯根嚢胞様病変に用いられた根管充填材（ビタペックス）の根管内異常吸収による根管再治療20年成績評価─ほかの歯に根尖性セメント質瘤性病変がみられた1例─．日歯保存誌，50（3），395-403，2007.

4) Yesilsoy C : Radiographic evidence of absorption of Hydrogen from an obturated canal. J Endod, 10（7），321-323. 1984.

5) Barker BCW, Lockett BC : Endodontic experiments with restorable paste. Anst Dent J, 16（6），364-372, 1971.

6) 石川達也，平井義人，渋谷俊之：水酸化カルシウム系根管充填用パスタ改良と治癒経過─ビタペックスについて─．日本歯科評論，460，56-66，1981.

7) 丸山宇一：死腔の創傷治癒に及ぼす影響について（根管模型の材質と形態）．日歯保存誌，19（1），15-22，1976.

8) Davis MS, Joseph SW, Bucher JF : Periapical and intracanal healing following incomplete root canal fillings in dogs. Oral Surg, 21（5），562-675, 1971.

9) Myers WC, Fountain SB, Hill C : Dental pulp regeneration aided by blood and blood substitutes often experimentally induced periapical infection. Oral Surg, 37（3），441-450, 1974.

10) 市丸展子，松本　章，芹沢孝昌，久保木芳徳，砂田今男：根管内死腔に対する周囲組織の反応に関する実験的研究─長期経過例について─．日歯保存誌，27（2），442-448，1984.

11) 砂田今男，広田恵治，西堀雅夫，鈴木一義，塩沢公夫：根管充填に関する実験的研究．歯界展望，16，567-557，1959.

12) Rickert UG, Dixon CM : The controlling of root surgery, Internat Dent Cong 8th Suppl. III A, 15, 1931.

13) 田中勇人：根管内貯留液の根尖歯周組織に及ぼす影響について─根管模型埋没実験─．日歯保存誌，32（4），1056-1079，1989.

14) Goldman M, Pearson AA : A preliminary investigation of the "Hollow Tube" theory in endodontics : Studies with neo-tetrazolium. J Oral Therap Phamacol, 1，618-626，1965.

POINT 12

1) Oswald RT, Friedman CE : Periapical response to dentin filinngs. A pilot study. Oral Surg, 49, 344-353, 1980.

2) 鈴木二郎，岡田周策，横田兼欣，石井信之：酸化亜鉛非ユージノール系ペーストタイプシーラーの評価─物理的特性および根尖封鎖性について─．日歯保存誌，57（4），343-351，2014.

3) Lee M, Winker J, Hartwell G, Stewart J, Caine R : Current trends in endodontic practice : Emergency treatments and technological armamentarium. J Endod, 35, 35-39, 2009.

4) Erausquin J, Muruzabal M : Root canal fillings with zinc oxide-eugenol cement in the rat molar. Oral Surg Oral Med Oral Pathol, 24, 544-558, 1967.

5) 江口美智子，五十嵐　勝，川崎孝一：酸化亜鉛非ユージノール系根管用シーラー（CANALS-N）の根尖歯周組織への影響に関する組織学的研究．日歯保存誌，39（5），1178-1199，1996.

6) 田久昌次郎：象牙質削片による根管充填法の病理組織学的研究．日歯保存誌，29（1），341-374，1986.

7) 木村正子，川崎孝一：HAPおよびα-TCPセラミックスの根管充填への応用に関する組織学的研究─生理食塩液・ポリアクリル酸水溶液使用時の反応─．日歯保存誌，36（6），1753-1774，1993.

8) 宮里　毅，川崎孝一：HAP・α-TCPセラミックス根管充填材の根尖歯周組織反応に関する病理組織学的研究．日歯保存誌，35（1），294-315，1992.

9) 庄司桂子，五十嵐　勝，川崎孝一：α-TCPセラミックスをサルの生活断髄・麻酔抜髄に用いたNd-YAGレーザーの創傷治癒効果に関する組織学的観察．日歯保存誌，45（6），1095-1111，2002.

10) 井野場朗子，五十嵐　勝，川崎孝一：HAPとα-TCPセラミックスを用いる生活歯髄切断法のCO₂レーザー光によるサル歯髄反応の組織学的観察．日歯保存誌，46（1），118-131，2003.

11) 横須賀孝史，川崎孝一：接着性レジン系材料，HAP，α-TCPおよび象牙質削片のサル歯髄直接応用に関する組織学的研究．日歯保存誌，39（3），807-832，1996.

12) 飯島　正，川崎孝一：サル歯根未完成永久歯に象牙質削片と水酸化カルシウムとを応用する生活断髄法の実験的研究．日歯保存誌，51（1），88-98，2008.

13) 貝津　徹，五十嵐　勝，川崎孝一：Nd:YAGレーザーの歯髄・根尖歯周組織への影響に関する組織学的研究─水酸化カルシウム断髄，根管貼薬に用いた場合─．日歯保存誌，43（6），1290-1311，2000.

14) 山田理絵，湊　華絵，北島佳代子，新井恭子，五十嵐　勝：エンドレスをラット臼歯の根管充填に用いた後の根尖歯周組織の創傷治癒に関する組織学的観察．日歯保存誌，60（3），170-177，2017.

15) 川崎孝一，飯島　正，飯島のぞみ，坂詰理紀，五十嵐　勝，大森　明：サルの感染根管にFR-Ca根管充填後のアペキシフィケーションと根尖創傷治癒に関する病理組織学的一考察─ Ca-nals®との比較9カ月例─．日歯内療誌，29（1），63-72，2008.

16) 川崎孝一，五十嵐　勝，宮里　毅，新井恭子，荒井　桂：FR-Caによる歯根未完成歯アペキシフィケーション後の根尖閉鎖形態に関する臨床的，走査電顕的観察─咬合面異常結節を有する下顎小臼歯─．日歯内療誌，28（3），161-171，2007.

17) Göllner L : The use of dentin debris as a root canal filling. Int J Orthod, 23, 101-102, 1937.

18) 松井隆弘：種々なる根管充填に関する実験的研究，象牙質削片及び骨削片を主材とする糊剤の根管充填．歯科学報，45，394-409，1940.

19) Tronstad L : Tissue reactions following apical plugging of the root canal with dentin chips in monkey teeth subjected to pulpectomy. Oral Surg, 45, 297-304, 1978.

20) Torneck CD, Smith JS, Grindall P : Biologic effects of endodontic procedures on developing incisor teeth. II. Effect of pulp injury and oral contamination. Oral Surg, 35, 378-388, 1973.

21) 川崎孝一：リン酸カルシウム系セラミックス根充材などの根尖組織反応について．新歯界，11月号No.478，22-23，1991.

22) 青野正男，原　宜興：辺縁性歯周炎における骨移植材としてのハイドロキシアパタイト　歯科における生体新素材の応用（青野正男，原　耕二編著）．クインテッセンス出版，東京，51-65，1987.

23) 高橋栄明：骨移植の病理生理　骨の科学（須田立雄，小澤英浩，高橋栄明著）．医歯薬出版，東京，222-230，1985.

24) 高橋忠一：各種生活歯髄露髄剤，並びに根管充填剤に対する組織反応についての実験的研究（第2報）ヒトの歯のN₂と改良グアヤコールとホルムアルデヒドの縮合物（FR）に対する組織反応の比較．日歯保存誌，19，97-110，1976.

25) 高橋忠一，林　俊郎：各種生活歯髄覆罩法，並びに根管充填剤に対する組織反応についての実験的研究（第1報）．歯学，56，249-264，1968.

26) 佐藤友則，横須賀孝史，川崎孝一：水酸化カルシウム，FRおよびFRアパタイトの根管充填への応用に関する組織学的研究．日歯保存誌，43，278-296，2000.

27) Koenings JF, Heller AL, Brilliant JD, Melfi RC, Driskell TD : Induced apical closure of permanent teeth in adult primates using a resorbable form of tricalcium phosphate ceramics. J Endod, 1, 102-106, 1975.

28) 江村　巌：第3章　修復と再生，シンプル病理学　改訂版　第3版（綿貫　勤，若狭治毅，並木恒夫，大西義久編）．南江堂，東京，22-26, 1999.

POINT 13

1) 川崎孝一：歯根嚢胞の非外科的歯内治療法に関する新考案―15年以上の長期経過例からみた研究―．日歯保存誌，49(6), 854-866, 2006.

2) 北島佳代子，三好敏朗，五十嵐　勝：洗浄効果を用いた大型根尖病変の治療に関する考え方．日歯内療誌，3(2), 113-122, 2010.

3) 新井恭子，北島佳代子，大石繁康，五十嵐　勝：大型根尖病変を伴う切歯2症例の積層根管充填後20年の予後診査．日歯内療誌，31(3), 210-219, 2010.

4) 須藤智恵子：NaOClを用いて歯髄の一部除去を行った生活断髄法について．口病誌，26, 1013-1024, 1959.

5) 加藤正憲，城所　繁，黒須一夫：次亜塩素酸ナトリウム(NaOCl)による歯髄切断に関する研究(1). 小児歯誌，16, 107-115, 1978.

6) 広田恵治：組織溶解剤による歯髄の一部除去を行う生活断髄法の実験的研究．口病誌，26, 1588-1603, 1959.

POINT 14

1) 北島佳代子，江口美智子，北野芳枝，江面　晃，五十嵐　勝，川崎孝一：新しく開発されたデジタル表示温度計つきガラスビーズ滅菌器の滅菌効果に関する研究．日歯保存誌，36(1), 241-251, 1993.

2) 石井信之：医療グローバル化時代を迎えた歯内療法．日歯保存誌，56(6), 481-487, 2013.

3) 須田英明：抜髄の現状，失敗しない歯髄保存療法(須田英明，興地隆史，中村　洋，吉山昌宏編)．クインテッセンス出版，東京，26-35, 2006.

4) 斎藤　毅，明石俊和：根管消毒剤の臨床評価―とくに根尖の複雑性とその効果発現について．歯界展望，60(4), 641-648, 1982.

5) 小山隆夫：イオン導入法―チェアサイド嫌気性培養システムを使用する根管治療における抗菌効果―．歯界展望，100(5), 1009-1014, 2002.

6) Grossman L : Experimental and applied studies in electro-sterilization. Dent Cosmos, 123, 147-160, 1931.

7) 鈴木賢策：いわゆるアンモニア銀による根管治療について．口病誌，15, 237-247, 1941.

8) 大谷　満：イオン導入法による感染根管治療について(特にその術式の改良について)．口病誌，25(4), 454-474, 1958.

9) Findlay, J : A report on the efficacy of molten metal and ball bearings as media for sterilization. Brit Dent J, 98, 318-323, 1955.

10) Oliet S, Sorin S, Brown H : A temperature analysis of thermostatically controlled root canal sterilizers using molten metal, glass beads, or salt. Oral Surg, 11, 37-42, 1958.

11) Grossman L : Hot salt sterilizer for endodontic instruments J Am Dent Assoc. 56, 144, 1958.

12) 鈴木賢策：根管治療に於けるイオン導入法．口病誌，19(1), 9-14, 1952.

13) 山下恵子：歯内療法におけるイオン導入法．デンタルダイヤモンド，8, 154-155, 1991.

14) Billings F : Chronic focal infections and their etiologic relations to arthritis and nephritis. Arch Int Med, 9, 484-498, 1912.

15) Schilling V : Die Bedeutung der Fokalinfaction ihre Bekampfung auf Grundneuzeit-licher Forschung. Dtsh zahnärztl Wache, 39, 469-477, 1936.

16) 小泉富美朝：遷延感作実験における免疫病理学的研究．アレルギー，14, 682-703, 1965.

17) Koizumi F, Kojima K, Shinoda Y, Kitamula S : Experimental rheumatoid arthritis-like features induced by sensitization with focal antigens. Acta Pathol Jpn, 25, 269-279, 1975.

18) 江面　晃，北野芳枝，川崎孝一：病巣感染の疑われる肉芽腫性口唇炎の歯性病巣に対する根管治療経験(1例). 日歯保存誌，17(6), 1915-1920, 1994.

19) 江面　晃，岡野篤夫，加藤譲治：病巣感染の疑われた皮膚疾患で歯性病巣に対する根管治療で治癒した一例．歯学，83(4), 923-928, 1995.

20) 青野正男：歯性病巣感染の成立機序に関する実験的研究．京大口科紀要，1(1), 1-36, 1959.

21) Ranly DM : Assessment of the systemic distribution and toxicity of formaldehyde following pulpotomy treatment : Part one. J Dent Child, 52, 431-434, 1985.

22) 井澤常泰：各種根管消毒薬の体内臓器への移行に関する研究．日歯保存誌，30, 247-258, 1987.

23) 井澤常泰，澤田則宏，斎藤伸明，井坂英樹，渡辺　泉，荒木孝二，砂田今男：根管消毒薬カンファーパラクロロフェノールの全身への移行について．日歯保存誌，32(4), 1191-1197, 1989.

24) 渡辺　泉：根管消毒薬Formocresolの全身への移行―特に呼気中への排出について―．日歯保存誌，30, 1501-1506, 1987.

25) 加藤　凞：歯科治療における歯内療法の位置付け．日歯医師会誌，51(2), 49, 1998.

26) 浅井康宏：歯内療法に関する治療技術評価について．日歯医師会誌，51(2), 47, 1998.

27) 川崎孝一：ラバーダム，歯髄電気診の診療　報酬の原点と復活―新潟からラバーダム医療安全運動を―．新歯界，12月号No.740, 2-4, 2014.

INDEX

[ア]

IPC 法	126
ISO 規格	146
アポトーシス	34

[イ]

Ⅰ型コラーゲン	28, 30, 45, 47
イオン導入法	181
異栄養性石灰化	25
異所痛	120
異物巨細胞	170

[ウ]

ウォーターズ法	19
う蝕円錐	109
う蝕検知液	110
う蝕の電気抵抗値	110

[エ]

Aβ線維	26
Aδ線維	26
FR-Ca 根充剤	176
H ファイル	149
MPR 画像診断	22
エナメル質	54
——形成不全	101
エナメル象牙境	55
エナメル突起	50
エナメル紡錘（棍棒）	56
エンドドンティックエキスプローラー	147
壊疽性歯髄炎	124
栄養管	48
円形細胞浸潤	35
円柱線毛呼吸上皮	14
遠心副根	93

[オ]

オキシタラン線維	45
オステオカルシン	47
オステオネクチン	47
オトガイ下リンパ節	59
オトガイ孔	13, 20
オトガイ神経	21
オトガイ隆起	13, 20

[カ]

カラベリー結節	88, 91
カルシトニン遺伝子関連ペプチド	26
下顎管	20
——の走行	23
下顎犬歯	79
下顎孔	20
下顎骨	13, 20
——の歯槽突起	13
——の切歯窩	13
下顎枝の前縁	13
下顎小舌	21
下顎側切歯	78
下顎第一小臼歯	84
下顎第一大臼歯	93
下顎第二小臼歯	84
下顎第二大臼歯	96
下顎中切歯	77
下歯槽神経	20
——麻痺	22
下鼻甲介	13, 14
化膿性炎	123
可逆性歯髄炎	122
過剰根管歯	84
介在結節	80
介在髄石	32
外混濁層	109
外斜線	13
外傷歯	103
外套象牙質	102
外表象牙質	28
外部吸収	103
海綿骨	47
開窓	49
解剖学的根尖	71
核	34
顎下三角	59
顎下リンパ節	59
完全分岐根管	61
陥入歯	75
乾性壊死	124
眼窩	13
——下孔	13
——下神経	18
——上切痕	13
貫通管	46
貫通線維	45
管外側枝	61

[キ]

管間象牙質	30
管間側枝	61
管周（内）象牙質	30
関連痛	120
簡易型乾熱滅菌器	180

[キ]

ギャップ結合	048
基底結節	074
器質化	170
逆行性歯髄炎	124, 142
急性化膿性歯髄炎	124
急性根尖性化膿性歯周炎	124
急性根尖性単純性歯周炎	124
急性漿液性歯髄炎	124
球間象牙質	030
胸管	59
頬骨	13
棘突起	74
銀好性線維	28

[ク]

グルコサミノグリカン	45
隅角徴	80
楔状欠損	106

[ケ]

K ファイル	149
ゲーツグリデンドリル	150
ケミカルサージェリー	156
形質細胞	35
犬歯	79
——窩	13, 16
——稜	13
原生セメント質	40
原生象牙質	31

[コ]

コラーゲン線維	29, 34, 41, 45
ゴルジ装置	34, 41
コルフの線維	28
コレステリン結晶	173, 175
固有歯槽骨	47
糊剤充填法	163
口蓋骨	14
口蓋突起	14, 16
口腔前庭	15
——ヒダ	15

口腔底	15
口唇粘膜	15
抗原提示細胞	34, 36
咬耗症	106
後頭－前頭方向撮影	19
硬化象牙質	25
硬口蓋	15
膠原線維	45
骨芽細胞	42, 48
骨形成能	170
骨形成不全症	101
骨原性細胞	33
骨口蓋	14
骨細胞	48
骨小柱	48
骨性瘢痕治癒	171
骨伝導能	170
骨誘導能	170
骨様組織	124
骨梁	47
根間稜	65
根管	61
──イスムス	68
──形成潤滑材	151
──口拡大	148
──死腔	158
──充填材	165
──清掃	156
──洗浄	156
──側枝	61
──の機械的清掃拡大	149
──の交互洗浄法	156
根尖孔	70
──の形態	72
根尖囊胞	44
根尖分枝	62
根分岐部髄室床象牙質	64
根面溝	52

[サ]

サブスタンス P	26
細菌少数層	109
細菌多数層	109
細胞希薄層	24, 33
細胞稠密層	24, 33
刷子縁	41, 48
三叉神経ニューロパシー歯痛	120
酸化亜鉛ユージノール系シーラー	165

酸化亜鉛非ユージノール系シーラー	165
酸蝕症	106
暫間的間接覆髄法	126

[シ]

C 線維	26
Simon らの分類	139
シアロプロテイン	47
シャーピー線維	45
シュワン細胞	26
支持歯槽骨	47
死腔	158
死帯	32
歯冠破折	103
歯根振盪	49, 173
歯根肉芽腫	173
歯根の湾曲	73
歯根囊胞	44, 132.172
──の術式	174
歯根破折	103
歯根膜	41
──の基質	45
──の血管，リンパ管	46
歯周組織	38
──の血液循環経路	46
歯小囊	38, 41
歯髄	33
──壊死	124
──壊疽	124
──温存療法	33
──細胞	34
──－歯根膜瘻孔	63
──疾患の分類	122, 124
──充血	124
──息肉	124
──電気診	128, 179
──電気診断器	129
──の化生	36
──の基質	36
──の血管とリンパ管	36
──の神経線維	26
──の生死判定	130
──ポリープ	124
歯性上顎洞炎	18
歯槽硬線	47
歯槽骨	47
──の吸収形態	52
歯槽粘膜	15

歯槽の厚さ	49
歯痛	117
──錯誤	119
歯内歯	76
──の陥入度による分類	76
歯内－歯周病変	139
歯乳頭	33
篩骨の鉛直板	13
篩状板	46
軸索	26
湿性壊死	124
斜切痕	74, 75
主根管	61
樹状細胞	36
──様細胞	25
周波条	55
重積歯	75
修復象牙質	31
鋤骨	13
上顎間縫合	13
上顎犬歯	79
上顎骨	13, 16
──の歯槽突起	13
──の切歯窩	13
上顎側切歯	75
上顎第一小臼歯	80
上顎第一大臼歯	88
上顎第二小臼歯	80
上顎第二大臼歯	92
上顎中切歯	74
上顎洞	16
──炎	18
──底穿孔	18
──底部	16
──のエックス線診	18
──裂孔	16
上気道	14
上行性歯髄炎	124
上唇小帯	15
上皮性根間突起	64
侵蝕症	106
神経終末部	130
神経ペプチド	26
真性囊胞	173

[ス]

スミヤー層	154
水平破折	103, 105

垂直破折	103, 105	──削片	165	**[ナ]**		
髄下葉	64, 69	──／歯髄複合体	24	内混濁層	109	
髄管	63	──神経支配説	114	内反歯	75	
──の走行形態	67	──知覚過敏症	112	内部吸収	103, 124	
髄室開拡	147	──知覚受容機構	114	軟化象牙質	110	
髄室床	69	──の加齢変化	31	軟口蓋	15	
──象牙質	64, 69	──粒	32			
──象牙質のう蝕病変	111	象牙線維	28	**[ニ]**		
髄石	32	象牙前質	24, 28	ニューロペプチド	26	
		層板骨	47	二次湾曲	28	
[セ]		束状骨	47			
セメント－エナメル境	39			**[ネ]**		
セメント芽細胞	41	**[タ]**		粘膜骨膜弁	49	
セメント細管	40	ターンオーバー	34			
セメント細胞	40	タウロドント	91	**[ハ]**		
セメント質	39	多列円柱線毛上皮	15	ハイドロキシアパタイト	25, 28 39, 47	
セメント小腔	40	台状根	91	ハウシップ窩	41	
セメント小舌	39	第二セメント質	40	ハバース管	47	
セメント小体	40	第二象牙質	31	ハバース層板	47	
セメント象牙境	39	第三象牙質	31	波状縁	48	
生活反応層	109	単純根管	61	破骨細胞	41, 48	
生理学的根尖孔	71	単純突起	56	破歯細胞	42	
生理的石灰化	25			白線	47	
石灰化象牙質	28	**[チ]**		半月裂孔	16	
切歯管	14, 16	知覚受容複合体説	114			
切歯孔	14, 16	治癒形態	165	**[ヒ]**		
切歯乳頭	15	緻密骨	49	ピーソーリーマー	150	
舌小帯	15	中隔後鼻動脈	14	ピンクスポット	124	
先祖返り	80	中間セメント質境	40	非定型歯痛	120	
前上歯槽枝	18	中心結節	80, 84	眉弓	13	
前頭骨	13	直接覆髄	33	被包	170	
前頭突起	16			鼻腔	14	
前鼻棘	13, 16	**[テ]**		──底	14	
線維芽細胞	34, 41	デッドトラクト	32	鼻口蓋神経	14	
		テトラサイクリン着色歯	102	鼻甲介稜	16	
[ソ]		挺出	103	鼻骨	13	
粗面小胞体	34, 41			鼻涙管	18	
組織球	34	**[ト]**		鼻涙溝	16	
組織大食細胞	34	トームスの顆粒層	30			
象牙芽細胞	28, 34	トームスの線維	28	**[フ]**		
──下神経叢	33	トライセクション	141	ファイル	146	
──説	114	樋状根	96	フォルクマン管	46	
──層	24, 33	疼痛閾値	130	フラップ手術	140	
象牙細管	28	透明層	109	プロテオグリカン	45, 47	
象牙質	28	透明象牙質	25	不可逆性歯髄炎	122	
──う蝕	109	動水力学説	114	不完全分岐根管	61	
──塊	65, 69			不規則象牙質	31	
──形成不全症	101			不透明象牙質	32	

付着歯肉	15
付着髄石	32
封入体	102
副根管	61
副鼻腔	14
復古現象	80
分画	170

[ヘ]

ベイヨネット湾曲	73
ヘルトウィッヒ上皮鞘	38, 40, 43
並行条	55
変色歯	131

[ホ]

ホープウェル・スミスの透明層	30
ポケット嚢胞	173
蜂窩織炎	178

[マ]

マクロファージ	34
──の食作用	59
マスターポイント	145
マラッセの上皮遺残	43
磨耗症	106
慢性潰瘍性歯髄炎	124
慢性増殖性歯髄炎	124

[ミ]

ミトコンドリア	26, 34
未分化間葉細胞	34
眉間	13
脈管神経隙	46

[ム]

無細胞セメント質	40

[モ]

毛髪様根管	74
盲孔	75
網状根管	61
問診	123

[ユ]

癒合歯	78
癒着歯	78
有細胞セメント質	40
遊離髄石	32

[ラ]

ラシュコフの神経叢	26
ラバーダム防湿法	135, 179

[リ]

リーマー	146, 149
リンパ管系	36
リンパ球	35
リンパ節	58

[ル]

涙骨	13
類猿徴	80

[レ]

レッチウス条	55
裂開	49
連関痛	120

[ロ]

露髄	110, 126
瘻孔	131

[ワ]

ワイルの層	24, 33

欧文

[A]

abrasion	106
access cavity	147
access opening	147
accessory buccal root	96
accessory lingual root	96
accessory root canal	61
acellular cementum	40
acid erosion	106
adequate straight-line access	152
alveolar bone	47
alveolar bone proper	47
alveolar hard line	47
alveolar process	47
alveolus	49
anatomical apex	70
anatomical apical foramen	71
anticurvature filling	93
antigen presenting cell；APC	25

apical cement dentin junction	153
apical collar	145
apical foramen	70
apical ramification	62
apical seat	71, 145
apoptosis	34
argyrophil fiber	28
ascending pulpitis	142
atached pulp stone	32
atavism	80
attrition	106
atypical odontalgia	120
axon	26

[B]

bayonet curve	73, 80, 83, 96
biopsy	176
brush border	41
bruxism	106
bundle bone	47

[C]

canal exudate	174
canal irrigation	156
canal isthmus	68
cancellous bone	49
canine fossa	16
Carabelli cusp	88
cell-free zone	33
cell-rich zone	33
cellular cementum	40
cellulitis	178
cementoblast	41
cementocyte	40
cementum	39
cementum canaliculi	40
cementum corpuscle	40
cementum lacuna	40
cementum spur	39
central cusp	80
central sensitization	120
chemical surgery	156, 174
chin	20
circulatory canal	48
circumferential filing	152
clean white dentin filing	152
cleaning and shaping	144
collagen fibril	41, 45

computed tomography ; CT 18
compact bone 49
complete isthmus 68
concrescent tooth 78
copious irrigation and recapitulation 152
coronal leakage 176
cribriform plate 46
crown-down technique 144

[D]
danger zone 93
dead space 158
dead tract 32
debridement 144
dehiscence 49
demarcation 170
dendritic cell 36
dendritic cell like cell 25
dens in dente 75
dens invaginatus 75
dental follicle 38, 41, 65
dental pain 116
dental papilla 33
dental pulp 33
denticles 32
dentin bridge 136
dentin cone 69
dentin hypersensitivity 112
dentin mud 154
dentin-pulp complex 24
dentinal fiber 28
dentinal tubule 28
dentino-enamel junction 55
dentinocementum junction 39
dentinogenesis imperfecta 101
digastric triangle 59
dilaceration 73
direct pulp capping 33
distal accessory root 93

[E]
electric pulp test ; EPT 129
enamel-dentin junction 28
enamel hypoplasia 101
enamel projection 50
enamel spindle 56
encapsulation 170
endodontic and periodontal lesions 138

epithelial cell rest of Malassez 43
epithelial interradicular flaps 64
erosion 106
ethylenediaminetetraacetic acid ; EDTA
155

[F]
fenestration 49
fibroblast 34, 41
filing action 149
fistel 131
foramen cecum 75
four-point contact 135
fracture line 20
free pulp stone 32
fremitus 49, 173
furcation canal 63
fused tooth 78

[G]
gap junction 48
granulation tissue 36
ground substance 45
guaiacol-formaldehyde resin ; FR 171
gutter shaped root 96

[H]
Haversian canal 47
Haversian lamella 47
hiatus semilunaris 16
histiocyte 34
hollow tube theory 159
Howship's lacuna 41
hyaline layer of Hopewell-Smith 30
hydrodynamic theory 114

[I]
incisive canal 14
incisive foramen 14
incomplete isthmus 68
infraorbital nerve 18
interdental canal 48
interglobular dentin 30
intermediate cementum layer 40
intermediate furcation ridge 65
intermittent caries activity 110
interstitial cusp 80
interstitial pulp stone 32

interstitial space 46
intertubular dentin 30
irregulara dentin 31
irreversible pulpitis 26

[K]
Korffs fiber 28

[L]
lamellas bone 47
lamina dura 47
lateral condensation 145
lateral root canal 61
lingual groove 75
lingual of mandible 21
lingual shoulder 145
lingual tubercle 74
lobus subpulparis 64
lontophoresis 180
lymph node 36, 58
lymph vessels 58
lymphocytes 35

[M]
macrophage 34
Malassez epithelial rests 177
mandibular foramen 20
mantle dentin 28
maxillary sinus 16
maxillary sinusitis 18
mechanoreceptive complex theory 114
mental foramen 20
mental protuberance 20
mentum 20
metaplasia of pulp 36
mineralized dentin 28
multiplanar reconstruction ; MPR 22

[N]
nascent bubbling action 156
nasolacrimal duct 18
nasopalatine nerve 14
nerve ending 130
neuropeptide 26
non cutting tip 150

[O]
obturation 164

193

odontoblast	28, 34	pocket bay cyst	173	step-back technique	144

odontoblast — 28, 34
odontoblastic zone — 33
odontoclast — 42
Oehlers'classification — 76
organization — 170
opaque dentin — 32
oral pain — 117
osteoblast — 42, 48
osteoclast — 41, 48
osteoconduction — 170
osteocyte — 48
osteogenesis imperfecta — 101
osteoid — 124
osteoinduction — 170
osteoprogenitor cell — 33
oxytalan fiber — 45

[P]

paralysis of inferior dental nerve — 22
paranasal sinus — 14
partial pulpectomy — 139
partial pulpotomy (pulp curettage) — 104
perforation — 149
perforation of sinus — 18
periapical cyst — 173
periapical granuloma — 173
perikymata — 55
periodontal ligament (membrane) — 41
periodontium — 38
peritubular (intratubular) dentin — 30
phagocytosis — 59
physiological apex of root — 71
pink spot — 124
pithecoid symbol — 80
plasma cell — 35
plexus of Raschkow — 26

pocket bay cyst — 173
posterior septal artery of nose — 14
pre-bended — 149
predentin — 28
primary cementum — 40
primary dentin — 31
prism-shaped root — 91
pulp extirpation — 144
pulp stones — 32
pulpo-periodontal fistula — 63

[Q]

quater-turn filing — 149

[R]

reaming action — 149
referred pain — 116
reparative dentin — 31
reticular root canal — 61
Retzius striae — 55
root trunk — 52
round cell infiltration — 35
ruffled border — 48

[S]

scalloped — 55
Schwann cell — 26
sclerotic dentin — 25, 155
secondary cementum — 40
secondary dentin — 31
Sharpey's fiber — 45
sinusitis — 14
smear layer — 154
spinous process — 74
spongy bone — 47
standardized endodontic technique — 145

step-back technique — 144
submandibular lymph node — 59
submental lymph node — 59
superior alveolar nerve — 18
supporting alveolar bone — 47

[T]

taurodont — 91
taurodontism — 91
tertiary dentin — 31
tetracycline stained tooth — 102
thickness flap — 49
thoracic duct — 59
tissue macrophage — 34
Tomes'fiber — 28
Tomes'granular layer — 30
trabecular — 47
transparent dentin — 25
true cyst — 173
turnover — 34
twisted cutting blade — 149

[U]

undifferentiated mesenchymal cell — 34
upper respiratory tract — 14

[V]

vertical developmental radicular groove — 52
Volkmann's canal — 46

[W]

wedge shaped defect — 106

[Z]

zipping — 149
zone of Weil — 33

[著者略歴]

川崎孝一（Kohichi Kawasaki）

1962年3月　日本歯科大学卒業
1966年3月　東京医科歯科大学大学院(口腔解剖学)修了　歯学博士
　　　　4月　同大学第1口腔解剖学教室　助手
1967年3月　同大学第3保存学教室配置換　助手
1971年4月　新潟大学歯学部第2保存科　講師
1975年7月　同大学第2保存学教室　助教授
1979年4月　日本歯科大学新潟歯学部歯科保存学第1講座　教授
2008年3月　同大学　定年退職
2008年4月　同大学　名誉教授

主な著書

1）「歯内療法に関連した歯髄腔(髄室および根管)形態の知識」新臨床歯科学講座第1巻，医歯薬出版，90-107，1977.
2）「抜髄の適応症とテクニック」現在の歯科臨床3　根管治療とその周辺(森克栄編)共著，医歯薬出版，57-68，1980.
3）「歯髄腔の解剖学，根尖性歯周疾患の概要，歯髄および根管処置における偶発事故と不快症状」歯内治療学(福地芳則ほか編)共著，医歯薬出版，142-146，166-170，275-289，1982.
4）「歯の痛み」除痛の臨床(原耕二ほか編)共著，医歯薬出版，18-54，1984.
5）「臼歯の髄室開拡－そのコツと注意事項」カラーアトラス歯科臨床講座第11巻，共著，医歯薬出版，711-718，1986.
6）「歯髄と根分岐部の解剖学」歯内－歯周病変の治療(青野正男編)共著，デンタルダイヤモンド社，11-37，1988.
7）「歯内治療が必要な症例」カラーアトラス歯周－補綴治療(井上昌幸ほか編)共著，医歯薬出版，32-46，1991.
8）「歯とその周囲の解剖学」エンドサージェリーのエッセンス　アトラス・外科的歯内療法(須田英明ほか編)共著，クインテッセンス出版，9 -37，2003.
9）「歯髄腔の解剖学」改訂版エンドドンティクス21(須田英明ほか編)共著，永末書店，13-36，2004.
10）「歯髄保存か？抜髄か？感染根管治療とその長期予後」エンドドンティクス21歯内療法カラーアトラス(須田英明ほか編)共著，永末書店，1 -13，22，54-64，69，2008.

クインテッセンス出版の書籍・雑誌は，歯学書専用通販サイト『歯学書.COM』にてご購入いただけます．

PC からのアクセスは…
歯学書　検索

携帯電話からのアクセスは…
QR コードからモバイルサイトへ

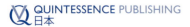

エンドに必要なアナトミー
根管の構造と機能に基づく実践歯内治療

2018年9月10日　第1版第1刷発行

著　　者　　川崎孝一（かわさきこういち）

発 行 人　　北峯康充

発 行 所　　クインテッセンス出版株式会社
　　　　　　東京都文京区本郷3丁目2番6号　〒113-0033
　　　　　　クイントハウスビル　電話(03)5842-2270(代表)
　　　　　　　　　　　　　　　　　(03)5842-2272(営業部)
　　　　　　　　　　　　　　　　　(03)5842-2279(編集部)
　　　　　　web page address　http://www.quint-j.co.jp/

印刷・製本　サン美術印刷株式会社

©2018　クインテッセンス出版株式会社　　　　　　禁無断転載・複写
Printed in Japan　　　　　　　　　　　　　　落丁本・乱丁本はお取り替えします
ISBN978-4-7812-0646-2 C3047　　　　　　　　定価はカバーに表示してあります